Le Magnétisme

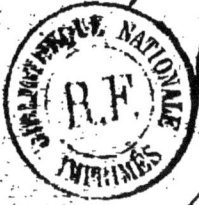

$$\frac{5887}{6}$$

Dumas
7.97

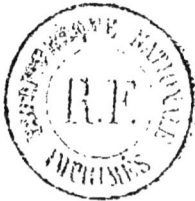

LE

MAGNÉTISME HUMAIN

L'HYPNOTISME

ET LE SPIRITUALISME MODERNE

CONSIDÉRÉS AUX POINTS DE VUE THÉORIQUE ET PRATIQUE

OUVRAGES DU MÊME AUTEUR

—

Le nouvel hypnotisme.

Le diagnostic de la suggestibilité.

D' L. MOUTIN

LE
MAGNÉTISME HUMAIN
L'HYPNOTISME
ET LE SPIRITUALISME MODERNE

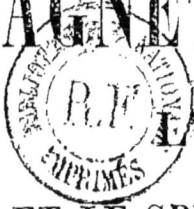

CONSIDÉRÉS AUX POINTS DE VUE

THÉORIQUE ET PRATIQUE

PARIS

LIBRAIRIE ACADÉMIQUE

PERRIN ET Cie, LIBRAIRES-ÉDITEURS

35, QUAI DES GRANDS-AUGUSTINS, 35

1907

PRÉFACE

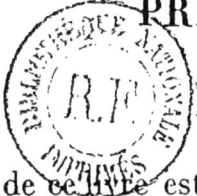

Le but de ce livre est de mettre au courant des phénomènes psychiques les personnes qui n'ont eu ni le temps, ni l'occasion de les étudier.

Nous l'avons écrit sans prétention, nous avons voulu essayer de compléter ce qui a été fait, en restant le plus possible sur le terrain scientifique, tout en faisant une large part à la philosophie.

Un très grand nombre d'ouvrages traitent ces abstraites questions, mais ils sont rares ceux qui contiennent tous les phénomènes étudiés par les chercheurs depuis une centaine d'années.

Le magnétisme humain, l'hypnotisme, le spiritualisme moderne sont ici passés en revue sans parti pris.

Si nous ne sommes pas toujours du même avis que les chefs d'écoles, cela ne forcera pas le lecteur à admettre notre manière de voir; il sera libre lui-même de se faire une opinion exacte sur le problème, lorsqu'il aura lu ce qui suit.

Il y a trente ans que nous étudions ce qu'on est convenu d'appeler aujourd'hui le Psychisme. Nous avons, de 1885 à 1890, par de nombreuses démons-

I

trations privées ou publiques — démonstrations
qui eurent le plus grand succès dans la haute
presse et même leur heure de célébrité — prouvé
l'existence de faits niés alors par le plus grand
nombre. Nous avions créé un mode nouveau d'expérimentation, qui nous donnait des résultats
curieux, inédits et captivants.

Notre procédé neuroscopique a été admis par
tous les expérimentateurs, tous ou presque tous
l'emploient, mais ils ont oublié le nom du créateur
de ce système si simple, à la portée de tous, sup-
primant le ridicule des anciens procédés et permettant d'obtenir rapidement des effets. Cela a toujours
été ainsi !... *Nil novi sub sole.*

Dans notre travail nous débutons par le Mesmérisme. Nous passons rapidement sur les théories
émises par les auteurs, mais nous faisons connaître
les procédés employés par chacun d'eux.

Nous nous croyons autorisé par nos études spéciales et par notre pratique à faire, de ci de là,
quelques critiques dans l'intérêt de la science et de
la vérité.

Chacun pourra vérifier nos assertions, les réfuter,
les combattre, mais jamais nous ne nous écarterons
de la discussion courtoise.

L'hypnotisme qu'on appelle scientifique (Pourquoi ?) est ici, comme nous l'avons toujours fait
dans nos conférences, le sujet de quelques diatri-
bes. Mais, en le comparant au magnétisme animal,
la différence apparaîtra évidente.

La question du spiritualisme moderne, par sa

complexité, est plus délicate à traiter et nous faisons notre possible pour l'exposer clairement. Nous
essayons de répondre par avance aux *comment* et
aux *pourquoi* des sceptiques. Nous pensons, par la
multiplicité des faits acquis et nettement décrits,
convaincre plus d'un incrédule.

INTRODUCTION

Il y a longtemps que nous sommes sollicité d'écrire un livre théorique et pratique pour compléter le « Nouvel hypnotisme » et le « Diagnostic de la suggestibilité ». Nous voulions auparavant recueillir de nouveaux matériaux, afin de mettre sous les yeux du lecteur les documents propres à former sa conviction.

Quoique nous ayons encore de nombreuses lacunes à combler, le moment nous paraît opportun pour présenter au public le résultat de nos observations ainsi que les travaux des auteurs qui étudient ces intéressantes questions.

Le magnétisme humain, l'hypnotisme, la suggestion n'ont point progressé. Il semblerait vraiment que tout a été dit sur ces matières.

Les quelques médecins qui pratiquent l'hypnotisme se tiennent dans un cercle trop restreint, malgré leurs promesses au congrès de 1900, et leurs travaux publiés depuis sont sans importance.

Les magnétiseurs n'ont pas fait davantage; ils sont, il est vrai, étrangers à la médecine et, malgré le réel talent de deux ou trois, malgré le savoir très étendu de quelques-uns, ils n'ont pas l'autorité que confère, à tort ou à raison, un diplôme de médecin.

Le spiritualisme moderne nous ouvre de vastes horizons, et c'est là que l'esprit du chercheur doit s'arrêter.

Une bibliographie énorme sur ces matières existe déjà, mais les opinions sont si diverses qu'il est nécessaire que des hommes compétents étudient à nouveau ces étranges phénomènes et en fassent une classification logique et méthodique.

Les spirites sont légion de par le monde, mais les savants qui ont étudié et étudient les phénomènes dits spirites, en Europe et en Amérique, sont encore peu nombreux.

La plupart des adeptes d'Allan Kardec sont de très bonne foi, nous le reconnaissons volontiers, mais ils confondent souvent, sinon toujours, l'animisme avec le spiritisme.

Il ne suffit pas de faire mouvoir un meuble, d'écrire automatiquement des volumes, de s'imaginer être en rapport avec un être disparu, un esprit, pour croire posséder l'exacte vérité : neuf fois sur dix, c'est l'erreur la plus complète. Comment, dans ces conditions, convaincre un sceptique, puisque les quelques savants, cités à tous propos par les spirites, interprètent tout autrement le phénomène ?

Quoique les faits ne soient pas constants et très peu souvent concluants, ces savants sont d'accord pour les admettre, mais ils diffèrent complètement d'opinion sur leur causalité. Devons-nous croire les affirmations des légions de spirites, qui n'ont que des rapports lointains avec les sciences, ou pencher pour les assertions d'une douzaine de savants ?

Nous ne voulons point ici amoindrir le mérite de nombreux expérimentateurs consciencieux, mais seulement les inciter à employer des moyens de contrôle rigoureux, afin d'éviter les errements habituels à beaucoup.

Peut-on logiquement croire qu'un mortel, si érudit soit-il, ait les facultés nécessaires pour établir, sans se tromper, la genèse de l'au delà? Aucun homme sensé ne le pensera. Il est donc inutile de créer une sorte de religion, celles qui existent sont suffisantes, et celui que ses aspirations attirent vers elles n'a que l'embarras du choix.

Il faut se méfier de soi-même et des autres, l'imagination chez les personnes impressionnables jouant un grand rôle et conduisant trop facilement à l'illusion. Il faut surtout observer avec une scrupuleuse sévérité les sujets en expérience, car ils trompent parfois inconsciemment et ne nous donnent que le reflet de leurs pensées, de leurs désirs. Pour cela, point n'est besoin d'entraver les manifestations, lorsqu'elles se produisent; essayons toutefois de discerner le vrai du faux, ce qui est facile avec un peu d'attention.

Le sommeil nerveux offre des phases qu'il faut savoir différencier.

Lorsque le somnambulisme se déclare — il ne peut se produire chez tous les expérimentés lors même qu'ils sont plongés dans le sommeil magnétique ou hypnotique — il faut avoir de la circonspection, pour tirer des sujets les résultats cherchés : l'opérateur a entre les mains un instrument précieux, s'il sait s'en servir. ·

Nous donnerons des indications précises et, malgré les partisans de la *seule suggestion*, nous pensons pouvoir amener ceux qui voudront nous suivre à éliminer la *trop fameuse suggestion* et à produire des faits que les hypnotiseurs n'ont jamais pu obtenir avec leur méthode d'expérimentation.

Le somnambulisme provoqué présente des analogies avec la transe médianimique, mais il a l'avantage d'être sous la dépendance de l'expérimentateur et, par conséquent, si ce dernier sait développer les facultés latentes de son sujet, il obtiendra des effets supérieurs à ceux produits par la généralité des médiums.

Un homme éminent, le baron du Potet, a dit : « Le magnétisme, par le somnambulisme, nous ouvre une porte sur l'inconnu. » Cet auteur avait approfondi la question.

Le magnétiseur Cahagnet, imbu des idées de du Potet, obtint, par l'intermédiaire de son sujet, Adèle, en présence d'un prêtre érudit et chercheur, un si grand nombre de faits concluants que, s'il avait eu une autorité plus grande, ses livres auraient attiré l'attention, autant, sinon plus, que ceux des spirites.

Ce mode d'expérimentation a été délaissé, et c'est pourtant, à notre sens du moins, le meilleur. Pourquoi n'y reviendrions-nous pas ?

Procédons par ordre, apprenons le simple avant de passer ou composé, marchons lentement, progressivement et, par la force même des choses, nous arriverons à savoir ce que nous désirons connaître.

Étudions méthodiquement et froidement les faits

qui se présentent à notre observation. Ne nous enthou-
siasmons pas, si nous voulons voir clairement, n'affirmons ce que nous avons vu, contrôlé, disséqué,
que lorsque nous serons sûr, très sûr de son existence
réelle.

Répétons plusieurs fois le même essai, observons
méticuleusement nos expériences, et quand nous
serons certain de l'authenticité d'un phénomène,
n'hésitons pas à le faire connaître. Nous ferons alors
œuvre utile.

L'étude que nous faisons a une importance plus
grande qu'on ne se l'imagine, parce que non seulement elle nous apprendra des choses ignorées,
mais encore elle nous donnera le moyen de faire le
bien.

La connaissance des matières contenues dans ce
travail permettra même, à ceux qui restent indifférents aux choses abstraites, de s'orienter dans la vie,
de comprendre des faits restés obscurs, de saisir la
raison d'être des phénomènes supra-naturels, de pénétrer enfin les arcanes d'une science encore en enfance,
mais qui grandira vite, lorsqu'on voudra bien lui
réserver l'attention qu'elle mérite... Si, malgré notre
apparent scepticisme — il est toujours plus apparent
que réel — nous acquérons un jour, par des études
spéciales, non enseignées dans les écoles, la preuve
mathématique que nous parcourons un cycle, que
nous évoluons sans cesse, que la transformation qu'on
appelle la mort n'est qu'un changement d'état, que le
« rien ne se perd, rien ne se crée » de Lavoisier n'est
pas un mythe et que notre entité suit la même loi, en

se conservant intacte, regretterons-nous les heures passées à ces études ?

Nous engageons vivement les amants de la vérité à faire quelques efforts, à nous suivre, et ceux qui voudront bien nous entendre ne tarderont pas à reconnaître l'exactitude de nos affirmations ; ils acquerront une conviction personnelle, basée sur des faits et partant inébranlable, car, a dit le célèbre Broussais : « Rien n'est plus écrasant qu'un fait. »

Parce que les savants officiels nient les phénomènes psychiques et se refusent à les étudier, devons-nous nous en tenir au *magister dixit* ?

Nous admirons les savants, lorsqu'ils ne sortent pas de leurs attributions et nous font connaître leurs découvertes. En dehors de leur champ d'action spécial et dans les questions qu'ils ignorent, devons-nous les suivre aveuglément ? Nous avons le plus grand respect pour ces messieurs, mais nous ne croyons pas que leur nom suffise à justifier leur veto obstiné sur des faits qui se heurtent à leur incompétence.

Le vrai paraît souvent invraisemblable. Cherchons donc avec patience et persévérance, sans idée préconçue.

Toutes les vérités ont eu, à leur naissance, des partisans et des détracteurs, ce qui n'a point arrêté leur marche. Qu'on se rappelle les déboires de Fulton, appliquant la découverte de Papin. Lorsque Galvani, surnommé par ses contemporains *le maître de danse des grenouilles*, fit connaître certaines propriétés de l'électricité, pouvait-on supposer alors ce que cette force réaliserait de merveilleux cent ans plus tard ?

Galilée subit la torture pour avoir affirmé la rotondité de la terre et établi scientifiquement son mouvement diurne; Harvey fut vilipendé pour avoir trouvé la circulation du sang et Jenner méconnu, tourné en ridicule pendant plus de trente ans. Et Jeanne d'Arc, brûlée comme sorcière et qu'on veut béatifier aujourd'hui? Très longue serait encore la liste des novateurs insultés, pourchassés, honnis d'abord et réhabilités ensuite.

Ces faits historiques doivent nous rendre circonspect, et de nos jours, moins que jamais, on ne doit nier ce qui est inconnu. Le mot *impossible*, comme on l'a dit, n'est pas français et ne doit pas être employé par un savant digne de ce nom.

Les empiriques, comme on qualifie les chercheurs non officiels, ont eu, de tout temps, le mérite de forcer les hommes de science à s'intéresser à leurs découvertes. L'alchimie n'a-t-elle pas été la mère de la chimie et l'astrologie celle de l'astronomie? Les premiers étaient trop croyants et manquaient de précision dans leurs recherches; les seconds, trop sceptiques, ont voulu presque tout élaguer. Essayons de procéder autrement et prenons le bien, le beau, le vrai partout où ils se trouvent.

Le magnétisme et l'hypnotisme, au point de vue thérapeutique, peuvent nous rendre de grands services.

Combien de maux, en dehors des affections nerveuses, la plupart curables par ces agents seulement, seraient atténués et parfois guéris par l'emploi immédiat de ces méthodes inoffensives, à la portée de tous.

Il n'est pas nécessaire d'être médecin, d'avoir fait de longues études, pour soulager son semblable : le premier venu peut accomplir cette tâche; il n'a qu'à employer les procédés que nous indiquons.

Lorsque nous nous blessons, instinctivement nous portons les mains sur la partie lésée et nous éprouvons du soulagement. Nous faisons inconsciemment du magnétisme.

Qu'une personne bienveillante, connaissant nos pratiques, remplace nos mains par les siennes, immédiatement la douleur cessera. Ce que nous avançons pourra paraître paradoxal, rien n'est plus exact pourtant, et l'essai en est facile. Nous pensons, dans le cours de cet ouvrage, convaincre les plus rebelles, en leur apprenant à se servir de forces peu connues, émanant de nous-même.

Qu'on sache bien qu'il y a de l'électricité partout, que tous les corps en sont imprégnés et que si l'homme est moins doué que la torpille ou la gymnote, il a également une dose de cette énergie.

Partout où il y a chaleur (et l'homme sain en possède 37°) il y a électricité, d'où nous devons conclure que cette force existe en nous, et ce sont probablement l'émanation, les ondulations de cette électricité qui sont la cause première de tous les phénomènes que nous étudions ici.

LE MAGNÉTISME HUMAIN

L'HYPNOTISME ET LE SPIRITUALISME MODERNE

PREMIÈRE PARTIE

MAGNÉTISME HUMAIN

CHAPITRE PREMIER

PROCÉDÉS DES MAGNÉTISEURS

Dans nos ouvrages précédents, nous avons fait l'historique du magnétisme humain, nous avons parlé des procédés des pseudo-sorciers du moyen-âge, nous avons exposé les théories des anciens sur ces matières ; donc, inutile de revenir aux sibylles, aux augures, aux aruspices ; d'indiquer le *modus operandi* des prêtres des anciennes religions, nous sortirions de notre plan. Nous voulons simplement mettre à la portée du lecteur les moyens pratiques de se renseigner expérimentalement sur ce que nous avançons.

Procédés du docteur Mesmer.

Mesmer (Frédéric-Antoine), né à Iznang (Souabe), en 1733, mort à Meersbourg en 1815 (certains auteurs le font naître à Stein sur le Rhin), étudia la médecine à Vienne. Reçu docteur, il s'établit dans cette ville. Au bout de quelques années de pratique, trouvant les remèdes de son temps absurdes, il cessa de les employer et traita ses malades par les aimants. Quelques succès l'encouragèrent à poursuivre ses recherches et, s'appuyant sur les travaux de ses prédécesseurs, il innova le magnétisme animal.

Des cures nombreuses et remarquables attirèrent l'attention des Viennois, qui vinrent en foule chez lui, mais la jalousie de ses confrères lui suscita tant d'ennemis qu'il quitta la capitale de l'Autriche pour venir à Paris (1777), où sa réputation l'avait précédé.

Chez nous, il trouva un accueil sympathique et il eut alors tous les succès qu'un homme ambitieux peut désirer. Mais ne sachant borner son ambition, il s'attira, par sa manière d'agir, de nombreux déboires. Des guérisons éclatantes obtenues sur des personnages haut placés portèrent Mesmer au pinacle ; aussi Louis XVI dut nommer une commission (1784) pour étudier les théories et les procédés du médecin allemand. Des hommes éminents : Barie, Sallin, Darcet, Guillotin, Franklin, Bailly, Lavoisier et de Jussieu composèrent cette commission. Ils reconnurent les phénomènes affirmés par Mesmer, mais ils refusèrent d'en admettre la cause : le fluide des magnétiseurs. A ce sujet, voici ce que nous lisons à la page 7 du rapport de la commission :

« Rien n'est plus étonnant que le spectacle de ces

convulsions ; quand on ne l'a pas vu, on ne peut s'en faire une idée, et en le voyant on est également surpris et du repos profond d'une partie de ces malades et de l'agitation qui anime les autres ; des accidents variés qui se répètent et des sympathies qui s'établissent. On voit des malades se chercher exclusivement, et en se précipitant l'un vers l'autre se sourire, se parler avec affection et adoucir mutuellement leurs crises. Tous sont soumis à celui qui magnétise ; ils ont beau être dans un assoupissement apparent, sa voix, un regard, un signe les en retire. *On ne peut s'empêcher de reconnaître à ces effets constants une grande puissance qui agite les malades, les maîtrise et dont celui qui magnétise semble être dépositaire.* »

Nous avons ici la reconnaissance absolue des faits avancés par Mesmer. Nous verrons plus loin si les savants de cette époque ne se trompaient pas en niant l'existence d'une force quelconque, car, depuis, bien des choses nouvelles se sont produites.

Voici comment procédait Mesmer :

Dans une salle se trouvait un baquet spécial dans lequel était placé un certain nombre de bouteilles contenant de l'eau magnétisée. (On magnétise l'eau soit en faisant des *passes* dessus, soit en plongeant les mains dedans.) Les espaces vides, entre les bouteilles, étaient garnis de limailles de fer, de verre pilé, de soufre, de manganèse ou de toute autre substance à laquelle Mesmer attribuait des propriétés magnétiques. Le couvercle du baquet était percé de trous par lesquels passaient des tiges de fer recourbées et mobiles. Au bout de ces tiges étaient adaptés des cerceaux que les malades se passaient autour du corps. Réunis en cercle, autour du baquet, ils se donnaient la main et formaient la *chaîne*.

L'opérateur, armé d'une baguette en fer, magnétisait le baquet et les malades, en les touchant sur diverses parties du corps. Pendant l'opération, Mesmer faisait jouer du piano ou de l'harmonica ; il croyait que le *fluide magnétique* se propageait par le son.

Nous verrons plus loin, lorsque nous nous occuperons des phénomènes psychiques, que le son joue un certain rôle.

Mesmer croyait à la polarité humaine ; il pensait que le fluide magnétique était répandu partout et qu'il n'était pas besoin de la volonté pour produire des effets.

Nous voyons, par ce qui précède, que les modernes praticiens qui affirment avoir trouvé la polarité humaine n'ont donc rien inventé... et que la paternité de cette hypothèse revient à Mesmer.

Les malades groupés autour du baquet ne tardaient pas (du moins les plus sensibles) à éprouver des crises nerveuses plus ou moins violentes. Mesmer les faisait alors transporter dans une pièce spéciale appelée *salle des crises*, où il les laissait se débattre jusqu'à ce qu'ils fussent calmés. Il croyait ces crises salutaires et pensait que la nature se débarrassait, pendant cet instant, du principe morbide.

Nous ne partageons pas entièrement les idées de Mesmer, et nous croyons que si ses élèves, au lieu de bâtir des théories inacceptables, s'étaient appliqués à produire des faits, sans vouloir au préalable en expliquer les causes, chose d'ailleurs impossible, ils auraient peut-être réussi à faire admettre le magnétisme comme science physique.

Les disciples de Mesmer ne furent pas d'accord sur les opinions du maître. Les uns partageaient entièrement sa manière de voir sur l'ubiquité de la force magnétique et sur sa transmissibilité naturelle et croyaient, comme lui, que la volonté était étrangère à la manifestation des phénomènes ; les autres pensaient que la volonté était absolument nécessaire, qu'elle commandait cette force qui est en nous et permettait de la communiquer. Plusieurs docteurs régents partagèrent les idées de Mesmer, notamment le docteur Deslong, premier médecin du comte d'Artois.

Le docteur Mesmer n'avait fait que remettre au point des théories qu'il n'avait pas trouvées, comme on le croit généralement. Le *fluide universel transmissible* qui se dégage de notre corps, qui traverse l'espace, était admis par quelques-uns avant lui. Voici ce qu'il dit dans un mémoire publié en 1779 : « J'ai annoncé les réflexions que j'avais faites depuis plusieurs années sur l'universalité de certaines opinions populaires qui, selon moi, étaient le résultat d'observations les plus générales et les plus constantes. Je disais à ce sujet que je m'étais imposé la tâche de rechercher ce que les *anciennes erreurs* pouvaient renfermer d'utile et de vrai; et j'ai cru pouvoir avancer que, parmi les *opinions vulgaires* de tous les temps : *imposition des mains, visions et oracles, influence de certains métaux, action mystique de l'homme sur l'homme, les jeteurs de sort, les dompteurs, les communications à distance, les pressentiments, les sensations simultanées, l'influence des vœux et de la prière, la transmission de la pensée,* etc., etc., il en était peu, quelque ridicules et même extravagantes qu'elles paraissent, qui ne pussent être considérées comme le reste d'une vérité primitivement reconnue. »

« Et comme certains de ces procédés, par une observation trop scrupuleuse, par une application aveugle, semblaient rappeler d'anciennes opinions, d'anciennes pratiques justement regardées comme des erreurs,

2

la plupart des hommes consacrés aux sciences et à l'art de guérir n'ont considéré ma doctrine que sous ce point de vue : entraînés par ces premières impressions, ils ont négligé de l'approfondir ; d'autres, excités par des motifs personnels, par l'intérêt de corps, n'ont voulu voir dans ma personne qu'un adversaire qu'ils devaient abattre. Pour y parvenir ils ont d'abord employé l'arme si puissante du ridicule, celle non moins active et plus odieuse de la calomnie ; enfin, la publicité immodérée d'un rapport qui sera dans tous les temps un monument peu honorable pour ceux qui ont osé le signer ; d'autres personnes, enfin, convaincues, soit par leur propre expérience, soit par celle d'autrui, se sont exaltées et livrées à de telles exagérations *qu'elles ont rendu tous les faits incroyables.* Il en est résulté pour la multitude faible et sans instruction des illusions et des craintes sans fondement. Voilà qu'elles ont été jusqu'à présent les sources de l'opinion publique contre ma doctrine. »

« J'abandonne volontiers ma théorie à la critique, déclarant que je n'ai ni le temps ni la volonté de répondre. Je n'aurais rien à dire à ceux qui, incapables de me supposer de la droiture et de la générosité, s'attacheraient à me combattre avec des dispositions particulièrement hostiles, ou sans rien substituer de mieux à ce qu'ils voudraient détruire ; et je verrais avec plaisir de meilleurs génies remonter à des principes plus solides, plus lumineux, des talents plus érudits que les miens découvrir de nouveaux faits et rendre, par leurs conceptions et leurs travaux, ma découverte plus intéressante. Il suffira toujours à ma gloire d'avoir pu ouvrir un vaste champ aux calculs de la science et d'avoir en quelque sorte tracé la route de cette nouvelle carrière. »

Afin de faire mieux connaître le novateur du magnétisme animal, nous empruntons au si savant ouvrage *la Suggestion mentale*, du docteur Ochorowicz, les passages ci-dessous [1]. »

« On s'imagine généralement que c'est Mesmer qui était le promoteur de la théorie du fluide nerveux, vital ou magnétique, qui se dégage de notre corps, se projette au dehors, se transporte, en cas de besoin, à travers l'espace, etc., etc. *C'est une erreur* propagée par ceux qui n'ont pas lu Mesmer, ou qui n'ont pas pu le comprendre. Sa théorie, très ancienne du reste, a été élaborée par un travail collectif de plusieurs de ses élèves *indiscrets* et surtout par les *révélations* des *somnambules* qui s'expliquaient comme ils pouvaient. Enfin, l'autorité de Deleuze qui, lui-même, indique cette source, décida facilement la popularité d'une théorie palpable, compréhensible pour des imaginations grossières, et qui semblait tout expliquer. *Mais elle était en opposition complète avec la doctrine de Mesmer*, connue seulement de ses élèves directs. Son cours n'a jamais été publié, mais les extraits qu'en donne Puységur, aussi bien que ses aphorismes, ses mémoires et certains fragments longtemps inédits, prouvent suffisamment combien est inexact tout ce qu'on raconte de lui. Ils prouvent que c'était un esprit aussi profond qu'original, qui pouvait bien perdre les qualités de modestie et de désintéressement qui caractérisaient ses premiers pas, devant cette risée universelle et vraiment inouïe qu'on lui opposa. Mesmer connaissait le somnambulisme mieux que Puységur

---

1. *De la suggestion mentale*, par le Dr Z. Ochorowicz, ex-professeur agrégé de psychologie et de philosophie de la nature à l'Université de Lamberg, avec préface du professeur Ch. Richet.

(nous traiterons longuement cette question intéressante) qui, par enthousiasme, avait exagéré sa valeur ; il le connaissait, sous certains rapports, mieux que les hypnotiseurs d'aujourd'hui, qui ne connaissent même pas ses élèves. Tout d'abord on se contenta de l'appeler un charlatan, puis, peu à peu, on commença à *découvrir* ce qu'il avait découvert, changeant seulement les noms, pour ne pas se compromettre, mais en lui conservant le titre de charlatan. C'est bête, mais c'est comme cela. »

« J'exposerai ici la théorie de Mesmer en tant qu'elle a trait à notre problème :

« Tout ce qui est accessible à l'investigation peut se résumer en deux mots : *matière* et *mouvement*. Mais, pour arriver à cette conclusion, il faut dégager nos connaissances de cette empreinte superficielle que leur donnent nos sens. Nous acquérons toutes nos idées par les sens ; les sens ne nous transmettent que des propriétés, des caractères, des accidents, des attributs ; les idées de toutes ses sensations s'expriment par un adjectif ou épithète, comme chaud, froid, fluide, solide, pesant, léger, luisant, sonore, coloré, etc. On substitue à ces épithètes, pour la commodité de la langue, des substantifs ; bientôt on substantifiera la propriété : on dit la *chaleur*, la *gravité*, la *lumière*, le *son*, la *couleur*, et voilà l'origine des abstractions métaphysiques. »

« On multiplia ces substantifs, on les personnifia, de là les esprits, les divinités, les démons, les génies, les archées, etc. Il nous reste encore un certain nombre de ces entités qu'il faut éliminer pour arriver à une vue nette du phénomène. C'est, en général, dit Mesmer, le but que je me propose d'atteindre. »

« La matière présente plusieurs degrés de *fluidité*.

L'eau est plus fluide que le sable, puisqu'elle peut remplir les interstices de ses grains ; l'air plus fluide que l'eau puisqu'il peut se dissoudre dans celle-ci ; l'éther est plus fluide que l'air..., il est difficile de déterminer où cette divisibilité finit, mais on peut supposer qu'il y a encore plusieurs degrés de ce genre et qu'il existe une matière primitive universelle — les découvertes récentes semblent le justifier — dont la condensation graduée constitue tous les états de la matière. Quoi qu'il en soit, il faut admettre, suivant Mesmer, que tout espace du monde est rempli, et on peut bien nommer ce fluide qui remplit tout *fluide universel.* »

« Quelques physiciens ont déjà reconnu l'existence d'un fluide universel, mais ils ont eu tort de préciser les caractères de ce fluide, de le surcharger de vertus et de propriétés spécifiques, que nous ne pouvons pas connaître. Ce fluide existe, quoique nous ne sentions pas sa présence. Nous sommes, vis-à-vis de lui, à peu près dans la situation des poissons qui seraient sans doute fort étonnés si l'un d'eux leur annonçait que l'espace, entre le fond et la surface de la mer, est rempli d'un fluide qu'ils habitent ; que ce n'est qu'en ce milieu qu'ils se rapprochent, qu'ils s'éloignent, et qu'il est le seul moyen de leurs relations réciproques. *Le fluide universel n'est que l'ensemble de toutes les séries de la matière la plus divisée, par le mouvement de ses particules.* »

« Par lui l'univers est fondu et réduit en une seule masse. Tout ce qu'on peut dire de lui, c'est qu'il est fluide par excellence et, par conséquent, qu'il doit présider surtout à des transmissions de mouvements plus subtiles que ne le sont celles effectuées par d'autres fluides plus connus. L'eau peut transmettre le mouvement à un moulin, l'air transmet les vibrations du son, l'éther celles de la lumière, le fluide universel les vibrations de la vie. Chacune de ces séries correspond à un degré des phénomènes, et les vibrations de chacune de ces séries ne peuvent être perçues que dans un degré correspondant de l'organisation (de l'agrégation en général) de la matière. »

« Ni la chaleur, ni la lumière, ni l'électricité, ni le magnétisme ne sont des substances, mais bien des effets du mouvement dans les diverses séries du fluide universel. Sans être pesant ou élastique, ce fluide détermine les phénomènes de la pesanteur, de la cohésion, de l'attraction, etc..., à la suite des réactions du mouvement communiqué. »

« L'attraction, à proprement parler, n'existe pas dans la nature ; elle n'est qu'un effet apparent des mouvements communiqués, et en général toutes les propriétés et toutes les prétendues forces ne sont qu'*un résultat combiné de l'organisation des corps, et du mouvement du fluide dans lequel ils sont plongés.* C'est ce fluide qui préside aux influences mutuelles de tous les corps ; et comme ces actions et réactions sont pour ainsi dire symbolisées dans l'influence mutuelle de l'aimant et du fer, on peut bien donner le nom de magnétisme universel à cette influence mutuelle générale. Rien n'est soustrait à cette influence, qui peut être plus ou moins inappréciable, mais qui, théoriquement, n'a pas de bornes. Les corps célestes agissent sur nous et nous réagissons sur les corps célestes, aussi bien que sur ceux qui nous entourent. C'est cette propriété du corps animal qui le rend susceptible d'une pareille action et réaction qui, à cause d'une analogie avec l'aimant, peut être surnommé le magnétisme animal. Par conséquent le magnétisme, aussi bien universel qu'animal, n'est pas un fluide, mais *une action*, un mouvement et non une matière, *une transmission du mouvement*, et non une émanation quelconque. *Un déplacement* quelconque ne peut pas se faire sans *remplacement*, car tout l'espace est rempli, ce qui suppose que si un mouvement de la matière subtile est provoqué dans un corps, il se produit aussitôt un mouvement semblable dans un autre, *susceptible de le recevoir*, quelle que soit la distance entre les corps; que *l'aimant* nous représente le modèle de cette loi universelle et que le corps animal soit susceptible de propriétés analogues à celles de l'aimant, je crois assez justifier la dénomination de magnétisme animal que j'ai adoptée... Je vois avec regret qu'on abuse légèrement de cette dénomination; dès qu'on s'est familiarisé avec le mot, on se flatte d'avoir l'idée de la chose, tandis qu'on n'a que l'idée du mot. Tant que mes découvertes ont été mises au rang des chimères, l'incrédulité de quelques savants me laissait toute la gloire de l'invention; mais depuis qu'ils ont été forcés d'en reconnaître l'existence, ils ont affecté de m'opposer les ouvrages de l'antiquité, où se trouvent les mots *fluide universel*, *magnétisme, influence*, etc. Ce *n'est pas des mots qu'il s'agit, c'est de la chose, et surtout de l'utilité de son application.* »

« La vie n'est que la manifestation d'un mouvement subtil, dont la cessation constitue la mort. Parmi ces mouvements subtils, les *sensations* occupent une place principale: toutes *les actions sont les résultats de sensations.* Les organes des sens correspondent à différents degrés de subtilité des vibrations qui nous influencent et ne sont susceptibles d'être influencés que par un genre spécial de vibrations. Mais la *matière nerveuse elle-même*, comme le produit suprême de l'organisation, *est capable d'être influencée directement par les vibrations les plus subtiles, c'est-à-dire du fluide universel*, et cette faculté, jusqu'ici négligée ou méconnue, Mesmer l'appelle *le sens intérieur.* »

Comme nous venons de le voir, les théories de Mesmer ont été mal interprétées par ses commentateurs, ce qui a fait croire aux magnétiseurs qu'ils disposaient d'une sorte de force semi-matérielle qui contournait certains corps pour pénétrer dans d'autres plus aptes à la recevoir et à l'emmagasiner...

Nous aurons l'occasion de revenir aux idées du créateur du magnétisme animal, lorsque nous nous occuperons du somnambulisme provoqué.

Procédés de de Puységur.

Le marquis de Puységur (Armand-Marc-Jacques de Chastenet), né à Paris en 1751, mort à Buzancy (Aisne) en 1825, maréchal de camp sous Louis XVI et nommé lieutenant général par Louis XVIII, fut un ardent disciple de Mesmer. En 1811, il reprit les expériences de son maître, que la Révolution française avait interrompues, mais au lieu d'employer la *cuve magnétique*, il lui substitua un gros arbre de sa propriété de Buzancy. Des cordes étaient passées autour des branches et du tronc de cet arbre et les malades en faisaient de même autour de leur corps ; l'opérateur magnétisait l'arbre... et des guérisons se produisaient... comme en d'autres lieux du reste, sans magnétisme animal. On conçoit aisément que les sceptiques avaient beau jeu...

De Puységur modifia et simplifia bientôt sa méthode. Il faisait asseoir le malade à côté de lui et l'invitait à être calme ; puis, après s'être recueilli un instant, il lui appliquait une main sur la tête et l'autre sur l'épigastre. Il obtenait ainsi, après un laps de temps plus ou moins long, le sommeil ou l'engourdissement, suivant l'impressionnabilité du sujet. Plus tard, il modifia encore son procédé et ne magnétisa plus qu'à distance. Voici le fait qui l'amena à cette modification : un jour qu'il endormait un jeune homme, il s'aperçut, au bout d'un temps assez long, que le patient n'éprouvait aucun effet. Machinalement, il retira ses mains et, aussitôt, le malade se plaignit d'une douleur dans la région épigastrique et d'une gène dans la respiration. Il appliqua de nouveau ses mains et les effets cessèrent subitement. Il enleva une seconde fois ses mains, recula un peu et les dirigea, les doigts en pointe, vers le jeune homme, qui ne tarda pas à s'endormir d'un profond sommeil, ce qui indique que, parfois, suivant l'impressionnabilité du sujet, la façon d'opérer a son importance.

On attribue communément au marquis de Puységur la découverte du somnambulisme provoqué. Tous ceux qui ont étudié la question savent que cela n'est pas exact et que, bien avant lui et Mesmer, ce phénomène était connu ; néanmoins, il eut le grand mérite d'indiquer les procédés pour l'obtenir, ce que son maître n'avait pas voulu faire.

Le somnambulisme donna un grand attrait à l'étude du magnétisme, mais faussa les idées sur l'importance de cette science naissante, parce que les expérimentateurs cherchèrent uniquement à obtenir ce phénomène et négligèrent l'action curative du Mesmérisme.

Procédés de l'abbé Faria.

Faria (Joseph-Custodi de), né à Goa (Indes Orientales) vers 1755, mort à Paris en 1819, rentra dans les ordres à Rome. Il vint à Paris pendant la Révolution et se mêla activement au mouvement.

Ce mulâtre, au regard vif et pénétrant, doué de beaucoup de sang-froid, avait tous les attributs pour faire un excellent magnétiseur [1]. Il ouvrit un cours public de magnétisme (1813), qui fut suivi par un certain nombre de savants.

L'abbé Faria opérait de la manière suivante : il appliquait pendant quelques instants ses mains sur la tête et sur les épaules du sujet et, quand il jugeait le moment opportun, d'une voix vibrante et impérieuse il lui commandait de dormir. Il réussissait assez souvent à produire, par ce moyen, le sommeil nerveux. Quand une personne se montrait deux ou trois fois réfractaire à sa méthode, il l'abandonnait et la déclarait insensible à l'action magnétique.

Comme on le voit, Faria agissait plutôt par la suggestion verbale, et nous aurions dû placer son nom parmi ceux des hypnotiseurs ; d'ailleurs, pas plus que ces derniers, il ne croyait à la transmission de la volonté ; il était, par conséquent, en opposition avec les autres magnétiseurs, mais quoiqu'il soit le père des suggestionnistes, nous le mettons avec les Mesmériens, ne devant, en bonne logique, commencer l'étude de l'hypnotisme qu'avec Braid.

L'abbé Faria ne s'attachait qu'à produire des effets en public ; il n'eut peut-être pas le temps ni la patience

1. Alexandre Dumas en fit un des principaux personnages de son *Monte Cristo*.

de rechercher les phénomènes affirmés par les magnétiseurs, ce qui demande de la persévérance, et c'est
pourquoi il soutint des idées erronées.

Pocédés de Deleuze.

Deleuze (Jean-Philippe-François), naturaliste, né à
Sisteron (Basses-Alpes) en 1753, mort à Paris en 1835,
fut aide-naturaliste au Muséum, dont il devint biblio-
thécaire. Ce savant, outre ses importants travaux sur
le magnétisme animal, publia de nombreux ouvrages
sur les sciences, les lettres, la philosophie, etc.

Deleuze est d'une grande minutie et d'une extrême
délicatesse dans ses procédés.

« Lorsqu'un malade désire, dit-il, que vous essayiez
de le guérir par le magnétisme, et que sa famille et
son médecin n'y mettent aucune opposition ; lorsque vous vous sentez le désir de seconder ses
vœux, et que vous êtes bien résolu de continuer le
traitement autant qu'il sera nécessaire, fixez avec lui
l'heure des séances, faites-lui promettre d'être exact,
de ne pas se borner à un essai de quelques jours, de
se conformer à vos conseils pour son régime, de ne
parler du parti qu'il a pris qu'aux personnes qui doivent naturellement en être informées. »

« Une fois que vous serez ainsi d'accord et bien
convenu de traiter gravement la chose, éloignez du
malade toutes les personnes qui pourraient vous gêner, ne gardez auprès de vous que les témoins nécessaires, un seul, s'il se peut, demandez-lui de ne s'occuper nullement des procédés que vous employez et des
effets qui en sont la suite, mais de s'unir d'intention
avec vous pour faire du bien au malade. Arrangez-vous
de manière à n'avoir ni trop chaud, ni trop froid, à

ce que rien ne gêne la liberté de vos mouvements, et prenez des précautions pour ne pas être interrompu pendant la séance. »

« Faites ensuite asseoir votre malade le plus commodément possible, et placez-vous vis-à-vis de lui, sur un siège un peu plus élevé et de manière que ses genoux soient entre les vôtres et que vos pieds soient à côté des siens. Demandez-lui de s'abandonner, de ne penser à rien, de ne pas se distraire pour examiner les effets qu'il éprouvera, d'écarter toute crainte, de se livrer à l'espérance et de ne pas s'inquiéter ni se décourager, si l'action du magnétisme produit chez lui des douleurs momentanées. »

« Après vous être recueilli, prenez ses pouces entre vos doigts de manière que l'intérieur de vos pouces touche l'intérieur des siens, et fixez vos yeux sur lui. Vous resterez de deux à cinq minutes dans cette situation ou jusqu'à ce que vous sentiez qu'il s'est établi une chaleur égale entre ses pouces et les vôtres. »

« Cela fait, vous retirez vos mains en les écartant à droite et à gauche, et les tournant de manière que les surfaces intérieures soient en dehors, et vous les élèverez jusqu'à la hauteur de la tête; alors vous les poserez sur les deux épaules, vous les y laisserez environ une minute, et vous les ramènerez le long des bras jusqu'à l'extrémité des doigts, en touchant légèrement. Vous recommencerez cette passe cinq ou six fois, toujours en détournant vos mains et les éloignant un peu du corps pour remonter. Vous placerez ensuite vos mains au-dessus de la tête, vous les y tiendrez un moment et vous les descendrez en passant au devant du visage, à distance d'un ou deux pouces, jusqu'au creux de l'estomac. Là, vous vous arrêterez un moment, environ deux minutes, en posant les pouces sur le creux de l'estomac et les autres doigts au-dessous des côtes, puis vous descendrez lentement le long du corps jusqu'aux genoux. Vous répéterez les mêmes procédés pendant la plus grande partie de la séance. Vous vous rapprocherez aussi, quelquefois du malade, de manière à poser vos mains derrière ses épaules, pour descendre lentement le long de l'épine du dos, et, de là, sur les hanches et le long des cuisses, jusqu'aux genoux ou jusqu'aux pieds. »

« Lorsque vous voudrez terminer la séance, vous aurez soin d'*attirer* vers l'extrémité des mains et vers l'extrémité des pieds, en prolongeant vos passes au delà de ces extrémités, en secouant vos doigts à chaque passe. Enfin vous ferez devant le visage et même devant la poitrine quelques passes en travers, à la distance de trois ou quatre pouces. »

« Il est essentiel de magnétiser toujours en descendant de la tête aux extrémités, et jamais en remontant des extrémités à la tête. »

« Les passes qu'on fait en descendant sont magnétiques, c'est-à-dire qu'elles sont accompagnées de l'intention de magnétiser. Les mouvements que l'on fait en remontant ne le sont pas. »

« Lorsque le magnétiseur agit sur le magnétisé, on dit qu'ils sont *en rapport*, c'est-à-dire qu'on entend par le mot *rapport* une disposition particulière et acquise, qui fait que le magnétiseur exerce une influence sur le magnétisé, qu'il y a entre eux une communication du principe vital. »

« Une fois que le rapport est bien établi, l'action magnétique se renouvelle dans les séances suivantes à l'instant où l'on commence à magnétiser. »

Cette méthode, un peu compliquée, absorbe trop l'attention, qui devrait plutôt être portée sur les effets

à produire. Il est plus rationnel de diriger convenablement sa pensée, et de faire le moins possible de
gestes car, si les *passes* absorbent toute l'attention, on
a fort peu de chance de réussir. Or, comme il est rare
qu'un insuccès n'amène pas le découragement, l'incrédulité a la partie belle.

Procédés du baron du Potet.

Du Potet (Jules-Denis de Sennevoy, baron), né en
1796 à la Chapelle (Yonne), mort à Paris en 1881, fut
le plus ardent propagateur du magnétisme. A peine
âgé de 20 ans, il se passionna pour cette doctrine et,
afin d'approfondir plus complètement le sujet, il
commença ses études médicales, qu'il cessa pour se
vouer exclusivement à sa science de prédilection,
comme il le dit lui-même.

« Du moment, dit-il, qu'on adopte l'hypothèse d'un
agent, les procédés doivent avoir pour but unique sa
transmission rapide. Les magnétistes ont compliqué
ce qui doit être extrêmement simple ; ils ont cherché
plutôt dans leur imagination que dans la nature et se
sont, de plus en plus, éloignés de celle-ci; il faut donc
y revenir et suivre, autant que possible, les leçons
qu'elle nous donne. »

« Mon premier soin, je puis dire ma première étude,
fut de comparer les méthodes enseignées par tous les
auteurs, de varier l'expérimentation afin d'obtenir des
résultats comparatifs, et d'en tirer de justes indications. Ce fut un travail laborieux et difficile, mais il
me donna une supériorité marquée sur les magnétistes,
mes contemporains, en me permettant d'agir là où
ils n'obtenaient rien, et de suivre une opération

magnétique dans son développement successif. Ma marche étant éclairée, je savais où j'allais et le magnétisme dès lors n'était plus pour moi une chose vague autant qu'incertaine, mais, au contraire, un principe fixe, un levier d'une puissance incommensurable qu'un enfant cependant pouvait faire mouvoir. »

« J'étudiai particulièrement les propriétés de l'agent magnétique, le dégageant lui-même des attributs de convention, car, s'il est le véhicule naturel qui transmet nos idées et nos sentiments, il a un mode d'action qui lui est propre. Je reconnus les erreurs commises, les fausses idées admises et les phénomènes qu'il m'arrivait de produire avaient dès lors un caractère déterminé et indélébile. »

« Voici, sans autre préambule, les procédés qui me sont personnels :

« Lorsque le patient peut s'asseoir nous le mettons sur un siège et nous nous plaçons en face de lui sans le toucher. Nous restons debout, autant que possible, et lorsque nous nous asseyons, nous tâchons toujours d'être sur un siège un peu plus élevé que le sien de manière que les mouvements des bras que nous avons à exécuter ne deviennent par trop fatigants. »

« Lorsque le malade est couché, nous nous tenons debout près de son lit et l'engageons à s'approcher de nous le plus possible. Ces conditions remplies, nous nous recueillons un instant et nous considérons le malade avec attention. Lorsque nous jugeons que nous avons la tranquillité, le calme d'esprit désirables, nous portons une de nos mains, les doigts légèrement écartés et sans être tendus ni raides, vers la tête du malade ; puis, suivant à peu près une ligne droite, nous la descendons ainsi jusqu'au bassin en répétant ces mouvements (passes) d'une manière uniforme pendant un quart d'heure environ, en examinant avec soin les phénomènes qui se développent. »

« Notre pensée est active, mais n'a encore qu'un but, celui de pénétrer l'ensemble des organes, surtout la région où gît le mal que nous voulons attaquer et détruire. Quand un bras est fatigué par cet exercice, nous nous servons de l'autre et notre pensée, notre volonté, constamment actives, déterminent de plus en plus l'émission d'un fluide que nous supposons partir des centres nerveux et suivre le trajet des conducteurs naturels, les bras, et par suite les doigts. Je dis *supposons*, quoique pour nous ce ne soit pas une hypothèse. Notre volonté met bien évidemment en mouvement un fluide d'une subtilité extrême ; il se dirige et descend en suivant la direction des nerfs jusqu'à l'extrémité des mains, franchit la limite de la peau et va frapper le corps sur lequel on le dirige. »

« Lorsque la volonté ne sait pas le régler, il se porte par irradiation d'une partie sur une autre qui lui convient ou qui l'attire ; dans le cas contraire, il obéit à la direction qui lui est imprimée et produit ce que vous exigez de lui, quand toutefois ce que vous voulez est dans le domaine du possible. »

« Nous considérant donc comme une machine physique, et agissant en vertu de propriétés que nous possédons, comme nous l'avons dit, nous promenons, sur les trois cavités splanchniques, nos membres supérieurs, comme conducteurs de l'agent dont le cerveau paraît être le réservoir ou tout au moins le point de départ, en ayant soin que des *actes de volonté* accompagnent nos mouvements. »

« Voici une comparaison qui rendra notre pensée plus compréhensible. Lorsqu'on a l'intention de lever un fardeau, on envoie la volonté, la force nécessaire aux extrémités, et cette force, ce principe de mouvement obéit, car si elle ne s'y *transportait* point nous ne pourrions; de même pour magnétiser.

« Les effets, dont le développement plus ou moins rapide est le fruit ordinaire de toute magnétisation, apparaissent dès lors en raison de l'énergie, de la volonté, de la force émise, de la durée de l'action et surtout de *la pénétration* de l'agent à travers les tissus humains.

« Nous avons toujours l'intention que les émissions magnétiques soient régulières et jamais nos bras, nos mains ne sont en état de contraction ; ils doivent avoir toute souplesse pour accomplir sans fatigue leur fonction de conducteur de l'agent.

« Si les effets qui résultent ordinairement de cette pratique n'ont pas eu lieu promptement, nous nous reposons un peu, car nous avons remarqué que la machine magnétique humaine ne fournit pas d'une manière continue, et selon notre désir ou notre volonté, la puissance que nous exigeons d'elle. Après 5 ou 10 minutes de repos, nous recommençons les mouvements de nos mains (passes) comme précédemment pendant un nouveau quart d'heure et nous cessons tout à fait, pensant que le corps du patient est saturé du fluide que nous supposons avoir émis. »

Tels sont les procédés qu'employait du Potet dans le traitement des maladies. Voici maintenant celui au moyen duquel il obtenait le sommeil magnétique :

Il s'asseyait en face de la personne qu'il voulait endormir. Il portait une main à la hauteur de la racine du nez du patient et la descendait lentement jusqu'au creux épigastrique ; puis il la remontait et continuait ainsi ses passes jusqu'à l'obtention du sommeil. Quand un bras était fatigué, il se servait de l'autre.

Procédés de Lafontaine.

Lafontaine (Charles-Léonard), né à Vendôme en
1803, mort à Genève en 1892, fut un puissant expérimentateur. C'est lui qui, en 1841, donnant des séances
publiques de magnétisme à Manchester, incita Braid
à créer l'hypnotisme.

Lafontaine dit : « Pour produire les phénomènes
magnétiques, il n'est pas nécessaire de croire au magnétisme, il suffit d'agir comme si l'on y croyait. La
cause étant une propriété physique de l'homme, elle
agit parfois à son insu ; il ne faut qu'un éclair de
volonté pour la mettre en mouvement. C'est ce qui
explique comment les incrédules ont souvent produit
ces phénomènes ; de même que, pour être magnétisé,
il n'est pas nécessaire de croire et de vouloir l'être,
comme l'ont écrit plusieurs magnétiseurs. »

« Bien plus, nous préférons magnétiser les personnes qui y mettent de la résistance ; celles-ci, ignoran-
tes des lois magnétiques, jettent au dehors en un
instant tout le fluide qu'elles possèdent, et, bientôt
fatiguées, épuisées, elles succombent promptement
au moindre effet qu'elles ressentent de l'action rai-
sonnée d'un magnétiseur expérimenté ».

« Avant de commencer l'opération, il faut prier les
personnes présentes de s'asseoir et de garder le silence ; car il est essentiel que, pendant l'opération, le
magnétisé et le magnétiseur ne soient pas distraits, et
que celui-ci observe avec attention toutes les sensations qui pourraient se peindre sur le visage du ma_
gnétisé. »

« Le magnétiseur, en commençant, se concentrera

en lui-même et réunira toute sa volonté sur une seule idée, celle d'agir sur le sujet. »

« Le patient et le magnétiseur s'assiéront en face l'un de l'autre, les genoux du sujet entre ceux du magnétiseur, mais sans les toucher, le magnétiseur sur un siège plus élevé, afin de pouvoir atteindre facilement et sans fatigue le sommet de la tête du sujet ; puis il touchera l'extrémité des pouces du patient avec l'extrémité des siens sans les serrer ; ce contact des pouces mettra en rapport direct le cerveau du magnétiseur avec celui du sujet, les filets nerveux de celui-ci formant un prolongement aux nerfs du magnétiseur, serviront de conducteur au fluide, et rendront plus prompt et plus complet l'envahissement du système nerveux du patient. »

« Le magnétiseur fixera ses yeux sur ceux du sujet qui, de son côté, fera tout son possible pour le regarder ; il continuera ainsi pendant quinze ou vingt minutes. Il est probable que, pendant ce temps, la pupille des yeux du sujet se contractera ou se dilatera d'une manière démesurée, et que ses paupières s'abaisseront pour ne plus se relever, malgré ses efforts.

« Après l'occlusion des yeux, le magnétiseur continuera à tenir les pouces jusqu'au moment où l'œil ne roulera plus sous les paupières et où la déglutition ne se fera plus ; alors il pourra lâcher les pouces et, éloignant lentement les mains en les fermant, il les élèvera de chaque côté du patient jusqu'au sommet de la tête ; puis il imposera les mains au-dessus du cerveau du sujet, et il les y laissera de dix à quinze secondes ; ensuite, il les descendra lentement vers les oreilles et le long des bras jusqu'au bout des doigts. »

« Il fera huit à dix passes semblables, chacune devra durer à peu près une minute.

« Après avoir imposé les mains de la même manière il les descendra devant la face, la poitrine et tout le buste, s'arrêtant de temps en temps à la hauteur de l'épigastre, en présentant la pointe des doigts. Il continuera ainsi pendant une demi-heure, une heure. »

« Les impositions et les passes seront faites à quelques pouces de distance sans attouchement. Chaque fois que le magnétiseur relèvera les mains, elles seront fermées ; il le fera lentement, de côté et non en face du sujet, et cela afin de ne pas produire dans la circulation un va-et-vient qui pourrait provoquer une congestion au cerveau, si l'on agissait en face.

« Le magnétiseur fera aussi quelques passes en imposant les mains au-dessus du cervelet, et en les descendant derrière les oreilles et les épaules pour revenir sur les bras.

« Depuis le commencement jusqu'à la fin de l'opération, il ne s'occupera que de ce qu'il veut produire afin que, par la concentration de sa volonté, il provoque l'émission du fluide et le transmette au sujet. »

« Le magnétiseur reconnaîtra le sommeil magnétique à une impassibilité cadavérique du visage et au manque total de déglutition. »

« Après avoir ainsi opéré pendant un certain temps, si le sujet paraît plongé dans le sommeil, le magnétiseur pourra lui adresser quelques questions. »

« Si le sujet est seulement dans un état d'engourdissement ou de sommeil naturel, il se réveillera. Il faudra alors cesser l'opération et dégager fortement, car il pourrait arriver que, bien que le patient n'ait point été endormi, il ait été assez envahi par le fluide pour ne pouvoir ouvrir les yeux. »

« Mais si le sujet est plongé dans le sommeil magnétique, sommeil profond dont aucun bruit, aucune

sensation ne peuvent le faire sortir, il restera muet.
Si le magnétiseur n'est pas trop fatigué, il continuera
à magnétiser pour obtenir le somnambulisme, sinon
il réveillera. »

« Mais si le sujet a passé par le sommeil magnétique et qu'il soit arrivé au somnambulisme, il enten-
dra le magnétiseur, lorsqu'il lui parlera et il pourra
lui répondre. Le magnétiseur pourra alors continuer
les questions pendant quelques instants, car il ne faut
pas la première fois fatiguer les sujets par des expériences ; puis il réveillera. »

« Lorsque le magnétiseur voudra réveiller, il fera
quelques passes des épaules aux pieds, afin de dégager
la tête en entraînant le fluide en bas ; puis, en y
mettant un peu de force musculaire, il fera vivement,
devant les yeux et le visage, des passes longues, en les
descendant de côté jusqu'à ce que le sujet donne
signe qu'il revient à lui, puis il continuera les mêmes
passes devant la poitrine et le corps entier ; alors le
sujet devra être réveillé, mais non encore dans son
état normal. Le magnétiseur fera une insufflation
froide sur les yeux, il touchera les sourcils depuis
leur naissance, afin de dégager entièrement les yeux ;
il faudra continuer sans s'arrêter les mêmes passes
sur tout le corps, jusqu'au moment où le sujet sera
complètement dégagé. Le magnétiseur pourra faire
aussi quelques passes transversales devant l'estomac. »

« Il est fort essentiel de bien dégager après avoir
réveillé, car souvent il arrive que le sujet qui ne s'est
point laissé débarrasser entièrement éprouve, dans la
journée, un peu de lourdeur dans la tête ou d'engourdissement dans les jambes, ce qui pourrait dégé-
nérer en un malaise général. »

« Voilà exactement ce qu'il faut faire pour endormir

et réveiller sans provoquer d'accident ; mais il se peut que, tandis qu'on agit ainsi, le sujet, par sa nature même, éprouve divers malaises qui pourraient occasionner des accidents, si on ne les faisait pas cesser immédiatement. »

« Par exemple, si le sujet avait la respiration gênée et qu'elle le devînt de plus en plus, il faudrait exécuter vivement des passes transversales devant l'épigastre, afin de dégager les plexus du fluide qui s'y accumule. »

« Si le sujet suffoquait, il faudrait poser les doigts d'une main sur l'épigastre, les y laisser et poser les doigts de l'autre main à la naissance du cou, en les descendant ensuite sur la trachée-artère et sur les bronches, afin de rétablir la circulation, puis faire quelques passes transversales devant l'épigastre. »

« Si le sujet avait des mouvements convulsifs dans les membres, des soubresauts du corps, il faudrait poser le bout du doigt d'une main sur l'épigastre, pour empêcher les contractions du diaphragme, puis faire quelques passes transversales devant l'estomac, et enfin quelques passes longues et lentes, les mains renversées, devant tout le corps pour calmer tout l'organisme. »

« Si le sang montait avec violence à la tête, que la face devînt rouge et qu'il y eût danger d'une congestion, il faudrait attaquer les carotides, en appuyant les doigts dessus et en les descendant devant la poitrine, et y joindre quelques passes longues et lentes.

« Si, après avoir endormi, il ne pouvait pas réveiller, le magnétiseur se reposerait un instant pour retrouver tout le calme ; il plongerait ses mains dans l'eau fraîche, et après les avoir essuyées il exécuterait les passes indiquées pour réveiller — et il réveillerait.

« Depuis le commencement jusqu'à la fin de l'opé-ration, qu'il y ait eu petits malaises ou non, il est important, très important, que le magnétiseur soit calme et conserve tout son sang-froid. Il faut qu'il soit bien convaincu que, s'il a eu le pouvoir d'endor-mir, il a aussi le pouvoir de réveiller et de faire cesser tous les accidents. Il est d'autant plus essentiel que le magnétiseur conserve tout son sang-froid que, si malheureusement il se trouble et s'inquiète, il perd toute sa puissance, et que les plus grands malheurs peuvent en être la conséquence. »

Nous ne croyons pas aux *grands malheurs* que redoute Lafontaine; nous indiquerons des procédés plus simples, qui permettront d'éviter tout accident.

« Si l'on veut suivre attentivement ces indications, nous pouvons assurer qu'on n'aura point d'accident à déplorer, et que l'on produira facilement les phéno-mènes magnétiques. »

« Par la méthode que nous avons indiquée, nous demandons le contact préalable des pouces, contrai-rement à plusieurs magnétiseurs, dont nous reconnais-sons le savoir; mais nous insistons avec d'autant plus de force et de raison sur ce procédé que l'action par le contact des pouces est plus puissante et plus com-plète, que l'envahissement du système nerveux est plus direct, plus intérieur, puisque ce sont les nerfs mêmes du sujet qui servent de conducteur au fluide vital jusqu'aux centres nerveux, qui sont mis en rapport exact, par ce moyen, avec ceux du magnétiseur. »

« On comprend, on doit comprendre que l'envahis-sement de l'organisme du patient doit être d'autant plus prompt et d'autant plus entier que l'action est plus continue et plus directe. Le magnétiseur est un réservoir dont la soupape est ouverte, et dont le con-

tenu parcourt les canaux qui lui sont ouverts intérieurement. Rien ne se perd, rien ne peut se perdre ; le fluide suit le trajet des nerfs, comme le
fluide électrique suit le fil de fer qui lui sert de conducteur dans le télégraphe électrique. »

« Les effets viennent à l'appui de ce que nous
avançons : la torpeur, l'engourdissement, l'insensibilité, le sommeil se présentent bien plus souvent et
d'une manière bien plus complète, plus exacte et plus
prompte, avec le contact des pouces qu'avec la
méthode des passes seulement. Avec celles-ci, vous
n'obtenez que des effets superficiels, et avec les pouces vous agissez promptement et intérieurement sans
secousses, vous ne produisez pas l'ébranlement subit,
votre action, continue et douce, s'infiltre insensiblement. »

« Quant à la fascination, elle est utile quoiqu'on la
blâme ; elle frappe l'imagination et prédispose le système nerveux à recevoir le fluide qui lui est communiqué. »

« Nous maintenons donc que la méthode du contact
des pouces, et ensuite des passes faites à la distance
de quelques centimètres, est la plus rationnelle et la
plus efficace pour produire le sommeil et pour toute
magnétisation généralement. »

POLARITÉ DU CORPS HUMAIN

Avant d'indiquer les procédés qui nous sont personnels, pour être complet, nous devons dire un mot des
assertions de Dècle, Sazarain et Durville sur la polarité humaine, dont chacun de ces Messieurs revendi-
que la paternité.

D'après ces expérimentateurs, le côté droit du corps

est positif et le côté gauche négatif ; chez les *gauchers*, les rôles sont renversés. Mais une petite complication existe : le côté négatif est également positif, et *vice versa*.

Le bras positif, par exemple le droit, a aussi son pôle négatif ; les doigts d'une main possèdent les deux polarités : c'est légèrement compliqué...

Pour produire le sommeil, il ne s'agit que de présenter ou d'appliquer la main droite, *pour les droitiers*, sur la tête du sujet ; la main gauche réveille.

Nous avons tenté de nombreuses expériences, pour nous rendre compte de la valeur de ce procédé, mais nous devons reconnaître que, si le somnambule n'est pas éduqué et si la suggestion de la parole ou du geste n'est pas saisie, le résultat est nul.

Nous avons assisté, il y a environ trois ans, à une démonstration du docteur Sazarain avec son sujet favori qui servait à ses études depuis de longues années. Les expériences eurent lieu chez un de ses amis, artiste peintre bien connu, et en présence d'autres artistes, d'ingénieurs et de médecins. Chaque fois que des précautions, pour éviter la suggestion, furent prises, le phénomène annoncé par l'opérateur échoua.

A notre point de vue — il est vrai que nous pouvons nous tromper — les effets obtenus par les créateurs de cette méthode ne sont dus qu'à l'éducation des sujets.

SOMMEIL PROVOQUÉ PAR LA COMPRESSION DES ARTÈRES CAROTIDES

Cet état, quoique ayant quelque analogie avec le sommeil nerveux produit par le magnétisme ou l'hypnotisme, n'est qu'une espèce de coma occasionné par de l'anémie cérébrale passagère.

En comprimant les carotides, on empêche le sang d'affluer au cerveau et une sorte de *sommeil* se déclare. Cet état dure plus ou moins longtemps, et le patient se réveille tout seul. On a pu, pendant ce coma, pratiquer sans douleurs de petites opérations chirurgicales.

Le docteur Steiner a connu cette pratique à l'île de Java, et voici comment il l'a décrite :

« On place les mains sur le cou du sujet, les doigts se rencontrant sur le haut du cou. L'artère carotide est comprimée avec les pouces, en arrière et un peu au-dessous du maxillaire inférieur ; la pression de l'artère est dirigée vers l'épine dorsale. Aussitôt la tête s'incline, et le sujet semble plongé dans un profond sommeil duquel il se réveille seul, presque subitement, au bout de quelques instants.

« L'effet n'est pas dû à la suggestion, car l'emploi de ce même procédé, sans la compression des artères, ne donne aucun résultat.

« Ce procédé a, en Javanais, un nom qui signifie compression des vaisseaux du sommeil. D'ailleurs, en Russie, le nom populaire de l'artère carotide est : *l'artère du sommeil*, et carotide ne vient-il pas du mot grec *sommeil ?* »

Le docteur Steiner recommande à la chirurgie; pour les petites opérations, cette méthode, à cause de sa brièveté, de sa simplicité d'exécution et de la rapidité du réveil. Il n'a jamais entendu parler d'accidents provenant de cette application. Les patients ne vomissent pas et ils n'ont ni incontinence d'urine, ni fécale [1].

1. Nous avons pu ouvrir des abcès, sans provoquer la moindre douleur.

Les migraines les plus violentes, d'après Steiner, cessent instantanément durant ce sommeil.

Nous engageons les médecins, mais les médecins seuls, à essayer ce système qui, comme on le voit, n'a rien de commun avec le magnétisme ou l'hypnotisme, mais qui, cependant, trouve sa place ici.

CHAPITRE II

NOS PROCÉDÉS

Nous donnons ici notre façon d'opérer, pour obtenir le sommeil nerveux et le somnambulisme.

On verra que nous avons seulement modifié les procédés qui précèdent.

Quand nous voulons produire le sommeil magnétique et le somnambulisme, nous opérons de préférence dans une pièce plutôt chaude que froide. Nous faisons asseoir commodément la personne qui veut bien se prêter à nos essais, nous l'engageons à rester passive et à ne pas s'occuper de ce que nous allons faire.

Nous nous asseyons en face du sujet et nous nous plaçons de façon que les mouvements que nous sommes obligé de faire ne nous fatiguent pas trop.

Nous prenons les mains de la personne qui veut bien tenter l'expérience ; nous appliquons nos pouces contre les siens, de telle sorte que le contact ait lieu par la face palmaire, et nous la fixons dans les yeux, en l'invitant à nous regarder de même.

Nous restons ainsi pendant 10 minutes ou un quart d'heure, et nous observons attentivement les effets physiologiques — que nous décrirons plus loin — qui se manifestent, ce qui nous permet de suivre la marche de l'opération.

Si nous avons affaire à une personne impressionnable, ce laps de temps suffit pour obtenir la clôture des paupières, mais pas toujours le sommeil.

Nous lâchons alors les mains du sujet, et nous nous mettons debout, toujours en face de lui, afin de pouvoir faire nos mouvements plus librement. Nous élevons nos mains au niveau de sa tête et nous les plaçons à quelques centimètres au-dessus de celle-ci. Nous les y laissons environ pendant une vingtaine de secondes, pour les descendre ensuite latéralement à la hauteur des oreilles, la pointe des doigts tournée vers le cervelet, où nous les arrêtons également pendant quelques secondes.

Nous faisons ces passes pendant cinq ou six minutes ; puis nous appliquons nos mains : une sur le front et l'autre sur le cervelet, où nous les laissons aussi cinq ou six minutes.

Pour l'imposition des mains, nous nous plaçons au côté droit ou au côté gauche du sujet ; après, nous nous asseyons de nouveau en face de lui, et nous élevons, à la hauteur de la racine de son nez, une main que nous descendons *lentement* jusqu'au sommet de sa poitrine. Nous la remontons ensuite et nous continuons ainsi jusqu'à ce que nous ayons obtenu l'immobilité et l'insensibilité absolues. Quand une de nos mains est fatiguée, nous employons l'autre. Nous avons soin que nos bras conservent toujours leur souplesse, car, s'il n'en était ainsi, nous nous fatiguerions en pure perte.

De temps à autre, nous nous rendons compte du degré auquel est arrivée la magnétisation, en prenant un des bras du sujet, en l'élevant à une certaine hauteur et en le lâchant brusquement. Si le bras conserve la position que nous lui avons donnée, c'est que nous avons déjà produit le sommeil nerveux.

Cette règle n'est pourtant pas absolue ; mais, quand une sorte de catalepsie se manifeste et qu'il y a insensibilité, on est sûr du sommeil, mais pas toujours du somnambulisme. Pour arriver à ce dernier état, il ne reste plus qu'à avoir un peu de patience.

Nous adressons alors la parole au sujet, qui nous fait souvent connaître lui-même le degré de sommeil dans lequel il se trouve et le nombre de minutes que nous devons encore employer à la magnétisation.

Parfois les mâchoires du sujet se contractent, et il est dans l'impossibilité de nous répondre. Pour faire cesser cette contracture, nous pratiquons un léger massage sur les masseters.

La paralysie de la langue peut également se produire : de légères frictions sous le menton et sur la partie antérieure du cou la font promptement disparaître.

Si le patient éprouve de la fatigue, s'il souffre d'une douleur quelconque, pour mettre fin à ces malaises sans importance, il suffit de promener les mains sur la partie affectée.

Enfin, si l'on avait affaire à une indisposition plus sérieuse, il faudrait réveiller le sujet.

Réveil.

Il est beaucoup plus facile de réveiller un sujet que de l'endormir et, en suivant nos indications, on ne rencontrera plus les accidents signalés par quelques auteurs.

Avant tout, il faut pratiquer un malaxement général sur les épaules, les bras et les jambes, en commençant toujours de haut en bas. Après quelques minutes de cette pratique, faire quelques frictions, dans le même sens et sur les mêmes parties ; ensuite, des passes transversales rapides devant le visage, la poitrine et, au besoin, sur le sommet du crâne, et enfin souffler fortement et à plusieurs reprises sur le front. Si, malgré cela, le patient restait en état de somnolence, il suffirait de masser légèrement les membres inférieurs pour le dégager entièrement.

Prodromes du sommeil magnétique.

Le sommeil nerveux est toujours précédé de certains symptômes, en assez grand nombre, et qui varient avec les tempéraments. Ainsi, une personne lymphatique n'éprouve pas les mêmes effets ressentis par une personne nerveuse ou sanguine ; d'autre part, la violence et la rapidité des phénomènes produits est en rapport direct avec l'impressionnabilité des sujets.

L'opérateur doit toujours être attentif, de façon à ne pas laisser passer inaperçus les effets qui se manifestent, car ils échappent facilement à l'observation et se succèdent avec rapidité.

Voici l'énumération des plus fréquents :

Sensation de chaleur, légers frissons, déglutition répétée, titillations nerveuses, secousses nerveuses légères ou fortes, pesanteur du corps, lourdeur de la tête, spasmes musculaires, fatigue des paupières, strabisme, clignotement des paupières, larmoiement, engourdissement général, légère suffocation, accélération ou ralentissement de la respiration, transpiration, pâleur ou rougeur du visage, bâillement, tremblements nerveux, et, enfin, clôture des paupières.

Une profonde inspiration indique que le patient est endormi.

Fréquemment, après la *clôture des paupières*, le sujet ne peut, malgré de grands efforts, *ouvrir les yeux* qui, dès lors, *roulent dans leur orbite*, avèc un mouvement de droite à gauche ou de gauche à droite, de haut en bas ou de bas en haut.

Parfois le corps est pris de *convulsions :* ce sont probablement celles qui constituaient les *crises* de Mesmer. Mais, de nos jours, elles ne sont considérées que comme le résultat de causes accidentelles qu'il faut faire cesser.

Nous avons rencontré, chez quelques personnes indemnes d'affections nerveuses quelconques, sans tare héréditaire, un phénomène bizarre qui fatigue beaucoup le patient : *une hilarité étrange et communicative* qui dégénérerait facilement en crise de nerf, si on n'y portait immédiatement remède.

Il est de la plus haute importance, pour l'expérimentateur, de conserver, *quoi qu'il arrive*, tout son sang-froid, afin qu'il soit apte à faire cesser promptement tout ce qui peut se passer d'anormal pendant une opération.

Quand nous endormons une personne pour la première fois, nous ne la laissons pas plus d'une demi-heure dans cet état ; mais, après plusieurs séances, nous pouvons sans crainte faire durer plus longtemps le sommeil.

Nous engageons les débutants à ne pas se laisser décourager par un ou plusieurs insuccès. Quand ils rencontreront un sujet qui éprouvera une partie des effets que nous avons énumérés, ils pourront répéter la magnétisation le lendemain et les jours suivants, avec la certitude de l'endormir, après un nombre plus ou moins grand de séances.

Les signes précurseurs du sommeil, que nous indiquons, se manifestent presque toujours, mais tous ne se produisent pas à la même séance et sur le même sujet. Aussi, ce que nous avons de mieux à faire, c'est de recommander aux expérimentateurs novices d'observer ce dont ils seront témoins, et ils ne tarderont pas à acquérir une expérience qui leur permettra de marcher plus sûrement dans cette voie qu'ils ne le feraient en suivant la théorie la plus minutieuse.

Accidents qui peuvent se produire pendant la magnétisation.

Ces accidents se rencontrent rarement, et ils ne se produisent généralement que chez les personnes prédisposées.

Chez certains sujets à tempéraments spéciaux, des crises, plus ou moins violentes, se déclarent assez souvent et laissent après elles une courbature assez forte qui dure parfois plusieurs jours. Avec les précautions indiquées, on évitera aisément ces petits inconvénients.

Avant de procéder à l'opération, interrogez la personne qui veut s'y soumettre, et si elle a *une affection cardiaque*, si elle a *eu des crises nerveuses ou des évanouissements*, abstenez-vous d'agir sur elle, car, cinq fois sur dix, vous produiriez ces accidents.

Évitez, autant que possible, les crisiaques, car ils peuvent vous donner un spectacle peu agréable; néanmoins, une crise de plus ou de moins ne tire pas à conséquence.

Il peut arriver pourtant que des personnes qui n'ont pas, jusque-là, éprouvé les indispositions dont nous venons de parler soient prises, pendant la magnéti-

4

sation, de spasmes nerveux qui se transforment rapidement en crise nerveuse violente.

Voici les symptômes ordinaires de ces crises : *soubresauts nerveux plus ou moins précipités, grincements des dents, raideur cataleptique des bras et des jambes, rires convulsifs, gaieté inusitée, larmes abondantes, pâleur brusque du visage* avec *transpiration abondante, rougeur du visage* avec *oppression*, etc.

Tous ces symptômes peuvent se produire après quelques minutes de magnétisation, ou encore lorsque le sujet est à la limite du sommeil. Toutes les fois que l'on essaye d'endormir une personne, si l'on remarque des secousses nerveuses intenses, *appliquer une main sur le front et l'autre sur la poitrine, exercer une légère pression* et avoir le désir ferme de la calmer ; *pratiquer un léger massage sur la partie affectée* et dire à la personne de *ne pas se troubler, de ne pas avoir peur, de se calmer, qu'elle ne risque rien.*

Si, par ce moyen, on n'a pas réussi à obtenir le calme, après deux ou trois minutes la dégager — qu'elle soit endormie ou seulement assoupie — en employant les procédés que nous avons indiqués.

Avant d'énumérer les principaux accidents qui peuvent se produire dans le cours d'une opération magnétique, nous devons répéter, afin de rassurer les esprits timides, que ces accidents, très rares d'ailleurs, n'ont jamais eu une issue funeste. Néanmoins, si on agissait sur un cardiaque aortique, par exemple, une réaction nerveuse, un choc psychique, si nous pouvons employer ce mot, pourrait occasionner la mort subite, à laquelle prédispose cette affection : voilà pourquoi il est prudent d'éliminer ces malades des expériences magnétiques.

En suivant scrupuleusement nos conseils, il sera

toujours facile de combattre, à leur début, des acci
dents qui pourraient fatiguer non seulement le sujet,
mais aussi et surtout l'opérateur.

Outre les accidents nerveux qui se déclarent chez
les névropathes, et les syncopes qui s'observent chez
certains cardiaques, des effets ennuyeux peuvent se
présenter chez certains sensitifs : *contractures musculaires, dyspnée, hébétude, paralysies diverses, énervement considérable et forte lourdeur de tête au réveil.*

Pour dissiper ces malaises, il suffit de pratiquer un
massage général, de la tête aux pieds ; de *souffler froid*
sur le front et le cœur ; de faire *des passes transversales rapides* devant le visage et la poitrine, et de terminer l'opération par des *frictions* sur les membres inférieurs, accompagnées de *tapotements*, et *toujours de
haut en bas*. Parfois un sommeil profond, léthargique,
se déclare ; on éprouve quelquefois, dans ce cas, de
la difficulté pour réveiller le sujet. Certains praticiens
affirment avoir été obligés de laisser dormir pendant
plusieurs jours des sujets, parce qu'ils ne parvenaient
pas à les réveiller. Jamais nous n'avons rencontré
pareille résistance.

En procédant comme nous l'indiquons, on se rendra facilement maître de ce tenace sommeil ; d'ailleurs
qu'on se rassure, cet état n'a rien de dangereux pour
le dormeur, car nous sommes convaincu qu'il cesse-
rait de lui-même. Néanmoins, ne fut-ce qu'à cause des
parents ou des amis du sujet, il faut se hâter de le
réveiller. Pour cela, comme nous l'avons dit, on
aurait recours aux *grandes frictions*, au *massage énergique de tout le corps*, en même temps qu'on *soufflerait
froid* sur le front et sur le cervelet. Enfin, si, malgré
tous ces soins, le sommeil persistait, on placerait le
patient dans un courant d'air, on frapperait ses tem-

pes avec une serviette mouillée, on tremperait ses
mains dans une cuvette d'eau froide, jusqu'à ce qu'on
ait obtenu le réveil, ce qui ne saurait tarder.

Procédé neuroscopique.

Notre procédé repose sur un fait physiologique
inconnu avant nous, très curieux, très intéressant à
étudier et dont l'explication nous paraît difficile ;
nous essayerons cependant de la donner à la partie
théorique.

Nous prions la personne que nous voulons soumettre à ce procédé de se tenir debout devant nous ;
nous plaçant alors derrière elle, nous lui appliquons
légèrement les deux mains ouvertes sur les omoplates, le plus près possible de leur bord spinal, les doigts
aboutissant vers le tiers interne de la fosse sus-épi-
neuse. Le plus souvent, après 30 ou 40 secondes d'imposition, le patient, *que nous n'avons nullement prévenu
des effets que nous cherchons à produire*, éprouve une
sensation de chaleur plus ou moins vive, qui ne tarde
pas à se propager dans tout le dos. D'autres fois, ce
sont des frissons qu'il ressent dans la même région
avec une sorte de pesanteur sur les épaules, ou d'autres fois encore une impression de froid glacial.

Parfois enfin, aucune impression ne se produit, tant
que les mains restent appliquées. Mais, dans tous les
cas, du moins lorsque nous avons affaire à un sujet
impressionnable, au moment même où nous retirons
nos mains, il se sent fortement attiré en arrière, et
cette attraction est souvent si soudaine et si irrésistible qu'il en perd l'équilibre et qu'il tomberait tout

d'une pièce si nous ne le soutenions pas. Ce qui est plus surprenant, c'est que ce même phénomène d'attraction se produit aussi sans contact, lorsque nous présentons nos mains vis-à-vis des omoplates, à une distance qui peut varier de quelques centimètres à plusieurs mètres.

Malgré la distance, le sujet croit sentir la chaleur rayonnée de nos mains, et chaque fois que nous nous déplaçons lentement en arrière, il a l'illusion que des fils le tirent dans notre direction.

Nous n'avons pas besoin de dire que tous ces effets s'obtiennent à travers les vêtements, et par conséquent sans faire déshabiller le sujet.

Comme on le voit, ce procédé n'a rien de ridicule et peut s'appliquer à toute personne sans qu'elle se doute de la source des effets qu'elle ressent et de l'intention de celui qui recherche son degré de suggestibilité.

Comment avons-nous été amené à découvrir ce fait physiologique qui sert de base à notre procédé ?

Il faut bien le dire, cette découverte, nous la devons au hasard ; qu'on nous permette ici de raconter le détail suivant :

Un jour de l'année 1878, nous nous promenions dans les environs d'Orange (Vaucluse) avec un de nos amis, M. A de M..., âgé d'une cinquantaine d'années. Nous étions arrêtés au bord d'une route pour observer les allées et venues d'un insecte. Comme notre ami était penché devant nous, un mouvement involontaire nous fit appliquer la main droite sur ses épaules, près de la nuque. Aussitôt il se retourna brusquement en disant : « Retirez votre main, vous me brûlez avec votre cigarette. » Il nous fut facile de lui prouver que nous n'avions aucune cigarette à la main et pour mieux le

convaincre de son erreur, nous appliquâmes la main
de la même façon une seconde fois. Il se plaignit
encore d'avoir éprouvé une sensation de brûlure, et
au moment où notre main quitta ses épaules nous le
vîmes, avec surprise, chanceler et tomber presque en
arrière. Curieux de vérifier un fait qui nous paraissait
si étrange, nous demandâmes au frère de M. A. de M...,
qui dirigeait une grande fabrique, l'autorisation d'essayer cette singulière action de la main sur ses ouvriers.
Près de deux cents sujets, hommes et femmes, furent
mis à notre disposition. Sur une cinquantaine environ que nous expérimentâmes, 30 présentèrent,
à des degrés divers, les mêmes phénomènes que
M. A. de M...

Des recherches ultérieures nous apprirent que toutes les personnes qui réagissaient ainsi sous l'influence
de l'application de la main étaient magnétisables à
différents degrés.

La première utilité de ce procédé, c'est de pouvoir
diagnostiquer la plus ou moins grande impressionnabilité des individus; la seconde, qui n'est pas moins
importante, c'est de développer les phénomènes d'une
façon très rapide et efficace.

Il suffit, pour obtenir la deuxième série d'effets, de
continuer l'application de la main à peu près dans les
mêmes conditions, en prolongeant simplement la
durée et en variant les points d'application. Tout se
passe alors comme si on magnétisait le sujet, mais
avec cette différence capitale qu'on ne l'endort pas en
réalité, car il garde toute sa conscience, toute sa raison, toute sa volonté et, une fois sorti de cet état,
il se souvient de tout ce qu'il a pu faire ou ressentir.

Une autre supériorité de ce procédé sur les procédés
classiques c'est, en quelque sorte, son élégante sim-

plicité. Nul besoin ici de fatiguer le sujet, par la fixation du regard, de l'astreindre à une position incommode ou ridicule et, ce qui n'est pas moins précieux, nulle conséquence pénible ou dangereuse à redouter, pour la suite de l'expérimentation.

L'état particulier qu'on peut déterminer chez un grand nombre d'individus, par l'emploi de cette méthode, peut être envisagé à deux points de vue distincts : d'abord au point de vue expérimental, ensuite au point de vue thérapeutique.

Voici la série d'expériences qu'on peut réussir, en modifiant plus ou moins notre procédé fondamental.

Une fois qu'on a reconnu l'impressionnabilité du sujet, s'il oppose consciemment ou inconsciemment une certaine résistance, il est bon alors, pour développer sa sensibilité, de *titiller* rapidement avec la pointe des doigts et de *malaxer* ensuite les muscles trapèze et sus-épineux ; à ce moment, si on retire lentement les mains, le sujet ne tarde pas à reculer, comme attiré par l'opérateur. Pour l'entraîner tout à fait, il suffit d'appliquer les mains à plusieurs reprises et de recommencer à *titiller* et *malaxer* les muscles de cette région.

On pratique ensuite une *légère friction* sur l'épine dorsale, et on arrête la main sur la région sacrée où on la laisse une ou deux minutes. Les personnes un peu sensibles ne tardent pas à accuser des *fourmillements* dans les membres inférieurs, de la *faiblesse* dans l'articulation du genou, des *tremblements nerveux* plus ou moins apparents se transformant, chez ceux qui résistent beaucoup, en *trépidations épileptoïdes* et finissant, bon gré mal gré, par les faire tomber sur les genoux.

Pour combattre plus efficacement toute résistance,

on peut pratiquer une *sorte de massage* sur les muscles fessiers, en *comprimant légèrement* les nerfs sciatiques à leurs points d'émergence.

Quand, par ces manœuvres, on est arrivé à développer la sensibilité d'un sujet, et cela demande quelquefois trois ou quatre minutes seulement, on n'a plus besoin du moindre contact pour produire la plus grande partie des phénomènes considérés jusqu'ici comme nécessairement liés au sommeil nerveux, à savoir : *contractures, paralysies, mouvements involontaires, anesthésie, hyperesthésie et suggestions diverses.* Et toutefois, insistons sur ce point très important : le sujet ne dort nullement, il répond à toutes les interpellations, résiste de son mieux, se rend parfaitement compte de tout ce qu'il est obligé de faire ; mais, malgré tous ses efforts, il ne peut se soustraire à l'influence de l'opérateur.

Nous ne croyons pas utile d'énumérer ici toutes les expériences qu'on peut réussir à ce moment-là ; elles sont tombées d'ailleurs dans le domaine public et tout le monde les connaît : qu'on sache seulement qu'elles sont très nombreuses et identiques à celles que pratiquent tous les expérimentateurs, sauf qu'on les produit, dans ce cas, chez des sujets entièrement éveillés et *n'ayant encore jamais été endormis* ou *fascinés*, ce qui ne se faisait pas avant nous. Notons cependant que si on voulait produire le sommeil, rien ne serait plus facile. Le sujet étant amené à ce point de sensibilité, il *suffirait de lui appliquer une main sur le front et l'autre sur l'occiput*, pour le plonger dans un sommeil profond.

Nous avons nommé *neuroscopie* le procédé que nous employons pour rechercher les aptitudes au sommeil nerveux, pour reconnaître les personnes

susceptibles d'éprouver rapidement les effets magnétiques ou hypnotiques.

Le mot plus exact serait assurément *neurexioscopie*,
des mots grecs : *neuron*, nerf ; *exis*, manière d'être
habituelle, et *scopein*, examiner. De même qu'on
appelle *sténoscopie*, *laryngoscopie*, *rhinoscopie*, *otosco-
pie*, etc., l'exploration de la poitrine, du larynx, du
nez, des oreilles, etc., il nous est permis, ce nous
semble, quoi qu'il ne soit guère possible d'explorer
directement le système nerveux comme on explore ces
différents organes, d'employer le mot *neuroscopie ;*
car, en définitive, c'est bien à l'état du système nerveux qu'il faut rattacher cette impressionnabilité particulière que l'on rencontre chez les sujets magnétiques ou hypnotiques ? Par conséquent, la recherche
du degré d'impressionnabilité est bien une exploration
indirecte de ce système.

CHAPITRE III

THÉORIES DES MAGNÉTISEURS

Nous avons parlé des théories de Mesmer sur le *fluide universel*, lorsque nous avons décrit ses procédés, et nous avons pu constater que ce savant, si bafoué, avait des conceptions autrement élevées et scientifiques que ses détracteurs. Nous aurons l'occasion, dans la suite de ce travail, de comprendre la portée des enseignements de ce Maître.

Avant lui, des hommes éminents avaient avancé à peu près les mêmes hypothèses, lesquelles, de nos jours et pour nous, sont des réalités incontestables.

Le docteur Lecot, professeur de Physiologie, en 1767, soutenait, en quelque sorte, la théorie du fluide magnétique, qu'il nommait *fluide animal*. « Ce fluide, dit-il, affecté du caractère particulier d'une passion, en porte l'impression jusque dans le fluide animal des autres individus, car les sensations et les passions consistent dans des modifications du fluide animal, et ces caractères se communiquent aux fluides de même espèce, et sont susceptibles de changement à tout instant. »

« Dès qu'on se rendra aux faits évidents qui prouvent que les différents caractères du fluide animal et des fluides végétaux produisent dans les fluides des autres individus des émotions, des changements de caractères, des révolutions considérables, suivant leur consonnance ou dissonnance, on n'aura pas de peine à concevoir tous les effets qui résultent de leur concours naturel ou de leur conflit, de quelque genre que ce soit, *intellectuel, animal* ou *animo-végétal.* »

Dans son *Histoire critique du magnétisme*, Deleuze dit :

« Un somnambule saisit la volonté de son magnétiseur. Il exécute une chose qui lui est demandée mentalement. Pour se rendre raison de ce phénomène, il faut considérer les somnambules comme des *aimants infiniment mobiles :* il ne se fait pas un mouvement dans le cerveau de leur magnétiseur sans que le mouvement ne se répète chez eux, ou du moins sans qu'ils ne le sentent. »

« On sait, dit cet auteur, que si l'on place à côté l'un de l'autre deux instruments à l'unisson, et qu'on pince les cordes du premier, les cordes correspondantes du second résonnent d'elles-mêmes. Ce phénomène physique est semblable à celui qui a lieu dans le magnétisme. » La logique nous porte à supposer cependant que l'influence du magnétiseur sur le magnétisé ne peut naître que d'une différence de potentiel fluidique.

Nombre de personnes qui ont étudié et pratiqué le magnétisme affirment avoir produit des effets à distance et tout à fait à l'insu des magnétisés.

Voici ce que Deleuze dit à ce sujet :

« Quoi qu'il soit très difficile d'expliquer comment le fluide magnétique peut agir d'un appartement à l'autre, la plupart des magnétiseurs en sont convaincus. J'ai moi-même fait des expériences qui tendent à le prouver. Cependant, ce phénomène étant du nombre de ceux qui me paraissent inconcevables, j'invite les magnétiseurs à l'examiner de nouveau et à ne le croire vrai qu'après l'avoir constaté par leur propre expérience. Au reste, la lumière et le son se portent à de très grandes distances sans qu'on puisse concevoir, dans le mobile qui les envoie, une force assez grande pour les pousser rapidement, même au travers des corps. Que la lumière soit une émanation des corps lumineux, ou un ébranlement imprimé à l'éther, il n'est pas plus aisé de comprendre comment l'éclat d'un charbon ou d'une bougie se fait apercevoir instantanément à une grande distance, au travers des corps transparents, ni comment la lumière d'une étoile arrive jusqu'à nous. Peut-être des phénomènes que nous refusons de croire parce que nous ne les avons point observés, ne sont-ils pas plus *incompréhensibles* que d'autres, *qui ne nous étonnent point parce que nous les voyons tous les jours.* »

« Pour que le fluide qui part de moi agisse sur celui de l'homme que je magnétise, il faut que les deux fluides *s'unissent, qu'ils aient le même ton de mouvement.* Si je magnétise avec volonté et avec attention et que celui sur lequel je veux agir soit dans un état *passif* ou *d'inaction,* ce sera mon fluide qui déterminera le mouvement du sien. Il se passe alors quelque chose de semblable à ce qui a lieu entre un fer aimanté et un qui ne l'est pas : lorsqu'on passe plusieurs fois et dans le même sens l'un sur l'autre, le premier communique à l'autre son mouvement ou sa vertu. Ceci n'est point une explication, mais une comparaison. »

« Une fois que les nerfs sont abreuvés d'une certaine quantité de fluide, ils acquièrent *une susceptibilité* dont nous n'avons aucune idée dans l'état ordinaire. Considérez l'individu magnétisé *comme faisant en quel-*

que sorte partie de son magnétiseur, et vous ne serez plus étonné que la volonté de celui-ci agisse sur lui et détermine un mouvement. Voilà tout ce que je puis dire sur le principe de l'action magnétique et sur l'influence de la volonté. »

De Puységur avait une théorie particulière et personnelle. Connaissait-il celle de son maître ? Il est probable que non, ou bien il ne l'avait pas comprise. Pour lui, tout était *transmission du mouvement*. Mais ce qu'il avait surtout retenu des leçons de Mesmer, c'étaient les faits.

« Je me garderai donc bien, dit-il, de préférer à une certitude acquise par l'expérience, l'hypothétique probabilité d'un fluide magnétique, dont aucun physicien n'a pu constater l'existence. »

Nous verrons, lorsque nous étudierons les phénomènes psychiques, que les savants contemporains ont constaté une force qui a de grandes analogies avec le fluide des magnétiseurs.

Tous les magnétiseurs du siècle dernier n'admettaient pas absolument les théories du médecin viennois et de ses principaux continuateurs. Les uns, comme l'abbé Faria, ne croyaient pas à l'action d'un fluide transmissible de l'opérateur à l'opéré ; d'autres pensaient que la volonté n'émettait pas de fluide, qu'elle agissait seulement sur l'opérateur, en provoquant dans son organisme un état d'exaltation propre à produire un ébranlement dans son système nerveux, lequel se communiquait à l'air ambiant et provoquait des vibrations ou des ondulations qui atteignaient le patient ; d'autres admettaient que la volonté provoquait une onde fluidique allant frapper le sujet.

Les spiritualistes ne voyaient dans la production

des phénomènes magnétiques que les manifestations de l'*âme* ou de l'*esprit*.

A ce sujet le docteur Billot dit :

« L'influence que l'homme exerce sur l'homme par l'action du magnétisme vient d'un auxiliaire ou inconnu ou méconnu et dont la présence peut seule donner la solution des phénomènes magnétiques. »

Le marquis de Mirville fait intervenir le démon, les mauvais esprits.

Du Potet était volontiste et croyait à l'émission d'un fluide.

Lafontaine soutenait la théorie *du fluide vital*.

« Les partisans de la volonté, dit-il, semblent s'appuyer sur un autre exemple pour défendre leur cause. Lorsqu'un magnétiseur endort à distance, sans faire un mouvement, un sujet qu'il a l'habitude de magnétiser, ou même qu'il magnétise pour la première fois, ils prétendent que la volonté agit seule. C'est une erreur. Le magnétiseur, en se concentrant en lui-même, provoque l'émission d'un fluide qui va frapper le sujet et l'endort. Là, comme partout, il y a une simple projection du fluide vital. »

Le docteur Baretti appelle *le fluide vital* de Lafontaine force neurique *rayonnante* ; d'autres médecins : *influx nerveux*, etc... Le docteur Despine, fils, dans un travail publié en 1880, *Etude scientifique sur le somnambulisme*, émet une théorie qui se rapproche beaucoup de celle de Mesmer : « Une action à distance, dit Despine, sur les phénomènes psychiques des somnambules, ne pouvant plus être mise en doute, cherchons à l'expliquer au moyen des agents naturels. Disons en premier lieu que l'expression *action à distance* est issue de la croyance qu'il y a du vide dans la nature. Or, il n'en est point ainsi. » Qu'en sait-il ?

« Les recherches des physiciens modernes confirment la manière de voir de Newton, en ce sens qu'elles prouvent que le vide n'existe pas, que l'espace est plein de la matière éminemment subtile appelée *éther*, dont les attributions sont non seulement la transmission de l'électricité et du magnétisme terrestre, mais encore celle de la lumière et de la chaleur. Les vastes régions interstellaires ne sont donc pas des régions de vide et d'isolement. Nous les trouvons remplies de ce milieu qui s'étend partout, si bien que quand une molécule d'hydrogène vibre dans Sirius, le milieu en reçoit une impulsion ; mais la distance de cette étoile est si grande que cette impulsion reste trois années pour arriver à la terre. Et cependant cette distance n'altère en rien les vibrations transmises. »

« Pourquoi n'aurait-il pas une égale importance dans la nature organique ? Ne peut-on pas supposer avec raison que ce qui, dans ce milieu universel, est le principe de la lumière, de l'électricité et de la chaleur, peut bien, uni à la substance nerveuse, être le *principe de la vie* chez l'animal doué du système nerveux, et par conséquent le *principe de l'activité* de ce système et de ses diverses fonctions ? Quand on songe que ce système n'est pas absolument nécessaire à la vie, puisque les végétaux et les animaux les plus inférieurs en sont dénués ; quand on songe que la lumière, la chaleur et l'électricité, c'est-à-dire les principales manifestations de l'éther, sont nécessaires à la vie, puisque partout où elles sont insuffisantes la vie végétale et la vie animale sont impossibles, et que la vie est d'autant plus active que ses manifestations sont plus puissantes ; quand on songe à tout cela, disons-nous, n'est-on pas en droit de supposer que le

principe de la vie dans les corps organisés *réside réellement dans ces trois manifestations de l'éther* et que le
système nerveux n'est nécessaire que pour présider à
la spécialité de chaque fonction, alors que *l'éther le
met en activité ?* Cette hypothèse nous paraît assez
rationnelle pour que nous nous permettions de la soumettre à l'appréciation des savants. »

« D'après ces données, on conçoit comment l'activité cérébrale qui préside aux manifestations psychiques puisse, sous *certaines conditions d'impressionnabilité,* retentir d'une façon efficace sur le cerveau d'un
autre individu au *moyen de l'éther,* y déterminer
une activité de même nature, et y faire surgir des éléments instinctifs, des pensées, des représentations
mentales et des volontés semblables. Tout acte psychique a incontestablement pour cause une modification cérébrale des vibrations, un mode particulier
d'activité dans les cellules de la substance grise du
cerveau. Ces vibrations ne sont pas, il est vrai, susceptibles d'imprimer, par l'intermédiaire de l'éther, des
vibrations semblables dans les cerveaux sains environnants. Cependant, quelque faibles que soient ces
vibrations, elles ne se propagent pas moins en dehors,
frappant ces cerveaux sans effet. Mais supposons que,
parmi ces cerveaux, il s'en rencontre un qui soit dans
un état d'impressionnabilité telle qu'il soit influencé
par les vibrations éthérées, provoquées par l'activité
d'un cerveau sain, et que ces vibrations produisent
dans ce cerveau impressionnable des vibrations identiques, l'activité de cet organe donnera certainement
lieu à des idées semblables. Ainsi s'explique naturellement la transmission de la pensée, de la volonté
d'un individu à un autre, sans signes extérieurs. Si
cette action est rare, cela ne tient ni au mode d'action

du fluide éther, ni aux lois qui dirigent ce mode d'action, deux choses qui ne changent pas ; cela tient à l'*état particulier* dans lequel le système nerveux peut être influencé par cette action si faible, état qui réside surtout dans une *sensibilité extrême*, anormale, pathologique (pas toujours) et heureusement rare de ce système. L'action de l'agent est toujours la même ; ce qui varie et rend le phénomène rare, c'est l'état des organes nerveux qui reçoivent l'action de l'agent. »

« Au moyen de cette cause de transmission qui n'est pas douteuse, et qui ne peut tenir sur la réserve, pour le cas présent, que parce qu'elle n'est pas encore rentrée dans le domaine de nos connaissances vulgaires, s'explique non seulement la transmission de la pensée chez les somnambules, mais encore la raison par laquelle les personnes dont la constitution nerveuse est puissante, dont l'activité cérébrale est énergique et dont la volonté est forte, sont plus aptes à magnétiser que les personnes à constitution faible. On s'explique aussi la *contagion nerveuse*, admise par M. Bouchut, contagion qui propage à distance, dans certaines conditions, les phénomènes somatiques et psychiques, qui caractérisent les diverses folies épidémiques ; on s'explique l'ascendant que les âmes fortes exercent sur les âmes faibles ; on s'explique organiquement la contagion des éléments instinctifs, la contagion morale ; on s'explique pourquoi des procédés magnétiques, des passes soit au contact, soit à distance, peuvent produire les divers phénomènes dits magnétiques ; on s'explique pourquoi les organes rendus très impressionnables par une maladie et les organes les plus fournis de ganglions et de nerfs, tels que la tête, l'épigastre, le trajet des cordons nerveux, le cou, les bras, les extrémités digitales, sont les parties les plus impressionnées par les passes; on s'explique enfin cette action si remarquable de la volonté de certains individus sur d'autres individus, sans signe extérieur... effet que nous avons vu se produire d'une façon si remarquable par Castellan, condamné pour viol aux assises de Draguignan. »

« S'il n'intervient ni fluide nerveux ni fluide magnétique dans les phénomènes dits de magnétisme animal, ainsi que le supposait l'ancienne théorie, le fluide universel y intervient positivement, si ce n'est comme cause directe des phénomènes, du moins comme agent de transmission du mode d'activité du système nerveux d'une personne au système nerveux d'une autre personne. »

Dans son travail *Du magnétisme animal*, paru en 1884, le Dr Perronet émet la théorie suivante, qu'il nomme *ondulationisme*.

« La suggestion, dit-il, est un phénomène par lequel un individu transmet à un ou plusieurs autres individus ses propres pensées, conscientes ou inconscientes, en les matérialisant dans les formes des objets représentés par elles, et en passant par une série de phénomènes intermédiaires :

1° Ondulations nerveuses d'origine centrale et à directions centrifuges, lesquelles ondulations sont provoquées par un mécanisme inconnu, dans les organes qui servent de support à ses facultés psychiques ;

2° Ondulations à la périphérie de son corps, de contractions fibrillaires ou autres phénomènes kinésiques, le plus souvent inconscients ;

3° Ondulations déterminées dans le milieu cosmique par les mouvements précédents ;

4° Chocs *des extrémités nerveuses* des individus

récepteurs par ces ondulations cosmiques qui produisent dans les centres psychiques de ceux-ci le dernier phénomène ondulatoire, traduit par la perception réelle de l'objet signifié par l'idée. »

Le Dr J. Ochorowicz dit au chapitre VII de son livre
la Suggestion mentale : « Que veut dire expliquer? »

« Expliquer ne veut dire autre chose que réduire
l'inconnu au connu, et il n'y a qu'un seul moyen d'effectuer cette réduction : en indiquant *les conditions
dans lesquelles le phénomène se manifeste, et sans lesquelles il ne peut pas se manifester.* C'est tout ce qu'on
peut faire, et c'est aussi tout ce qu'il faut. On ne doit
pas se faire l'illusion d'une connaissance adéquate de
n'importe quoi. On détermine les conditions des phénomènes, on les résume, autant qu'on peut, dans les
lois qui ne sont qu'une généralisation de l'observation,
et c'est tout. Toute la science est là.

« Avant de pouvoir préciser les conditions d'un
phénomène, il faut le *décrire,* il faut l'*analyser,* afin
de bien circonscrire son contenu et lui assigner une
place équitable parmi d'autres phénomènes. C'est ce
que nous avons essayé de faire, en traitant les diverses transmissions psycho-physiques. Il en est résulté
que la suggestion mentale proprement dite doit être
considérée en connexions avec plusieurs phénomènes
de transmission physique ou mentale, ne constituant
qu'une transmission apparente.

« Cette *transmission apparente* peut être expliquée
suivant les cas ;

« 1° Par une *harmonie préétablie entre deux méca-
nismes associationistes,* indépendants l'un de l'autre,
mais dépendant tous les deux d'un *milieu psychique;*

« 2° Par une *présomption basée sur les sensations
ordinaires* de la vue, de l'ouïe, de l'odorat et du toucher.

« Ces sensations, qui trahissent notre état organique ou psychique, peuvent être comprises ou même réalisées par le sujet en raison :

« 1º De *l'expérience inconsciente*, qui nous est propre, et qui se fait valoir surtout en l'absence de la réflexion consciente ;

« 2º Des *associations idéo-organiques*, qui peuvent dévoiler la signification des influences, plus ou moins inaperçues à l'état normal ;

« 3º De l'*idéoplastie*, qui réalise chez le sujet l'idée suggérée par l'expérience inconsciente et par des associations idéo-organiques ;

« 4º De l'*éducation hypnotique et magnétique*, qui facilite le concours de tous les agents précités.

« Il en résulte que la transmission apparente doit être favorisée :

« 1º Par l'exaltation des sens ;

« 2º Par l'exaltation de l'intelligence ;

« 3º Par l'isolement des sens et de l'intelligence qui permet de concentrer toute l'attention dans une direction voulue.

« Mais toute cette théorie devient insuffisante dès qu'il s'agit d'expliquer les faits, ou les indices involontaires, fournis par le principe d'*extérioration expressive* de tout état psychique ou organique, ne pouvant plus entrer en action. A moins d'étendre la perceptivité sensorielle à des limites tout à fait invraisemblables et aussi incompréhensibles que le phénomène lui-même, il faut recourir à un autre principe qui, cette fois-ci, devra nous expliquer, non plus la transmission apparente, mais la transmission vraie.

« La transmission vraie embrasse les faits dans lesquels un état *a* du cerveau *A* est reproduit par le cerveau B, sans l'intermédiaire des signes visuels, auditifs, olfactifs ou tactiles.

« On devinera facilement qu'en pratique ces deux catégories de transmission doivent se confondre le plus souvent, et que ce n'est que dans des expériences faites exprès, et à une certaine distance, qu'on peut être sûr que la transmission vraie agit toute seule.

« Si la pensée est un phénomène purement cérébral, en ce sens qu'elle ne peut être engendrée par aucun autre organe, elle n'est jamais limitée au cerveau tout seul, quant aux manifestations qui l'accompagnent. Il *n'y a pas de pensée sans expression ;* on pourrait même dire (avec Sietchénoff) qu'il n'y a pas de pensée sans une contraction musculaire ; mais je préfère la première formule, plus générale, puisqu'elle embrasse aussi les sécrétions, les émanations, la production directe de la chaleur et de l'électricité. On peut bien rester absolument immobile et penser à toutes sortes de choses ; mais en analysant notre attitude soigneusement on trouve :

« 1° Que si la réflexion est un peu intense, il y a toujours un commencement de la parole ; le larynx, la langue, la mâchoire même exécutent de petits mouvements ;

« 2° Que si la pensée présente un caractère plutôt visuel qu'auditif, l'œil, malgré l'occlusion, suit les mouvements des objets imaginaires et la pupille se dilate ou se rétrécit, suivant l'état et l'éloignement de l'objet imaginaire ;

« 3° Que la respiration se règle, s'accélère ou s'arrête, suivant les cours de nos idées ;

« 4° Que, dans les muscles des membres, il y a toujours une contraction interne, correspondante aux mouvements inachevés auxquels on pense, ou qui se rattachent aux images de nos pensées ;

« 5° Que tous les états émotifs s'accompagnent d'un changement correspondant dans la circulation ;

« 6° Qu'une concentration de volonté se reflète dans une contraction correspondante du diaphragme ;

« 7° Que tous ces phénomènes, en général, doivent déterminer une modification dans les fonctions de la vie végétale, dans l'échange de matière et, par conséquent, dans la production des sécrétions et émanations diverses ;

« 8° Qu'il est certain que tout travail psychique détermine une production de chaleur, et il est probable qu'il existe même une transformation directe du travail psychique en chaleur rayonnante.

« L'effet de ces actions ne peut pas être limité à la surface de notre corps et, par conséquent, encore à une certaine distance ; ces changements peuvent influencer imperceptiblement les sens d'un organisme quelconque et se faire sentir, d'une façon plus ou moins distincte, par un organisme exceptionnellement impressionnable.

« En s'appuyant sur une seule catégorie de sensations, on peut arriver aux explications partielles, imparfaites, en disant, par exemple :

« 1° Que le sujet déchiffre la pensée dans les signes pathognomoniques visuels et que, par conséquent, la théorie de la suggestion mentale se ramène à une théorie de vision exaltée ;

« 2° Que, la pensée étant habituellement parlée, et le sujet pouvant présenter une hyperacousie extraordinaire (soit dit entre parenthèses, que cette hyperacousie ne dépasse jamais une distance de plusieurs mètres pour les paroles *réellement* prononcées), on peut envisager la suggestion mentale comme une *audition exaltée* de la parole interne et des bruits de la respiration ;

« 3° Qu'étant prouvé que les émotions s'accompagnent d'une senteur cutanée, modifiée, on peut exagérer la valeur de ces indices en admettant que même chaque pensée, un peu concentrée et persistante, surtout celles d'approbation ou de négation (qui peuvent beaucoup aider un sujet qui cherche à exécuter l'ordre donné) se caractérise par une modification olfactive perceptible ;

« 4° Que la chaleur dégagée à la suite d'un effort mental, modifiée par l'approche du corps et les gestes (courants d'air), peut guider le sujet, lui faire sentir surtout le commencement et la direction de l'action, et donner ainsi lieu à une explication purement calorique de certaines influences dites mentales ;

« 5° Que, dans les expériences avec contact immédiat, toutes les vibrations et tensions, expressions des *muscles*, peuvent servir de signe palpable, pour une interprétation de nos pensées, et donner lieu à une théorie *mécanique* de la suggestion ;

« 6° Que le phénomène de l'attraction réflexe, basé sur une sensibilité cutanée, exaltée, pouvant être développé considérablement de sorte que le sujet est attiré par des gestes à peine exécutés, on pourrait imaginer une théorie purement attractive de la suggestion, et dire que tous les mouvements commandés mentalement sont exécutés en raison d'une *attraction physique réflexe* ;

« 7° Que le phénomène de l'*imitation* des mouvements étant assez commun et également susceptible d'un perfectionnement considérable, on pourrait dire que, si, même ayant les yeux fermés, le sujet peut

reproduire les mouvements de l'opérateur, ce phénomène, à un degré un peu plus élevé, pourrait se manifester même par des mouvements inachevés, et donner
lieu à une théorie exclusivement *imitative*.

« Toutes ces considérations, prises séparément et
même collectivement, ne peuvent s'appliquer qu'à un
certain nombre de faits, mais nous devons en tenir
compte partout où, suivant les cas, l'un des principes
énoncés ou quelques-uns d'entre eux peuvent être
évoqués, sans une exagération évidente.

« Quelques expériences de contrôle peuvent seules
préciser la justesse ou l'incompatibilité de leur application.

« En général, pour les expériences faites de près, il
paraît certain qu'il existe une graduation de facilité,
et qu'elle peut être résumée dans les catégories suivantes :

« 1° Avec contact, gestes et regards ;

« 2° Sans contact, avec gestes et regards ;

« 3° Sans contact, sans gestes, avec regards ;

« 4° Sans contact, sans gestes et sans regards.

« A partir de ce dernier degré, l'influence ne diminue plus avec la distance jusqu'à une limite inconnue.
Si l'action a pu être exercée du fond d'une chambre
à l'*insu du sujet*, elle pourra l'être également d'une
autre chambre, d'une autre maison, etc.

« Le fait d'une graduation souvent sensible à petite
distance, et d'une différence imperceptible à grande
distance, prouve :

« 1° Que, *dans certains cas*, le contact, les gestes et
le regard ont leur part dans l'action ;

« 2° Que cette action, aussi bien que celle des sensations olfactives, ne suffit pas pour expliquer certains
autres cas.

« D'ailleurs, le contact est très souvent indifférent; les gestes deviennent inutiles et le regard n'exerce pas une action palpable; par conséquent, si ces agents ont une action quelconque à distance, cette action doit être subjective, c'est-à-dire qu'elle facilite simplement la concentration de la pensée chez l'opérateur.

« De la part de l'opérateur, les conditions ont été très peu étudiées, mais il est probable :

« 1° Qu'il y a des différences personnelles ;

« 2° Que ces différences peuvent tenir non seulement à un degré d'intensité de la pensée, mais aussi à la nature de cette pensée, plutôt visuelle, plutôt auditive ou motrice ;

« 3° Qu'il faut réserver une certaine part à une sorte d'accord, de concordance, entre les natures des deux intelligences ;

« 4° Que les efforts excessifs de la volonté nuisent plutôt à la netteté de la transmission, sans augmenter considérablement son intensité ;

« 5° Qu'une pensée ferme, persistante, prolongée ou répétée plus ou moins longtemps, constitue une condition éminemment favorable ;

« 6° Qu'une distraction quelconque, qui fait que la pensée s'évanouit momentanément ou cesse d'être isolée, cesse d'être monoïdéïque, paraît éminemment défavorable à l'action ;

« 7° Que, néanmoins, les pensées faibles, et même les pensées momentanément inconscientes, peuvent être transmises involontairement ;

« 8° Que les efforts musculaires qui accompagnent toujours un effort de volonté sont plus ou moins indifférents ; mais que l'expression musculaire chez l'opérateur peut être utile subjectivement, en raison de l'habitude qui unit la pensée à ses signes expressifs. »

« Il résulte de ces considérations que l'opérateur doit insister moins sur le « je le veux » que sur le contenu même de cette volonté, et il devient dès lors probable qu'à proprement parler ce n'est pas la volonté forte qui favorise la suggestion, mais bien la pensée nette.

« De la part du sujet, pour bien s'orienter dans la question, nous pouvons considérer successivement les quatre états principaux :

« 1º Dans l'état « aidéique profond », la transmission n'est jamais immédiate, mais elle peut être quelquefois latente ;

« 2º Dans l'état du monoïdéisme naissant, elle peut être immédiate et parfaite ;

« 3º Dans l'état du polyidéisme passif, elle peut être médiate ou immédiate, mais toujours plus faible ;

« 4º Dans l'état du polyidéisme actif, les conditions se compliquent, et il faut les considérer séparément.

« a) Elle peut être directe, si le sujet nous aide en s'absorbant volontairement dans une concentration plus ou moins monoïdéique, il s'y prête, il écoute mentalement, il cherche, et quelquefois il trouve ;

« b) Elle peut être indirecte, c'est-à-dire latente, également avec un certain ajustement de la part du sujet, et ce cas paraît plus fréquent ;

« c) Enfin elle peut être, par exception, médiate ou immédiate, même sans que le sujet soit prévenu de l'action. Et ici nous touchons à la question de l'action mentale à l'état de veille, qui demande quelques explications : l'état somnambulique de polyidéie active ne diffère de l'état de veille que par deux caractères, dont le premier est absolu, le second relatif.

« 1º La différence absolue, c'est-à-dire constante, nécessaire, n'est que quantitative ; la veille est un état *plus* polyidéique que le somnambulisme. Dans le dernier il y a *toujours* un *rétrécissement du champ psychique*. A l'état de veille, malgré le monoïdéisme apparent qui a séduit plusieurs psychologistes (Bain, Wundt, Morell, Horwicz,etc.), notre pensée est toujours très compliquée ; nous avons simultanément une foule de sensations qui luttent entre elles, et une foule de souvenirs qui cherchent à se débarrasser de la pression des idées dominantes (Herbart). En somnambulisme leur nombre général est beaucoup moindre ; la plupart des sensations ordinaires font défaut (anesthésie) ; la plupart des souvenirs restent paralysés, mais ce qui peut induire en erreur et ce qui, en même temps (sans contredire le rétrécissement général), constitue un caractère particulier : c'est que les sensations ou les souvenirs, *appartenant à une idée donnée*, peuvent y être *plus nombreux* qu'à l'état de veille ; la perception est plus détaillée, quoique uniquement par rapport à une seule idée, et la reproduction associationiste plus complète, quoique toujours uniquement dans une seule direction. D'où il résulte que l'état polyidéique somnambulique est plus favorable à la suggestion mentale, *le sujet étant prévenu* de l'action ; mais s'il ne l'est pas, c'est plutôt l'état de veille qui aura la préférence. *Il est plus facile d'influencer à son insu un sujet éveillé qu'un sujet qui se trouve dans l'état somnambulique nettement actif.*Dans ce dernier cas, le sujet est *plus absorbé* et, par conséquent, *moins abordable*. L'état normal est en général moins sensible à cause de l'opposition d'un grand nombre d'idées, qui luttent pour l'existence, mais il est moins concentré, plus *élastique*, plus varié et, par suite, plus accessible. Ce que je voulais exprimer en disant qu'il est plus *élastique*, c'est que, à l'état normal, notre

pensée se projette plus facilement à droite et à gauche, sans quitter le fil qui la guide ; mais je le disais
surtout à cause de cette particularité, autrement
importante pour nous, c'est que, à vrai dire, l'état
normal n'est pas un état tout bonnement polyidéique ;
il consiste plutôt en un *agrégat mobile* de tous les états
possibles, *avec prépondérance* de la *polyidéie*. Il y a
indubitablement des mouvements monoïdéiques de
toute forme, et même des intervalles franchement
monoïdéiques. Seulement tout cela se mêle, se succède avec une rapidité très grande, le plus souvent
insaisissable. Mais c'est cela qui rend cet état accessible à de faibles influences surtout chez des sujets
hypnotisables, dont l'esprit, en général, se caractérise
par une *tendance constante au monoïdéisme*.

« 2° La seconde différence entre l'état somnambulique et l'état normal n'est que relative, mais elle est
encore plus importante pour notre sujet. Elle est relative, parce qu'elle n'existe pas chez les *hypnotisés*. Un
hypnotisé n'est *en rapport* avec personne. Elle est
relative encore à un autre point de vue, parce que,
quoique dans le somnambulisme magnétique l'*isolement* existe, cet isolement ne présente qu'une différence
de degré avec l'état normal, *dans lequel la suggestion
peut réussir*. En vérité, elle ne réussit jamais (du moins
la suggestion immédiate) dans un état normal *sans
trace de rapport*. Il faut que ce rapport soit établi tantôt par des magnétisations ultérieures, tantôt par un
lien de sang, de sympathie d'un commerce journalier,
enfin, par une influence exceptionnelle instantanée.

« Ce détail nous ramène dans le fond même de la
question.

« Le rapport, étant une condition *sine qua non*,
d'une action nette, tâchons de préciser ce que c'est.

« Nous avons déjà signalé, au commencement de cette étude et puis surtout à l'occasion d'expériences de Despine, que la nature de ce phénomène est essentiellement double : psychique et physique. Nous connaissons déjà les éléments psychiques (prépondérants quant à la fréquence de leur manifestation palpable), mais il nous reste à analyser la *cause physique* de ces phénomènes.

« Voici l'écueil.

« Avons-nous le droit d'admettre une cause physique dans le « magnétisme animal » ?

« Faisons remarquer, en passant, que, conformément à l'aspect général des phénomènes, jusqu'à ce moment confondus sous un seul nom des phénomènes « hypnotiques », cette cause ne nous est nécessaire que pour certaines catégories de faits. Les autres peuvent s'en passer. Mais cela ne supprime pas la difficulté; elle reste, quoique dans l'ombre. Et ce qui choque les esprits légitimistes, c'est que cette action physique paraît « renverser toutes les notions de la physiologie ».

« Je n'ai jamais compris, dit M. Brown-Séquard, comment un homme intelligent et connaissant les principes fondamentaux de la physiologie peut admettre une telle transmission (une transmission de *force neurique* d'un individu à un autre), alors que l'étudiant le moins instruit sait combien sont vains, après la section d'un nerf moteur, les efforts, les désirs, la volonté de mouvoir la partie paralysée... » (Préface de Braid.)

« Je ne voudrais pas passer pour un étudiant le moins instruit, et encore moins voudrais-je donner des leçons à mon honorable maître, auquel je dois plus d'une idée excellente, mais — *amicus Plato*, *magis amica veritas*, — j'oserais dire que j'ai compris, moi, comment c'est possible.

« La volonté, dit M. Brown-Séquard, ne peut pas atteindre un muscle dont le nerf moteur est coupé, tandis qu'il lui paraît très naturel qu'elle peut atteindre un muscle dont le nerf moteur n'est pas coupé. » Eh bien ! pour moi, cela ne me paraît pas naturel du tout. Je conviens qu'elle ne peut atteindre un muscle dont le nerf est coupé, mais je n'admets pas non plus qu'elle puisse atteindre un muscle dont le nerf moteur reste intact. La volonté est un phénomène cérébral, qui n'a jamais été constaté en dehors du cerveau et qui ne peut pas dépasser le cerveau. Elle ne se transmet même pas dans le nerf moteur qui sort de ce cerveau, pour aboutir dans un muscle. Pareillement, le mouvement mécanique d'un muscle ne se transmet pas dans le nerf sensitif pour arriver au cerveau, mais il peut, il doit nécessairement provoquer un courant moléculaire qui, lui, se transmet au cerveau, et y réveille un autre phénomène dynamique d'une nature inconnue, mais que nous distinguons bien intérieurement comme *sensation* ou *idée*. La volonté est dans le même cas. Pour atteindre le muscle, elle a absolument besoin d'un intermédiaire moléculaire qui parcoure le nerf, et il est parfaitement vrai que cet intermédiaire ne saurait sauter une coupure. Un courant téléphonique, lui aussi, quoique moins capricieux, ne peut traverser un fil cassé. Le téléphone restera muet. Et si on s'arrêtait à cette expérience, on aurait tout le droit de dire par rapport au téléphone ce que Brown-Séquard dit par rapport au muscle.

« Heureusement notre science ne s'arrête pas là. M. Brown-Séquard, en proclamant deux vérités incontestables, s'est trompé deux fois. Les deux vérités, les voici :

« 1º La force nerveuse ne peut pas traverser un nerf coupé ;

« 2º La force *nerveuse* ne peut pas *passer* dans un autre système nerveux.

« C'est très vrai, aussi je n'admets pas un passage quelconque d'un fluide nerveux quelconque.

« Mais est-ce à dire que la force nerveuse, ou une autre, n'importe laquelle, n'agisse que là où elle se trouve et que son action soit absolument limitée au corps dans lequel elle se manifeste visiblement ?

« C'est ici que commence l'erreur. Elle est double, car :

« 1º Une pareille force, absolument limitée à un point matériel quelconque, n'existe pas ;

« 2º S'il en était ainsi, les principes de *l'inhibition* et de *dynamogénie*, de M. Brown-Séquard, seraient renversés.

« L'action téléphonique normale cesse dès que le fil est cassé. Elle est également nulle *pour nous*, si le fil n'est pas cassé, mais lorsque le circuit ne contient qu'*un seul* téléphone. Est-il possible de transmettre la parole avec un seul téléphone ? Non, et cependant il fonctionne. Toute la longueur du fil est parcourue par un courant qui n'est pas la parole elle-même, mais qui en est le corrélatif, tout en restant muet.

« Prenons un autre téléphone, qui a également un circuit fermé, et qui reste également muet ; approchons-le du premier, ou bien seulement du fil du premier téléphone, ou bien simplement le fil du premier téléphone du fil du second, ce *dernier va parler*, il va reproduire la parole, *malgré qu'il n'y ait aucun contact matériel entre les deux systèmes*. Il va parler par *induction*. C'est cette transmission-là qui correspond à une transmission mentale, et non celle qui existe entre un muscle et un cerveau. *Mon cerveau n'agit pas sur les muscles du sujet, mais il peut agir sur son cerveau.* Si, au lieu d'un second téléphone, on mettait à côté un autre instrument, un électroscope, par exemple, on n'obtiendrait rien, mais on devrait se bien garder d'en conclure qu'il n'y a aucune action électrique tout autour du téléphone, car, pour constater une action analogue, il faut un instrument analogue, un téléphone pour un téléphone, un cerveau pour un cerveau.

« Je n'ai nullement l'intention d'abuser de cette analogie. Comparaison n'est pas raison ; et s'il n'y avait pas d'autres preuves qu'une action physique inductive, celle-ci ne nous servirait à rien.

« Mais il n'en est pas ainsi. Indépendamment de toute théorie, les faits nous contraignent à admettre une action physique. Nous serions obligés de le faire même si aucun autre phénomène analogue n'existait.

« Les faits les voici en deux mots. Bien entendu, je ne peux pas prouver ici leur réalité, je ne pourrai que les mentionner : Croira qui voudra !

« Il y a des cas où le magnétisé distingue la présence de son magnétiseur, en dehors des sensations ordinaires. Il distingue son attouchement entre plusieurs autres, même par l'intermédiaire d'un corps inerte (une tige en bois, par exemple), qui ne peut pas l'influencer différemment par elle-même. Par conséquent, si le sujet distingue aussi bien l'attouchement de son magnétiseur à travers une tige que directement, il faut bien qu'il existe un courant moléculaire quelconque, propre à l'organisme du magnétiseur et qui dénote sa présence, à peu près comme un courant galvanique dénote la présence d'une pile, par l'intermédiaire d'un fil qui nous touche. L'objection, que la majorité des sujets n'éprouvent rien, est sans valeur, puisque également on ne sentira rien avec un courant d'un faible élément galvanique, quoique la boussole manifestera nettement sa présence, et que, pour un courant encore plus faible, celui d'un téléphone ou d'une grenouille, vous n'obtiendrez rien du tout dans une boussole ; il vous faudrait pour cela un galvano-mètre exceptionnellement sensible. Supposez qu'il y a quarante ans, lorsque M. Du Bois Raymond publiait ses découvertes sur l'électricité animale, on lui eût contesté ses assertions, en disant qu'aucun galvanomè-tre n'avait révélé la présence des courants qu'il annon-çait. Cela aurait été vrai, et cependant injuste, parce que, à cette époque, Du Bois-Raymond possédait *seul* un *multiplicateur*, capable de révéler leur présence.

« 2° On peut obtenir des effets marqués au point de vue thérapeutique en agissant sans contact et à l'insu des malades, par exemple chez des enfants endormis. Il y a donc une action inductive qui dépasse la sur-face du corps ;

« 3° On constate des différences nettes dans l'action dite magnétique de différentes personnes, sans que l'influence morale puisse les expliquer. Une main agit autrement qu'une autre main, il y a donc une action physique personnelle ;

« 4° Enfin, dès que les faits nous obligent à admettre une action de loin, il faut bien admettre une action réelle de près.

« Ne pouvant pas préciser la nature de cette action, on peut pourtant dire ce qui suit :

« 1° Tout être vivant est un foyer dynamique ;

« 2° Un foyer dynamique cherche toujours à propa-ger le mouvement qui lui est propre ;

« 3° Un mouvement propagé se transforme, suivant le milieu qu'il traverse.

« Entrons un peu dans quelques détails :

« Je ne sais pas si les *forces*, comme telles, existent dans la nature ; et *a fortiori*, je ne sais pas si elles existent en dehors de la nature ; mais ce que je sais, c'est qu'en tant que connaissable la force n'est qu'un mouvement. On dit « mouvement » quand on voit du mouvement ; on dit « force » quand le mouvement est invisible. Un animal qui dort a bien la « force » de se lever, puisqu'il existe en lui un mouvement moléculaire latent, caché, qui peut se transformer en un mouvement mécanique visible. Une fois mort, l'animal n'aura plus cette force, parce que le mouvement moléculaire interne qui constitue l'échange biologique des matières a vécu.

« On peut donc, sans inconvénient, considérer cette force comme un mouvement dérobé, c'est-à-dire moléculaire.

« Un mouvement tend toujours à se propager.

« Pourquoi semble-t-il quelquefois disparaître ? Peut-il s'annuler ? Non. Si le mouvement ne se crée pas, il ne se perd pas non plus. Par conséquent, lorsqu'on voit un travail quelconque : mécanique, électrique, nerveux ou psychique, disparaître sans effet visible, on ne peut en inférer que de deux choses l'une ;

« 1° Soit une transmission ;

« 2° Soit une transformation.

« Dans un milieu qui n'opposerait aucune résistance, un mouvement se transmettrait indéfiniment. Imaginez l'univers formé d'un milieu immobile, mais capable d'être ému, et ne présentant aucune résistance, il suffirait de pousser du doigt un seul atome pour mettre tout l'univers en mouvement. Et si cet atome était seul au monde, il avancerait toute l'éternité. Il avancerait en une ligne droite, d'après l'ancienne méca-

nique ; en un cercle infini, d'après la nouvelle, et c'est
ici que commencent les farces scientifiques. Bornons-
nous à dire qu'il n'y aurait plus alors aucune raison
pour que ce mouvement cesse.

« Mais tel n'est pas l'univers ; il y a de la résistance.
Que veut dire cette résistance ? Pour l'expliquer, on
a fait comme les sauvages, on a prêté à la matière les
qualités qui nous sont propres à nous. Après avoir
objectivé un sentiment subjectif musculaire dans la
notion de la « force », on a procédé pareillement pour
ce qui *s'oppose* à la force, en prêtant à la matière notre
paresse sous le nom « d'inertie ». L'inertie n'existe pas
plus que la force, pas plus que le repos absolu. Mais
ce qui existe certainement c'est le *mouvement, qui, s'il
n'est pas de même nature, s'oppose à un autre mouvement.*

« Qu'arrive-t-il alors ? Il arrive que le mouvement
initial se *transforme.*

« Tel est le grand principe de l'univers.

« Non pas seulement « transmission », comme disait
Puységur, mais *transformation.*

« Où finit la première et où commence la seconde ?

« La philosophie physique nous donne là dessus
une idée très claire :

« *a*) Dans un milieu identique, il n'y aurait que transmission ;

« *b*) Dans un milieu différent, il y a transformation.

« Un noyau dynamique, en propageant son mouvement, le propage tout autour ; mais cette transmission ne devient visible que *sur les routes de moindre
résistance.* C'est pourquoi on dit que le magnétisme
choisit le fer ; que la chaleur choisit les bons conducteurs, comme le son ; qu'un courant galvanique donne

la préférence à un fil gros parmi plusieurs fins, comme la foudre choisit les lignes de sa route, comme l'impression de la lumière choisit le nerf qui lui convient, comme la volonté choisit la fibre qui fait son affaire, etc., etc.

« Mais, en réalité, rien ne choisit rien. C'est nous qui faisons le choix subjectivement, par incapacité de voir les choses invisibles. La pression qu'exerce un liquide enfermé dans un vase est la même sur sa paroi intacte que sur sa paroi trouée. Mais le liquide ne s'échappe que par cette dernière, et alors l'autre pression ne nous intéresse guère. Au lieu d'une substance prenons une force. Jetons une pierre dans un lac, non loin de ses bords, le choc provoquera une série d'ondes. Elles sont visibles sur la surface de l'eau. Finissent-elles au bord ? Non. La terre subit le choc comme l'eau, et le propage ; seulement, elle le propage à sa manière, invisiblement. Que fait une force qui rencontre un milieu impropre à son genre de mouvement ? Elle se transforme, voilà tout. Il en est toujours ainsi, et il n'y a pas d'autres causes de transformation.

Transformation suppose résistance. Vous lancez un courant électrique dans un fil gros. Vous avez le courant, vous ne percevez aucune autre force. Mais, coupez le fil gros, et réunissez les bouts à l'aide d'un fil fin ; ce fil fin s'échauffera, il y aura transformation d'une partie du courant en *chaleur*. Poussons plus loin l'expérience : prenez un courant assez fort et interceptez un fil encore plus résistant ou une baguette de charbon très mince. La baguette éclatera de lumière, et la *lumière* sera encore plus intense, si vous coupez le charbon en deux, introduisant un conducteur encore plus résistant : l'air. Une partie du courant

se transforme alors en chaleur et en lumière. Croyez-
vous que cette lumière n'agisse que comme lumière
seulement, dans la lampe qui brille? Erreur. Elle agit
tout autour, d'abord visiblement comme lumière, puis
invisiblement comme chaleur et comme courant
électrique. Approchez un aimant. S'il est faible et
mobile, sous forme d'une aiguille, le faisceau de lumière
le fera dévier; s'il est fort et immobile, c'est lui qui
fera dévier le faisceau de lumière. Les rayons lumineux qui frappent les ailes non transparentes d'un
radiomètre de Crookes font tourner le moulinet. Et
tout cela *à distance*, sans contact, sans conducteurs
spéciaux. Et tout cela, parce que, loin de là, on tourne
une manivelle, ou qu'un processus chimique presque
imperceptible travaille dans une pile !

« Un processus chimique, physique et psychique
à la fois s'accomplit dans un cerveau. Un acte compliqué de ce genre se propage dans la substance grise,
comme les ondes se propagent dans l'eau. Ce sont là
des phénomènes autrement intenses ; leur intensité
n'est pas mécanique, elle est plus subtile et plus concentrée. Ce qu'on nomme une idée est un phénomène
très localisé. Mais n'oublions pas que, pour faire naître
une idée, il a fallu des milliers d'impressions répétées,
qui toutes représentent une force. Cette force s'est accu-
mulée, condensée, pour ainsi dire, dans une idée. Vue
de son côté physiologique, une idée n'est qu'une
vibration, vibration qui se propage, sans pourtant
dépasser le milieu où elle peut exister, comme telle.
Elle se propage autant que le permettent d'autres
vibrations semblables. Elle se propage davantage, si
elle prend un caractère que, subjectivement, nous
nommons *émotif*. Une émotion est plus expansive
qu'une idée indifférente ; elle peut occuper tout le

cerveau au détriment des autres idées. Mais elle ne peut pas aller au delà, sous peine d'être transformée. Néanmoins, comme toute force, elle ne peut rester isolée, comme toute force elle s'échappe, elle s'échappe en déguisement. La science officielle ne lui accorde qu'une seule route : les nerfs moteurs. Ce sont les trous d'une lanterne sourde que traversent les rayons lumineux. Seulement la pensée ne rayonne pas comme une flamme, même pas comme la chaleur d'une flamme, qui ne se moque pas mal des parois opaques, infranchissables pour la lumière.

« La pensée reste chez elle, comme l'action chimique d'une pile reste dans la pile ; elle se fait représenter au dehors par son corrélatif dynamique, qui s'appelle courant pour les piles et qui s'appelle... je ne sais comment pour le cerveau. En tout cas, c'en est aussi un *corrélatif dynamique*. Ce dernier n'est pas et ne peut pas être limité aux courants nerveux des fibres moteurs. Il représente toutes les transformations du mouvement cérébral, transformations d'autant plus subtiles et d'autant plus radicales qu'il y a plus de différence entre le milieu anatomique de la pensée et les milieux environnants : corps solides, liquides ou gazeux sans en excepter l'éther, considéré comme le quatrième état de la matière et qui, relativement, remplit tout.

« Arrêtons-nous là un moment. Nous sommes arrivés à cette conclusion que le mouvement qui correspond à la pensée ne peut pas faire exception dans la nature, et qu'il se transforme aussi en d'autres formes de mouvement, nécessaires, quoique, pour la plupart, inconnues.

« Il ne s'opère pas, dit M. de Parville, un déplacement de matières dans la nature morte, un acte volontaire ou inconscient dans la nature vivante, sans qu'il

y ait production d'électricité en rapport exact avec
l'énergie du travail dépensé. » « Outre l'électricité, il
y a production de la chaleur, il y a production du
mouvement mécanique, peut-être de la lumière ; mais
mon intention n'est pas de préciser, je crois que nous
ne connaissons pas la millième partie des changements
moléculaires que peut produire une pensée en plus
ou en moins et nous devons nous contenter d'une
simple constatation de faits : *l'énergie se transmet et
se transforme ici comme ailleurs.* »

CHAPITRE IV

THÉORIE DU PROCÉDÉ NEUROSCOPIQUE

Nous avons décrit le procédé par lequel on peut mettre à l'épreuve et même développer la suggestibilité des malades. Mais si cette description peut suffire au point de vue technique, il est sans doute indispensable, au point de vue scientifique, de chercher à comprendre le mode d'action de ce procédé, de le rattacher aux données de la physiologie, en un mot d'en faire la théorie. Nous ne nous dissimulons pas que c'est une très difficile entreprise : aussi ne proposons-nous les considérations qui vont suivre que comme des hypothèses plus ou moins appuyées par les faits et qui demandent à être vérifiées plus complètement par une nouvelle série de recherches expérimentales.

L'explication la plus simple paraît être tout d'abord d'attribuer l'effet produit à la suggestion. En général, lorsque nous avons employé nous-même notre procédé, nous nous sommes abstenu de faire connaître au sujet notre intention par la parole, mais ne pouvait-il la deviner ? En appliquant les mains sur son dos, l'opérateur, dira-t-on, suggère au sujet l'idée qu'il est en équilibre ; quand les mains se retirent, le sujet se suggère à lui-même la perte d'équilibre et l'attraction.

Il se peut qu'en effet cette explication suffise dans

certains cas, mais il ne nous semble pas possible qu'elle rende compte de tous les cas. Tout d'abord, il nous est souvent arrivé d'attirer des sujets à distance sans que nos mains eussent pris contact avec leurs omoplates. Comment, dans ces conditions, auraient-ils pu deviner que nous voulions les attirer ? On dira peut-être qu'ils connaissaient, en tout cas, notre présence derrière leur dos, mais nous pouvons certifier que nous avons plusieurs fois obtenu ce même effet à l'insu des personnes sur lesquelles nous agissions ainsi.

Ne pourrait-on tirer une preuve des faits d'attraction exercés au travers d'intermédiaires ? Soit, par exemple, deux individus, A et B. L'un, A, qui réagit avec force sous l'influence de notre procédé ; l'autre, B, qui ne réagit pas. Nous prions A d'appliquer ses mains sur les omoplates de B, et nous appliquons nous-même nos mains sur les épaules de A.

Chaquefois que nous les retirons, A reste immobile, B est attiré. L'expérience peut ne pas toujours réussir, en ce sens que l'influence ne se transmet pas chaque fois du premier au second individu ; mais elle réussit assez souvent pour qu'il n'y ait pas de doute sur la réalité du phénomène.

Donc nous croyons pouvoir conclure que la suggestion n'est pas la cause suffisante des effets produits par ce procédé.

Quel que soit le rôle que le cerveau du sujet peut jouer dans tous ces phénomènes, il y a certainement une action périphérique exercée par l'opérateur.

Ici deux problèmes se posent, qu'il nous faut examiner successivement :

1° Sur quoi s'exerce cette action ?
2° Quel est l'agent qui l'exerce ?

La région sur laquelle on peut, par l'application des mains, produire les effets que nous avons décrits s'étend depuis la nuque jusqu'au bas de la colonne vertébrale, mais les trois points principaux d'application sont situés : 1° sur la nuque, immédiatement au-dessous du cervelet ; 2° à la hauteur de la troisième vertèbre lombaire, et 3° sur les omoplates, à égale distance de la deuxième dorsale.

La main de l'opérateur, au travers des vêtements, exerce sur la peau, dans les points indiqués, une très légère pression et il se fait un échange de chaleur entre les deux surfaces mises en contact. Il ne paraît pas douteux que si la peau du sujet subit une influence, c'est grâce aux papilles nerveuses sensitives qui viennent s'épanouir dans toutes les cellules épidermiques.

Toutes ces ramifications nerveuses se rattachent aux nerfs rachidiens. Nous savons que ces nerfs sont mixtes ; les racines antérieures sont motrices ou centrifuges, les racines postérieures sont sensitives ou centripètes. Les fonctions de ces troncs mixtes formés par l'union des deux sortes de racines ne consistent pas seulement dans la répartition de la sensibilité et du mouvement aux diverses parties du corps. Les fibres à conduction centripète transmettent, en plus des sensations générales, les impressions tactiles et excito-motrices. Les fibres à conduction centrifuge sont non seulement motrices, mais encore vaso-motrices, sécrétoires, trophiques. Mais quoique, dans ces nerfs, la conductibilité existe dans les deux genres de fibres, il n'en est pas moins certain que l'excitation quelle qu'elle soit, produite par l'application de nos mains — la chaleur peut-être — provoque chez les personnes hypnotisables une action réflexe suffisante pour l'obtention des phénomènes neuroscopiques.

C'est par l'intermédiaire de ces nerfs que l'expérimentateur développe deux sortes d'effets : 1° des sensations ; 2° des mouvements.

On rencontre, il est vrai, quelques sujets qui prétendent n'éprouver aucune sensation spéciale et qui ne semblent avertis de l'action exercée sur eux — surtout quand on agit à distance — que par les mouvements involontaires qu'on leur imprime, mais c'est là un cas exceptionnel. Il est d'ailleurs permis de supposer que les mouvements observés s'accompagnaient chez eux de sensations inconscientes. En règle générale, les premiers effets produits consistent tantôt en sensations de chaleur plus ou moins intense, parfois intolérable, plus rarement en sensations de froid glacial, etc., etc. Mais l'effet le plus intéressant peut-être, parce qu'il est objectif et que tout le monde peut le constater, c'est le mouvement d'attraction, souvent irrésistible, par lequel le sujet se porte en arrière, dans la direction des mains de l'opérateur.

Faut-il y voir un simple réflexe, déterminé par les sensations propres du sujet, ou serait-ce, plutôt, un effet direct de quelque force émanée des mains de l'opérateur? Il nous est impossible de répondre à la question tant que nous n'aurons pas examiné le second problème que nous énoncions tout à l'heure, à savoir : quel est l'agent qui produit l'ensemble des effets obtenus par le procédé neuroscopique.

Nous touchons ici un point bien délicat.

Trois hypothèses se présentent à nous :

1° La cause inconnue réside dans la pression que les mains de l'opérateur exercent sur les terminaisons nerveuses; 2° elle réside dans la chaleur rayonnée

par la main ; 3° enfin elle réside dans l'influx nerveux qui, par une sorte d'induction, influencerait les
nerfs du sujet.

Nous ne nierons pas que la pression ne puisse contribuer dans une certaine mesure aux phénomènes,
soit parce qu'elle suggestionne indirectement le sujet
en l'incitant à prendre un point d'appui sur les mains
de l'opérateur, soit aussi parce qu'elle produit une
sorte d'énervement local dans la région touchée.

Nous avons, en effet, remarqué qu'en malaxant et
percutant légèrement cette région pendant quelques
instants, on rend l'attraction plus rapide et plus forte.
Mais cette hypothèse n'est plus applicable lorsqu'on
agit sans contact, en présentant simplement les mains
à quelques centimètres de distance. La pression peut
donc être une cause adjuvante ou concourante ; elle n'est
certainement pas la cause principale et déterminante.

Il nous paraît plus difficile d'apprécier l'action de
la chaleur. D'une part, nous avons cru observer que
l'opérateur agissait d'autant mieux que la température
de ses mains était plus élevée. On sait aussi que la chaleur a une influence hypnotique ; on s'endort plus facilement en été dans les journées chaudes. Un expérimentateur allemand a pu transformer le sommeil ordinaire
de certaines personnes par la présentation, à quelques
centimètres du front, de plaques métalliques chauffées.

Mais, d'autre part, certains expérimentateurs, nous
avons pu le constater nous-même, produisent des
effets très marqués, quoique leurs mains soient habituellement froides. En outre, lorsque les mains n'en-
trent pas en contact avec le dos, qu'elles en sont séparées par un intervalle qui peut varier de quelques
centimètres à plusieurs mètres, comment la chaleur
agirait-elle ? Il faudrait supposer dans les nerfs de la

région une sensibilité thermique vraiment extraordinaire. Cette hyperesthésie serait peut-être vraisemblable si le sujet était en état d'hypnose, mais à cette première phase de l'expérimentation, il est absolument dans son état normal. Ajoutons que si l'on fait agir sur le même sujet, dans les mêmes conditions, deux opérateurs différents, il arrive souvent que l'un exerce une action très forte, tandis que l'influence de l'autre est nulle ou à peu près nulle. Or, cette différence ne paraît point liée à une inégalité de température. Enfin, lorsque celui de ces deux opérateurs qui est efficace ajoute son action à celle de l'autre, le sujet se sent immédiatement attiré par celui-ci. On ne peut guère supposer que la chaleur du premier expérimentateur se transmet au second et de celui-ci au sujet.

Il semble donc bien que, dans tous ces phénomènes, la chaleur, comme la pression, ne fasse que recouvrir ou accompagner une autre force susceptible d'agir à distance avec une extrême rapidité.

Nous sommes ainsi amené à poser et à discuter une troisième hypothèse. Ne serait-ce pas l'influx nerveux qui, s'échappant des extrémités digitales de l'opérateur, envahirait les nerfs du sujet et y déterminerait, soit directement, soit plutôt en provoquant une action réflexe, les différents phénomènes que nous avons signalés?

Mais cette hypothèse implique un fait que la physiologie actuelle du système nerveux ne nous autorise pas, ce semble, à admettre, à savoir : que la force nerveuse peut agir à distance d'un individu sur un autre, soit par un rayonnement analogue à celui de la chaleur et de la lumière, soit par une sorte d'influence ou d'induction analogue à celle de l'électricité statique ou dynamique.

En vérité, nous savons que l'électricité est partout, que tous les corps en sont imprégnés; or, le corps humain ne peut échapper à cette loi; aussi, pouvons-nous penser que l'énergie emmagasinée dans le corps de l'opérateur peut, par un effort de la volonté de ce dernier, franchir les limites de son corps et, de même que les ondes hertziennes, aller influencer une personne impressionnable; ce que deux appareils de physique peuvent produire, deux systèmes nerveux peuvent le réaliser, l'éther devant tout aussi facilement servir de véhicule à cette force qu'aux autres.

Donc, il faut bien avoir le courage de le reconnaître, l'hypothèse qui nous est suggérée par l'analyse du procédé neuroscopique ressemble singulièrement à l'hypothèse mesmérienne du magnétisme animal.

La science a pendant longtemps écarté cette hypothèse avec une sorte de mépris systématique, et encore à l'heure présente, le mot même de magnétisme animal sonne désagréablement aux oreilles de la plupart des savants. Et cependant, s'il fallait citer de grandes autorités scientifiques qui n'ont pas craint d'admettre la possibilité ou même la réalité du magnétisme animal, nous pourrions invoquer ici les noms des Laplace, des Cuvier, des Arago, etc. Laplace[1] dit : « De tous les instruments que nous pouvons employer pour connaître les agents imperceptibles de la nature, les plus sensibles sont les nerfs, surtout lorsque des causes particulières exaltent leur sensibilité. C'est par leur moyen qu'on a découvert la faible électricité que développe le contact de deux métaux hétérogènes, ce qui a ouvert un champ vaste aux recherches des physiciens et des chimistes. Les phé-

1. *Essai philosophique sur les probabilités*, p. 121.

nomènes singuliers qui résultent de l'extrême sensibilité des nerfs dans quelques individus ont donné
naissance à diverses opinions sur l'existence d'un
nouvel agent, que l'on a nommé *Magnétisme animal*,
sur l'action du magnétisme ordinaire, sur l'influence
du soleil et de la lune dans quelques affections nerveuses ; enfin, sur les impressions que peut faire
éprouver la proximité des métaux ou d'une eau cou-
rante. Il est très naturel de penser que l'action de ces
causes est très faible et qu'elle peut être facilement
troublée par des circonstances accidentelles. Ainsi,
parce que dans quelques cas elle ne s'est pas mani-
festée, il ne faut pas rejeter son existence. »

« Nous sommes si loin de connaître tous les agents
de la nature et leurs divers modes d'action qu'il
serait peu philosophique de nier des phénomènes
uniquement parce qu'ils sont inexplicables dans l'état
actuel de nos connaissances; seulement nous devons
les examiner avec une attention d'autant plus scrupuleuse qu'il paraît plus difficile de les admettre. »

Cuvier [1] s'exprime ainsi : « Les effets obtenus sur
des personnes déjà sans connaissance, avant que
l'opération magnétique commençât, ceux qui ont lieu
sur les autres personnes après que l'opération même
leur a fait perdre connaissance, et ceux que présentent
les animaux ne permettent guère de douter que la
proximité des deux corps animés, dans certaines
positions et avec certains mouvements, n'ait un effet
réel, indépendant de toute participation de l'imagination. Il paraît assez clairement aussi que ces effets
sont dus à une communication quelconque qui s'établit entre deux systèmes nerveux. »

1. *Leçons d'anatomie comparée,* II, p. 118.

« Je ne saurais, dit Arago, approuver le mystère dont s'enveloppent les savants sérieux qui vont assister aujourd'hui à des expériences de somnambulisme. Le doute est une preuve de modestie, et il a rarement nui au progrès des sciences. On n'en pourrait dire autant de l'incrédulité. Celui qui, en dehors des mathématiques pures, prononce le mot impossible manque de prudence. La réserve est surtout un devoir quand il s'agit de l'organisation animale. »

Jusqu'ici sans doute la physiologie a enseigné que la force nerveuse, quelle qu'en soit d'ailleurs la nature intime, ne peut que circuler le long de ses conducteurs naturels, qui sont les nerfs, sans pouvoir se répandre en dehors du réseau nerveux. Mais les récentes découvertes de Golgi et de Ramon y Cajal, ainsi que les théories histologiques déduites de ces découvertes, par notre éminent maître M. le professeur Mathias Duval, et si magistralement exposées par M. le docteur Charles Pupin dans sa thèse inaugurale *le Neurone*[1], ont profondément modifié les idées des physiologistes contemporains sur la structure et, par conséquent, aussi sur les fonctions du système nerveux.

On croyait autrefois à la continuité absolue du système nerveux, en ce sens qu'on supposait les différents centres reliés les uns aux autres par des fibres ramifiées et anastomosées sans solution de continuité. On sait aujourd'hui que les éléments histologiques du système nerveux, c'est-à-dire les neurones ou cellules nerveuses, avec l'ensemble de leurs prolongements, sont indépendants les uns des autres, non solidaires, non continus, et qu'ils ne communiquent entre eux qu'en établissant une contiguïté temporaire et pure-

1. Paris, Steinheil, 1896.

ment fonctionnelle entre leurs ramifications terminales. Par conséquent, si, pour fixer les idées, on compare l'influx nerveux à une sorte de courant, il n'est pas vrai que, même dans l'intérieur du corps d'un individu, ce courant circule d'une façon continue à travers une partie plus ou moins considérable du réseau nerveux ; pour passer d'un neurone à un autre, il doit forcément franchir l'intervalle qui les sépare.

Donc, si nous nous trompons, la nouvelle théorie de la cellule nerveuse et de l'influx nerveux semble plutôt favoriser que contredire expressément l'hypothèse du magnétisme animal. Celle-ci n'est, en quelque sorte, que l'extension de celle-là, puisqu'elle ne fait qu'étendre à deux cellules nerveuses, appartenant à deux organismes distincts, la loi que la première établit pour deux cellules nerveuses appartenant au même organisme.

Il est vrai que cette action de la force nerveuse hors d'un organisme sur un autre demande à être prouvée directement, car elle a contre elle, au point de vue physiologique, cette objection que la peau est une barrière et que l'épiderme est, comme le prouve l'expérience célèbre de Dubois-Reymond, un assez mauvais conducteur de l'électricité et par conséquent presque un isolateur. Cependant les contractions musculaires forment un courant léger capable de dévier de quelques degrés l'aiguille du galvanomètre (Dubois-Reymond).

Il est vrai aussi que rien ne prouve l'identité de la force nerveuse et de l'électricité ; elles ont certainement de grandes analogies et, comme toutes les forces de la nature, elles doivent être des manifestations corrélatives de l'énergie. Mais leurs différences sont trop nombreuses et trop importantes pour qu'on ait le

droit de les identifier absolument. Donc, de ce que
l'épiderme conduit mal l'électricité, il ne s'ensuit
point qu'il ne puisse, sous certaines conditions, être
perméable à la force nerveuse.

Quelles preuves pourrait-on donner en faveur de
cette hypothèse ?

La preuve décisive consisterait à produire, au
moyen de la force nerveuse, des modifications matérielles, des mouvements visibles dans un objet extérieur au corps humain, par exemple, dans un appareil
tel que la boussole ou le galvanomètre.

On a un certain nombre d'observations qui semble-
raient prouver que des individus, plus ou moins
atteints d'affection nerveuse, ont en effet produit des
phénomènes de cet ordre.

La jeune Angélique Cottin, par exemple, si bien
observée par plusieurs médecins, fut, pendant quelque temps, une vraie bouteille de Leyde.

Cette jeune fille, âgée de 14 ans, habitait le village
de Bouvigny, près de Perrières (Orne), et était, d'a-
près les observateurs qui l'ont étudiée, petite de taille,
robuste de corps, d'une apathie extrême.

Voici ce qu'en dit le docteur Verger, le premier
médecin qui ait observé Angélique Cottin :

« Tout ce que j'ai vu a été vu par un grand nombre
de personnes dignes de foi, par des notabilités du
pays et plusieurs ecclésiastiques, et qui ont la conviction profonde d'avoir bien vu. Peu de jours après l'invasion de cette propriété singulière, j'étais avec
M. Fromage, pharmacien, M. Vacher, M. le curé de la
Perrière, quand on m'en parla. L'incrédulité fut ma
première pensée, la négation ma première réponse :
je ne supposais pas de mauvaise foi aux personnes
qui me racontaient des effets aussi extraordinaires,

mais je pensais qu'elles s'étaient trompées dans leurs observations. Je me rendis donc à *la Muzerie*, avec une forte prévention contre tout ce que j'entendais dire d'Angélique Cottin, que je connais d'ailleurs depuis longtemps, ainsi que toute sa famille ; j'y trouvai beaucoup de monde, car ces événements faisaient déjà beaucoup de bruit. Les choses se passèrent, comme on vous l'a dit, en notre présence.

« Nous prîmes toutes les précautions possibles pour n'être pas trompé : nous vîmes bien, très bien, des effets à distance, c'est-à-dire par le simple contact, soit *d'un fil de soie* ou *du tablier* d'Angélique, soit du bas de sa jupe ; le guéridon auquel son fil était accroché a été brusquement renversé, malgré ma résistance. *La jeune fille paraissait entraînée irrésistiblement vers les objets qui fuyaient devant elle.* Nous expérimentâmes sur la chaise, l'effet eut lieu. — *Nous répétâmes deux fois l'expérience du panier avec succès.*

« J'appris de M. de Farémont tout ce qu'il avait observé chez la fille Cottin ; il la voit tous les jours ; son humble chaumière est au pied de son château. Il donna beaucoup de soins et de consolations à cette famille pauvre et désolée, qui attribuait au sortilège la position de la jeune fille, devenue incapable de travailler.

« Je fis part de tous ces phénomènes à M. Hébert, dont on ne saurait trop louer la capacité et le zèle pour la science. »

Le docteur Lemonier, médecin à Saint-Maurice (Orne), et le docteur Beaumont-Chardon, médecin à Mortagne, ont observé Angélique Cottin et affirment la réalité des phénomènes. (Voir, pour plus de détails, *les Mystères de la Science,* par Louis Figuier.)

Louis Figuier dit, au sujet d'Angélique Cottin, faisant allusion au rapport de la commission de l'Académie des sciences chargée d'examiner la jeune fille :

« Malgré toute l'autorité des savants qui ont signé ce rapport, nous ne croyons pas que la jeune villageoise de Bouvigny ne fut qu'une adroite faiseuse de tours d'adresse, qui aurait sciemment trompé le public. Si les phénomènes d'attraction et de déplacement mécanique ne se produisirent point dans les deux séances de la commission académique tenues au Jardin des Plantes, ce résultat négatif ne peut infirmer le témoignage de milliers de personnes qui avaient constaté ce fait dans le département de l'Orne. Nous ne pouvons admettre que tant d'observateurs, dont on a lu les récits consciencieux et détaillés, aient été dupes de la rouerie d'une fille dont l'intelligence était fort bornée. Il est plus simple d'admettre que le phénomène anormal qui s'était produit dans son économie, après s'être manifesté au début avec une certaine violence, avait perdu peu à peu de son intensité, et avait fini par disparaître. »

Le docteur G. Pineau, médecin aux Peluies (Cher), observa, en 1857, sur une jeune fille nommée Honorine Seguin, les mêmes phénomènes produits par Angélique Cottin.

Une autre jeune fille[1], Adolphine Benoît, servante à Guillonville, fit assez de bruit par les phénomènes étranges qui se produisaient à son approche, phénomènes analogues à ceux produits par la jeune Cottin.

En 1880, les journaux américains faisaient mention d'une nouvelle *fille électrique*, observée au Canada[2].

Mais des observations sont toujours plus obscures

1. V. le *Constitutionnel* du 5 mars 1849.
2. *Phrénological Magazine*, juin 1880.

et moins probantes que des expériences. Nous attri-
buons donc une plus grande valeur aux expériences
faites par Lafontaine et de Humboldt, quoique la
commission de l'Académie des sciences n'ait pas
réussi à les reproduire. Il faut sans doute, pour que
le phénomène se produise, des appareils d'une sensibilité extraordinaire. Nous savons qu'il existe à Paris,
chez M. le comte de P..., un galvanomètre construit
par Rhumkorff, qui remplit cette condition. La bobine
intercalée entre les deux aiguilles astatiques est assez
volumineuse pour supporter l'enroulement de 80
kilomètres de fil d'argent.

Il a été d'ailleurs décrit dans l'*Encyclopédie populaire*
de Cornil (librairie Poussielgue, article *Magnétisme
animal*).

L'organisme humain agit sur ce galvanomètre
comme le ferait une source d'électricité, c'est-à-dire
qu'il fait dévier l'aiguille plus ou moins rapidement
à gauche ou à droite, d'un certain nombre de degrés.
Seulement il faut remarquer que ces déviations n'ont
ni le même sens ni la même amplitude pour les différentes personnes, et ce qu'il y a surtout d'extraordinaire, c'est qu'on peut, par un effort de volonté,
du moins avec un certain entraînement, faire mouvoir
l'aiguille dans le sens que l'on désire, accélérer ou
retarder son mouvement, l'arrêter enfin sur tel degré
fixé d'avance. Il faut, pour obtenir cet effet, s'abstenir
de tout effort moteur, de toute contraction musculaire,
mais concentrer toute son attention sur la partie du
corps, droite ou gauche, vers laquelle on veut diriger
l'aiguille. En tout cas, dans ces curieuses expériences
dont nous avons été témoin, l'homme agit sur l'appareil comme le ferait une pile douée de volonté. Il
serait bien désirable que des expériences méthodiques

fussent instituées pour vérifier et déterminer les propriétés du magnétisme animal au moyen de ce galvanomètre.

On pourrait encore prouver le rayonnement de la force nerveuse par la vision des sujets qui prétendent percevoir les effluves magnétiques dans l'obscurité la plus complète, si les affirmations des sujets n'étaient pas toujours entachées de suggestion et d'auto-suggestion. Il nous semble bien pourtant que, dans les trois premières séries d'expériences rapportées par M. de Rochas dans son livre sur *l'Extériorisation de la sensibilité,* toutes les précautions ont été prises pour éliminer cette cause d'erreur. Mais le véritable moyen de lever tous les doutes, ce serait de photographier les effluves. Nul ne pourrait plus douter du magnétisme animal, le jour où l'on pourrait en montrer le spectre sur une plaque sensible. Nous ne désespérons pas de voir ce problème résolu.

Dans l'état actuel de nos expériences et de nos connaissances, nous devons nous contenter de tirer nos preuves de l'action exercée sur les êtres vivants. Or, c'est surtout ici que l'objection de la suggestion et de l'auto-suggestion devient redoutable.

Les premiers magnétiseurs attribuaient indistinctement au magnétisme animal tous les phénomènes qu'ils observaient sur leurs sujets. Or, nous savons aujourd'hui, après les travaux de Faria et de Braid, après ceux de l'école de Paris et de l'école de Nancy, que ces phénomènes peuvent être, pour la plupart, produits en dehors de toute influence magnétique, par l'hypnotisme ou la suggestion.

Il ne suffirait donc pas, pour prouver l'action à distance de la force nerveuse, de dire qu'on a endormi des sujets soit par le regard, soit par des passes,

car il se peut que le regard n'agisse que par l'hypnotisme et que les passes doivent à la suggestion toute
leur efficacité.

Les seules expériences probantes, au point de vue
particulier où nous nous plaçons ici, sont donc celles
d'où toute suggestion, toute hypnotisation proprement
dites sont rigoureusement exclues, et où le seul agent
employé ne peut être que la force nerveuse présu-
mée, opérant à plus ou moins grande distance. Ces
conditions ne sont-elles pas remplies dans les expériences qui ont pour sujets les animaux, comme celles
dont nous trouvons le récit dans Lafontaine [1] ?

« J'ai fait des essais sur plusieurs animaux, et j'ai
obtenu un plein succès. Le public de Paris se rappelle
sans doute le chien que je présentai, le 20 janvier
1843, dans une séance publique, salle Valentino.

« C'était un petit lévrier qui m'avait été donné
depuis huit jours ; quinze cents personnes se trouvaient
dans la salle, parmi lesquelles beaucoup d'incrédules
et de malveillants.

« Dès les premières passes que je fis pour endormir
le chien, ce fut une explosion de railleries et de sifflets.
On appelait l'animal, on cherchait à détourner son
attention et à empêcher l'effet de se produire.

« Je le tenais sur mes genoux : d'une main, je lui
prenais une patte, et de l'autre je faisais des passes de
la tête au milieu du corps. Après quelques minutes, le
silence le plus profond régnait dans la salle ; on avait
vu la tête du chien tomber de côté et s'endormir profondément. Je lui cataleptisai les pattes, je le piquai,
et le chien ne donna aucun signe de sensation. Je me
levai et le jetai sur un fauteuil ; il resta sans faire le

1. *L'Art de magnétiser*, chez Félix Alcan.

plus petit mouvement : c'était un chien mort pour
tous. On lui tira un coup de pistolet à l'oreille : rien
n'indiqua qu'il eût entendu.

« Plusieurs personnes vinrent lui enfoncer des épingles par tout le corps : c'était un vrai cadavre.

« Je le réveillai, et aussitôt il redevint vif, gai,
comme il était auparavant, le nez en l'air, tournant
la tête à chaque bruit, à chaque appel.

« Ici on ne pouvait plus douter, on ne pouvait plus
croire au compérage; il fallait admettre le fait, le
fait physique, l'action sur les animaux. »

Lafontaine affirme avoir agi ainsi sur des lions,
des chats, des lézards. Si ses dires sont exacts, et nous
n'avons pas de raison d'en douter, puisque les expériences de Lafontaine eurent beaucoup de témoins,
nous ne pouvons guère attribuer ces faits à la suggestion.

Ces conditions paraissent aussi suffisamment remplies dans les expériences d'action à distance faites
par le baron du Potet et rapportées par lui dans son
Cours de magnétisme en douze leçons. Nous donnerons
plus loin ces preuves irréfutables.

Ces expériences ont été reprises de nos jours avec
un dispositif expérimental très méthodique et très
précis par M. le professeur Boirac, auquel nous em-
prunterons quelques citations.

Comment expliquer, dans les hypothèses classiques
de l'hypnotisme et de la suggestion, l'action des passes
sur des personnes déjà endormies du sommeil naturel, dont voici un exemple très significatif, emprunté
aux Bulletins de la Société de psychologie (*Revue
Philosophique*, n° 21, 1886, p. 674) :

« Pendant l'été de 1854, à Paris, plusieurs étudiants
en médecine se trouvaient réunis dans un apparte-

ment de la rue de l'Est, habité par l'un d'eux. Les étudiants travaillaient à une table, ne prêtant nulle attention à une femme, profondément assoupie, non loin de là, sur un fauteuil.

« A ce moment entra T... (le docteur Tainturier, qui fut maire de Dijon, et mort il y a quelques années).

« A cette époque, T... avait un peu la manie de magnétiser toutes les femmes qu'il rencontrait. Il vit celle-ci endormie, et commença à pratiquer sur elle des passes magnétiques, d'une seule main, d'après la méthode dite de Deleuze, ou de Puységur.

« Au bout d'un très court instant, on remarqua les contractions du bras, chaque fois que la main de T... frôlait le membre.

« La femme parut avoir passé du sommeil naturel au sommeil magnétique.

« Les symptômes physiologiques étaient très nettement accusés : convulsion des pupilles en haut, hyperesthésie, immobilité cataleptique des membres dans la situation où on les plaçait.

« Les manifestations psychologiques ne furent pas moins remarquables.

« Exaltation de la mémoire, acuité des sens augmentée ; rien n'y manqua.

« Après une séance assez prolongée, T... fit les passes du réveil sur la partie supérieure du corps. La femme ouvrit les yeux et étendit les bras. Mais lorsqu'on lui donna ordre de se lever pour partir, elle sembla paralysée des jambes. Enfin T... la réveilla complètement et elle put se lever.

« La femme avait été bien réellement endormie inconsciemment. Elle avait perdu la mémoire de ce qui s'était passé, et, faisant allusion aux dernières passes pratiquées sur les jambes, elle demandait : « Qu'est-ce

qu'il me voulait celui-là ? » Depuis cette époque, et à
plusieurs reprises, la femme fut endormie par les
mêmes procédés. Elle ne voulait pas consentir à être
magnétisée, se refusant de servir de jouet aux étudiants. On prenait alors le parti de la laisser livrée à
elle-même sans lui adresser la parole. Comme elle
était fort illettrée, et n'avait aucun goût pour aucune
occupation, elle s'endormait sur son fauteuil. Lorsqu'elle était enfin plongée dans un sommeil naturel,
on pratiquait les passes, et on la faisait entrer dans un
sommeil somnambulique, parfaitement caractérisé »
(Dr Bonnassier).

On a, il est vrai, objecté à plusieurs de ces expériences qu'elles prouvaient non le magnétisme animal,
mais la suggestion mentale. Il nous semble que cette
objection repose sur une étrange confusion d'idées.
Que peut être en effet la suggestion mentale sinon un
cas particulier du magnétisme animal? Il ne faut pas
nous laisser tromper ici par le mot de suggestion, ce
qu'il y a de remarquable dans ce phénomène, ce n'est
pas que l'individu réalise la suggestion, c'est qu'il la
reçoive à distance, en dehors de tous les signes habituels du langage ou de la physionomie, par la seule
vertu de la volonté ou de la pensée. Or, ceci ne peut
se comprendre qu'en supposant que le cerveau de
l'opérateur agit par une sorte de rayonnement ou d'induction sur le cerveau du sujet. Donc, à nos yeux,
tout ce qui prouve la suggestion mentale, la transmission de pensée, etc., prouve à *fortiori* le magnétisme animal.

Or, malgré les dénégations systématiques des écoles de Paris et de Nancy, rien ne nous paraît moins
douteux que cette possibilité de l'action à distance
d'un cerveau sur un autre. Nous en trouverons des

preuves d'abord dans les célèbres expériences de
lu Potet à l'Hôtel-Dieu, ensuite dans celles faites au
Havre par MM. le Dr Gibert et Pierre Janet, dont nous
en citerons quelques-unes [1].

Les premiers partisans du magnétisme animal, qui
lui donnèrent son nom, imbus des idées scientifiques
de leur temps, se représentaient un fluide plus ou
moins subtil, de nature spéciale, qui émanerait des
mains, des yeux, du cerveau de certains individus :
c'était l'époque où la physique admettait un grand
nombre de fluides, autant qu'il en fallait pour expliquer les différentes catégories de phénomènes naturels : lumière, chaleur, électricité, magnétisme, etc.
Entendue en ce sens, l'hypothèse du magnétisme animal est en contradiction formelle avec toutes les
théories de la science actuelle et nous n'avons nullement l'intention de la soutenir.

La physique contemporaine a fait bon marché de
tous les fluides imaginaires admis par la physique du
siècle dernier ; elle explique tous les phénomènes
naturels en les rapportant à une seule et même cause :
l'énergie ou la force soit actuelle, soit potentielle, dont
la somme reste constante, mais qui peut revêtir un
très grand nombre de formes différentes. Ce sont ces
modalités de l'énergie, toutes convertibles entre elles,
qui, se manifestant à nos sens par des effets plus ou
moins dissemblables, constituent la chaleur, la lumière, l'électricité, l'affinité chimique, etc.

Si donc on tient à conserver le nom de magnétisme
animal, pour désigner l'action que des êtres vivants

1. *Revue Philosophique*, 1886, p. 192. — Notes sur quelques phénomènes de somnambulisme. — Les mêmes expériences sont rapportées par le Dr Ochorowicz, dans son ouvrage
la Suggestion mentale. Paris, 1887. Octave Doin, éditeur.

peuvent exercer les uns sur les autres à distance, par une sorte de rayonnement ou d'influence réciproque de leurs organismes, il ne peut évidemment être lui aussi qu'un mode particulier de l'énergie, intimement lié à tous les autres, pouvant se convertir en eux comme ils peuvent se convertir en lui ; et il ne saurait nullement être question ici d'un soi-disant fluide spécial qui serait exclusivement propre aux êtres humains ou même à certains individus exceptionnels de l'espèce humaine.

Il est vrai que, pour rendre compte de toutes les transformations et équivalences des forces de la nature, nos physiciens contemporains se croient obligés de supposer, outre la matière pesante, que nos sens perçoivent plus ou moins directement, une matière impondérable qu'ils conçoivent à l'image des fluides les plus subtils et qu'ils appellent l'éther. C'est le fluide éthéré qui, selon eux, sert de récipient et de véhicule aux vibrations, ondulations et en général aux mouvements de toutes sortes par lesquels se produisent tous les phénomènes de la nature. A ce point de vue, la force bio-magnétique ne peut être, elle aussi, qu'un mode particulier des mouvements de l'éther. Or nul ne peut prétendre que toutes les espèces de mouvements dont l'éther est susceptible soient d'ores et déjà connus et déterminés *à priori* ni, à plus forte raison, qu'elles aient été observées et analysées *à posteriori*. A côté des forces que nous connaissons déjà, il en existe certainement beaucoup d'autres qui ont encore échappé à nos conceptions et à notre expérience et que la science de l'avenir découvrira sans doute.

La découverte des rayons Rœntgen, celle plus récente du radium et d'autres corps radio-actifs, montrent assez clairement combien il serait téméraire de vouloir borner à jamais, par des négations de parti pris, le champ des explorations scientifiques de nos arrière-neveux.

Cependant, il faut bien l'avouer, presque tous les savants se sont montrés jusqu'ici résolument hostiles à l'hypothèse du magnétisme animal, et une résistance aussi générale, aussi tenace, tient sans doute à des causes profondes qu'il n'est pas sans intérêt de rechercher ici.

La première, sinon la plus importante de ces causes, est en somme étrangère à la science, mais « pour être savant on n'en est pas moins homme ». Dès son apparition, le magnétisme animal a été surtout prôné, soit par des savants plus ou moins honorés, comme Mesmer, soit par des amateurs, soit même, hélas ! par des charlatans. On l'a présenté comme une sorte de panacée universelle, ou, ce qui est pire, comme une sorte de magie, de sorcellerie dont les secrets violeraient toutes les lois de la nature. Au lieu de le soumettre à l'épreuve d'une expérimentation méthodique et prolongée, on s'est hâté de le rédiger en un corps de doctrines, et on en a tiré, sans plus ample examen, toute une médecine nouvelle qu'on a prétendu substituer d'emblée à la médecine traditionnelle, œuvre de plusieurs siècles de travaux.

On comprend que les savants aient été médiocrement attirés par une hypothèse qui se présentait à eux sous de si mauvais auspices. Il a fallu un véritable courage à ceux d'entre eux qui, comme Broussais, Husson, Bertrand, Teste, Charpignon, etc., ont osé la regarder de près et reconnaître qu'elle contenait une vérité.

Nous ne devons pas avoir moins de reconnaissance et moins d'admiration pour Charcot, Mathias-Duval,

Dumontpallier, Charles Richet, Luys, Liebeault, Bernheim, etc., qui, au moment où le magnétisme animal
paraissait complètement discrédité, où le nom même
en était proscrit, ont de nouveau appelé l'attention du
monde savant sur les phénomènes étudiés par les
anciens magnétiseurs, et ont définitivement forcé le
public à admettre la réalité, jusqu'alors contestée, du
somnambulisme artificiel.

Mais à cette raison de sentiment s'ajoutent des raisons d'ordre véritablement scientifique.

Tout d'abord, dans toutes les sciences, c'est une
règle fondamentale qu'il ne faut supposer une nouvelle
force que lorsqu'il est absolument impossible de faire
autrement ; c'est là ce qu'on a appelé « la loi d'économie ». Il est inutile de peupler la nature d'une multitude d'entités imaginaires, comme le faisait l'ancienne philosophie, principalement au Moyen-âge.
Nous avons des preuves directes de l'existence de la
chaleur, de la lumière, de l'électricité, etc., car toutes
ces forces tombent plus ou moins complètement sous
notre observation : donc ce n'est pas faire des hypothèses gratuites que d'admettre leur réalité. Mais il
n'en est pas ainsi du magnétisme animal. Cette force
ne peut se conclure qu'indirectement d'un certain
nombre d'effets qu'il serait impossible d'expliquer par
toute autre cause. Donc, avant de recourir à cette
hypothèse, on doit essayer toutes les autres issues.
On doit, par conséquent, rechercher si les propriétés
déjà connues de la chaleur, de l'électricité, de la force
nerveuse, de l'imagination, de l'imitation, de la sympathie, etc., etc., ne suffiraient pas à rendre compte
des phénomènes qu'on attribue à tort à une force
nouvelle, non définie, non classée, telle que le magnétisme animal. Ce raisonnement nous paraît, en

effet, légitime. Si l'on peut se passer de cette hypothèse, il est inutile de la faire. Mais justement toute
la question est de savoir si l'on peut s'en passer. Or,
il nous semble bien que les faits l'imposent. Aucune
des forces, actuellement connues, ne peut rendre vraiment compte de ces phénomènes d'attraction et d action
à distance que nous signalerons et qui se multi-
plieront encore, nous n'en doutons pas, à mesure
qu'ils seront étudiés par un plus grand nombre d'expérimentateurs.

Une seconde raison fait encore hésiter les savants
qui seraient tentés d'admettre cette nouvelle force, ou
plutôt cette nouvelle modalité de la force. Sans en
avoir peut-être bien clairement conscience, ils se
font, en quelque sorte, le raisonnement que voici :
Supposez que le magnétisme animal existe, il doit
faire partie de la nature d'une façon normale et constante. Ainsi, chaque organisme doit rayonner perpé-
tuellement cette influence particulière, et par conséquent aussi la recevoir des organismes voisins.

Comment alors se fait-il que le magnétisme animal
se manifeste d'une façon si irrégulière, si intermittente, dans des cas aussi peu fréquents et toujours
plus ou moins exceptionnels ?

« Vous nous prouvez, pourrait-on dire, aux partisans de cette hypothèse, l'existence et l'action de cette
force au moyen d'expériences qu'on ne peut réussir
qu'avec certains sujets particuliers, que vous avez en
quelque sorte dressés pour cela, et cependant, encore
une fois, si la force est réelle, elle doit exister et agir
partout et toujours. » Voilà bien en effet la principale
difficulté de l'hypothèse du magnétisme animal, mais
nous ne croyons pas qu'elle constitue une objection
insurmontable.

Il n'est peut-être pas une seule force dans la nature dont l'action ne puisse être contrebalancée par celle des autres forces, et qui, par conséquent, n'ait besoin de certaines conditions spéciales pour devenir pleinement accessible à notre observation.

Faites agir l'aimant le plus puissant sur l'or, l'argent, le cuivre, le plomb, l'étain, etc., vous n'aurez pas le moindre soupçon de ses propriétés attractives. Mettez-le devant le fer, aussitôt la force magnétique se révélera.

Sans le dispositif expérimental imaginé par le Professeur Rœntgen, avec la collaboration du hasard, les physiciens seraient passés éternellement à côté des rayons X, sans se douter de leur existence. Avant que Pasteur eût montré le rôle immense des microbes dans la nature, qui en connaissait seulement le nom? Mais c'est surtout l'électricité, qui, à notre avis, nous aidera à comprendre comment une force peut être à la fois absolument constante dans ses effets réels, dans ceux qu'elle produits au sein de la nature, et absolument inconstante dans ses effets apparents, dans ceux qu'elle laisse arriver jusqu'à nos sens, aussi longtemps du moins que nous n'avons pas réussi à la capter et à l'emprisonner dans nos appareils. En effet, l'ancienne physique ignorait à peu près entièrement l'électricité : Galilée, Descartes n'en avaient pas la moindre idée ; ils s'en passaient parfaitement pour l'explication des phénomènes naturels, et on les aurait certainement beaucoup surpris si on leur avait dit qu'il existait dans la nature une force aussi universellement répandue et aussi importante par ses effets que la pesanteur ou la lumière.

On avait bien remarqué depuis Thalès qu'un morceau d'ambre frotté acquiert momentanément la propriété d'attirer des corps légers, mais ce phénomène paraissait un simple jeu de la nature, une expérience curieuse, amusante, dont il n'y avait pas grande conséquence à tirer. On peut d'ailleurs concevoir un état de choses où l'électricité, tout en étant partout présente et partout agissante, aurait été éternellement dérobée à la connaissance humaine. Il suffit pour cela de supposer que les corps mauvais conducteurs auraient pu être sur notre planète beaucoup plus rares qu'ils ne le sont, ou même simplement que l'air atmosphérique sec aussi bien qu'humide aurait pu être un bon conducteur. Dans cette hypothèse, l'électricité à chaque instant produite par toutes sortes de causes : frottement, action chimique, etc., aurait été à chaque instant répandue et perdue, sans produire d'effets sensibles, dans l'ensemble de la masse terrestre.

Voilà donc un exemple d'une force qui existe et agit partout et toujours, et dont cependant les effets peuvent fort bien ne se manifester nulle part ni jamais.

C'est seulement à partir du jour où les savants ont pu construire et manier les machines et les piles électriques qu'ils ont pu se convaincre que l'électricité, en apparence irrégulière et capricieuse, obéit en réalité à des lois constantes et générales. Il n'en saurait être autrement, à notre avis, du magnétisme animal. Un jour viendra aussi, nous en avons la ferme espérance, où l'on pourra montrer expérimentalement que son action s'exerce toujours, quoique à des degrés divers, sur tous les organismes, et qu'il y provoque toujours des réactions nécessairement proportionnées à leurs divers degrés de réceptivité.

Théorie de M. C. Achard. — Nous croyons devoir placer ici une théorie des plus intéressantes, celle d'un

8

jeune et déjà profond philosophe, M. C. Achard, professeur, qui se rapporte aussi bien aux phénomènes
physiques du magnétisme qu'aux manifestations psychiques. Le lecteur pourra mieux l'apprécier lorsqu'il
aura lu la 3ᵉ partie de notre travail.

« L'univers est un laboratoire où, selon le mot de
Lavoisier, *rien ne se perd, rien ne se crée, tout se transforme...* Les corps qui nous entourent, tous ceux qui
occupent l'espace peuvent être soumis aux lois de l'a-
nalyse et de la synthèse. A toute transformation correspond une reconstitution qui ne s'opère que sous
l'influence négative de la force qui a produit le changement d'état et non sous l'action d'une force opposée
sans quoi ce dernier serait impossible. Donc, si, par
une synthèse universelle, l'élément transformé revenait à son essence primitive, il n'y aurait dans la
nature que deux principes : l'un — principe actif —
serait une force qui agirait sur l'autre — essentiellement passif — et le modifierait. Les propriétés particulières à chaque corps seraient dues à des actions
différentes de cette force ou principe vital qui agirait
même sur les plus infimes parties de l'élément trans-
formable. Toutes propriétés égales seraient le résultat
d'une même action sur des parties égales de celui-ci.
On sait, d'ailleurs, que les êtres de constitution organique à peu près semblable ont des facultés commu-
nes. L'homme et les animaux dits « supérieurs », qui
ont une étroite parenté anatomique, se ressemblent
énormément par les sens. D'autre part, l'intelligence, qui
est le propre de la forme matérielle humaine suppose
conséquemment quelque différence physiologique.

« Le principe actif universel imprime un mouvement
général à notre organisme et donne à toutes ses parties, si petites qu'on puisse les concevoir, un pouvoir

particulier. Etant dirigés par la même puissance, les êtres humains ne différeraient pas, dans l'étendue de leurs facultés, s'ils étaient organisés d'une façon absolument identique. La dissemblance de leur constitution physique ne crée pas une dissemblance dans la nature de ces facultés, mais elle modifie leur intensité. Ainsi nous avons tous les *mêmes sens* qui s'émeuvent sous les *mêmes* influences, mais leur impressionnabilité comporte des degrés. Cela tient à ce que les organes doués de ce pouvoir ne sont pas rigoureusement égaux dans leur état pondérable ; leurs molécules, si ce mot désigne l'infiniment petit matériel, ont le même caractère et la même destination, mais elles ne sont pas en même nombre.

« En admettant cette hypothèse, on s'explique pourquoi certaines personnes, par exemple, ont la vue plus perçante que celle d'autres personnes, l'ouïe plus fine ou l'odorat plus subtil, etc. ; pourquoi également, à la suite d'une maladie, d'un choc, d'une lésion qui provoquent un changement d'état moléculaire organique, nos sens ou nos facultés s'affaiblissent, perdent tout ou partie de leur pouvoir ; on ne s'étonne point enfin que ce pouvoir soit restauré ou développé, par une nourriture profitable, par des remèdes convenablement administrés, par des soins opportuns donnés à notre corps, toutes choses qui favorisent notre reconstitution ou notre accroissement physiologiques.

« Par le principe vital qui pénètre tout, les êtres sont toujours en communication ; on peut le considérer comme le véhicule prédestiné de toutes nos influences réciproques.

« Le rôle de nos sens et de nos facultés est *objectif* si l'on considère leur affectation organique et *subjectif* par rapport au principe qui les anime. On doit tenir compte de ce double caractère, si l'on veut expliquer l'action magnétique.

« Lorsque le magnétiseur agit efficacement sur le magnétisé, leur état subjectif étant commun, la prépondérance objective appartient à la plus grande masse objectivée. En d'autres termes, le premier se trouve en supériorité moléculaire organique sur le second. S'il y avait équilibre moléculaire entre l'opérateur et le sujet, celui-ci ne serait nullement subordonné à celui-là. Evidemment nous ne considérons pas, dans cette assertion, le poids effectif du corps humain, mais seulement la partie essentielle des organes qui remplissent les principales fonctions et nous mettent en relation avec tout ce qui nous entoure.

« Si le magnétisé est dans un état d'infériorité moléculaire nerveuse, il se trouve sous la dépendance sensorielle du magnétiseur; il voit, entend, se meut, sent et souffre au gré de l'influence qu'il subit. Pour la même raison, la suprématie de la volonté, des facultés intellectuelles ou morales sera le privilège de celui qui aura la supériorité moléculaire de l'organe doué de ces facultés. Une volonté, si ferme qu'elle soit, ne suffit donc pas pour obtenir des résultats; il faut avant tout être *matériellement* capable de magnétiser. Ces données justifient les actions inégales des opérateurs sur des sujets différents ou leur action nulle sur certains sujets.

« 1° Lorsqu'un expérimentateur n'a aucune influence sur une personne, il y a entre eux équilibre moléculaire nerveux et cérébral (nous faisons cette distinction en considérant le cerveau comme étant le siège de la volonté, des facultés intellectuelles et morales);

« 2° L'action n'est pas la même sur tous les sujets

parce qu'ils ne présentent pas tous le même état moléculaire nerveux ou cérébral ;

« 3° Un même sujet peut ne pas avoir toujours la
même subordination, qui varie avec son état physiologique ;

« 4° Les sujets endormis qui n'obéissent que par les
sens se trouvent dans un état d'infériorité moléculaire
nerveuse ;

« 5° Certains sujets sont en dépendance complète
par les sens, la volonté et les facultés de l'âme à
cause d'une infériorité moléculaire générale, nerveuse
et cérébrale (somnambulisme) ;

« 6° Certains sujets éveillés cèdent particulièrement
à l'influence psychique de l'opérateur, par suite d'une
infériorité moléculaire cérébrale exclusive.

« Si nous considérons les différentes parties de
notre corps ou plus exactement comment notre être
se manifeste vivant, nous remarquons qu'il y a une
réelle hiérarchie dans les attributions de nos organes.
Ainsi, certains tissus ne nous paraissent jouer qu'un
rôle protecteur ; les os ne sont que des supports de
notre chair ; les muscles n'ont qu'une action mécanique ; mais les nerfs ont des propriétés supérieures, ils
nous permettent de voir, de sentir, d'entendre, de goû-
ter, de toucher, de nous mouvoir ; enfin le cerveau
remplit les plus importantes fonctions, les fonctions
psychiques. Notre organisme n'étant que l'instrument
de notre volonté guidée par notre pouvoir intellectuel
et moral, on doit admettre que le principe directeur
de nos actes se confond avec cette puissance *indéfi-
nissable* qui commande *l'infini*, mais qu'elle est limitée
pour l'homme aux conditions vitales de son corps.
Lorsque nous subissons la grande transformation
qu'on appelle la mort, la vie psychique ne s'éteint pas

et la vie matérielle se poursuit sous d'autres états et
sous d'autres actions. Les vivants sont troublés par
ce changement parce qu'ils n'ont plus le spectacle
d'une vie semblable à celle qui se révèle par leurs
organes et leurs sens.

« Il est facile également, par notre hypothèse de la
dualité des éléments, de justifier chez l'homme le
fonds d'idéal moral qui le caractérise et sa croyance
à la perfection. Comme être organisé, il vit par les
sens qui lui procurent selon la nature des impressions
qu'ils reçoivent, le plaisir ou la douleur, et qui constituent la vie spécifique de l'homme sur la terre. Mais
par notre personnalité morale, par l'âme qui paraît
être, pour nous, la plus haute manifestation du principe supérieur universel, nous avons conscience d'une
existence idéale, pure, indépendante de la chair. La
vie organique n'est qu'une partie de la vie universelle
et ne peut être parfaite, étant incomplète ; elle est une
source : 1° *de l'erreur* qui naît de l'incapacité de nos
sens pour la découverte et l'analyse exacte des
impressions qu'ils reçoivent ; un appareil de physique
mis à leur service corrige parfois leurs appréciations,
ce qui montre combien l'immuabilité des lois scientifiques est subordonnée aux progrès de la science
elle-même ; 2° *de la souffrance*, qui est provoquée par
toute relation désagréable de notre organisme avec le
monde extérieur, ou parfois par la lutte de notre pouvoir psychologique avec les appétits de nos sens. Aussi,
la pierre de touche de la vertu n'est-elle pas, dans une
certaine mesure, le triomphe de l'âme sur le corps ?
Résister à nos instincts égoïstes, n'est-ce pas, en quelque sorte, chercher à nous détacher le plus possible de
notre destination corporelle trop spéciale ? »

DEUXIÈME PARTIE

HYPNOTISME ET SUGGESTION

CHAPITRE V

L'HYPNOPTISME ET LA SUGGESTION

Braid James, chirurgien anglais, né à Rylaw-House (Ecosse) en 1795, mort à Manchester en 1860.

En 1841, notre compatriote Charles Lafontaine faisait des démonstrations magnétiques à Manchester. Ses séances étaient suivies par la bonne société de cette ville et avaient le plus grand succès.

Le docteur Braid, après avoir suivi, avec grande attention, les expériences de Lafontaine, voulut démontrer que le *fluide vital* de l'expérimentateur n'existait pas et il produisit une sorte de sommeil nerveux — par d'autres procédés — identique, pour lui, à celui obtenu par les procédés des magnétiseurs.

Il attribua d'abord les phénomènes magnétiques à l'innervation ou à l'imagination des sujets, mais un fait l'avait cependant frappé : il avait remarqué qu'un sujet endormi ne parvenait pas, malgré de grands efforts, à ouvrir les yeux, et il en conclut qu'il y avait là quelque chose de réel, mais que cet effet était certainement dû à une cause autre que le magnétisme animal ou à l'action d'un fluide quelconque émanant de l'opérateur pour pénétrer dans l'opéré.

Il reconnut le premier qu'en plaçant un objet brillant à une distance de 0 m. 25 à 0 m. 45 des yeux d'un sujet, celui-ci s'endormait au bout d'un quart d'heure environ, mais à la condition qu'il le voulût fermement et fût parfaitement docile aux injonctions de l'expérimentateur. Il créa ainsi la *neurypnologie* ou l'*hypnotisme*.

Braid a publié plusieurs ouvrages sur ces questions : *Neurypnologie ou le sommeil nerveux considéré dans ses rapports avec le magnétisme animal ; magie, sorcellerie, magétisme animal, hypnotisme et électrobiologie, observations sur l'extase.*

Au début de ses expériences, ce médecin attachait un bouton en métal sur le front du sujet et lui recommandait de le fixer attentivement ; mais il ne tarda pas à s'apercevoir que son procédé fatiguait énormément ceux qui s'y soumettaient : ces derniers se trouvaient au bout d'un instant incapables de continuer à fixer le bouton. Le seul résultat obtenu était une fatigue excessive dans les yeux, accompagnée de maux de tête.

Pour obvier à cet inconvénient, il changea sa méthode et plaça un objet brillant au-dessus du front du patient à la distance que nous avons indiquée plus haut, de manière que ce dernier fût obligé de faire des efforts assez grands pour fixer l'objet.

« Il faut faire entendre au patient, dit Braid, qu'il doit tenir constamment les yeux fixés sur l'objet, et l'esprit uniquement attaché à l'idée de ce seul objet. »

Cet expérimentateur rapporte dans ses écrits une foule d'expériences en tout semblables à celles obtenues par les magnétiseurs, mais il avoue qu'avec sa

méthode il n'a jamais pu produire certains phénomènes avancés par ces derniers. Il dit encore qu'il a
essayé les procédés des mesmériens et que ces procédés
ne lui ont pas donné d'autres résultats que ceux qu'il
a l'habitude d'obtenir avec les siens.

« Pendant longtemps, dit-il, je crus à l'identité des
phénomènes produits par ma façon d'opérer et par
celle des partisans du mesmérisme ; d'après les constatations encore actuelles, je crois tout au moins à
l'analogie des actions exercées sur le système nerveux.
Toutefois, et à en juger par ce que les magnétiseurs
déclarent produire dans certains cas, il semble y avoir
assez de *différence* pour considérer l'*hypnotisme* et le
mesmérisme comme deux agents distincts. »

Si M. Bottey et d'autres médecins hynoptiseurs
avaient lu attentivement la *Neurypnologie* de Braid,
ils n'auraient pas avancé et soutenu de graves erreurs ;
car le créateur de l'hypnotisme n'a nullement porté un
coup décisif au mesmérisme et au fluidisme et, *quoique tués*, ils ne s'en portent pas plus mal, comme nous
le verrons dans la suite.

Braid était un ardent partisan du système de Gall,
et on voit, par ses écrits, combien était grande sa
passion pour la Phrénologie. Il revient fréquemment
sur ce sujet et il est à la fois enthousiasmé et embarrassé par l'étrangeté de ces phénomènes, phénomènes
que la plupart des mesmériseurs admettaient et que
le Dr P. Sollier, dans *les Phénomènes d'Autoscopie*,
définit d'une autre façon et semble justifier.

Nous pensons pouvoir démontrer, dans le cours de
notre ouvrage, aux esprits non prévenus tout au
moins, que Braid se trompait en disant :

« Quant à la prétention qu'ont certains opérateurs
d'influencer les sujets de près ou de loin, par la seule

force de la volonté, j'affirme que je n'ai jamais réussi à exercer la moindre influence sur les patients par ma seule volonté, mais les patients semblaient comprendre rapidement et subtilement les manières, la voix, le regard, les gestes même de l'opérateur, et devenaient affectés dans le sens qu'ils leur prêtaient. *L'opérateur, cependant, pouvait avoir voulu absolument le contraire.*

« Je soutiens que l'opérateur agit comme un mécanicien qui mettrait en action les forces dans l'organisme même du patient, les dirigeant, les contrôlant d'après des lois qui gouvernent le commerce de l'esprit et de la matière pendant notre existence actuelle. »

Que veut dire Braid par *le commerce de l'esprit et de la matière pendant notre existence actuelle?* C'est assez confus.

Et il ajoute : « La vraie cause de ces phénomènes de veille-illusions et hallucinations — n'est pas une influence extérieure : c'est une illusion interne et intellectuelle, qui survient souvent à la suite d'affirmations positives que fait une autre personne. » Ce n'est pas aussi vrai que le dit l'auteur de *la Neurypnologie.*

La méthode du chirurgien de Manchester resta dans l'oubli jusqu'en 1860. Le professeur Azam, de Bordeaux, qui avait lu une analyse élogieuse du livre de Braid, par le physiologiste Carpenter, dans l'Encyclopédie anglaise de Tuod, eut l'occasion de l'expérimenter sur une de ses malades, qui présentait des analogies avec les cas publiés par Braid, et voici l'observation d'Azam publiée en 1860, dans les *Archives générales de médecine.*

« Marie X..., âgée de 23 ans, ouvrière en orfèvrerie, est grande et bien constituée, d'un tempérament nerveux, mais n'a jamais eu d'attaques de nerfs ; sa santé a toujours été bonne; elle porte sur le visage les traces peu apparentes d'une ancienne paralysie faciale. Assise sur une chaise ordinaire, je la prie de regarder une clef, un lancetier, un objet brillant quelconque placé à 15 ou 20 centimètres au-dessus de ses yeux. Après un temps qui varie d'une minute et demie à trois minutes, jamais plus, ses pupilles ont des mouvements oscillatoires, son pouls s'abaisse, ses yeux se ferment, son visage exprime le repos; immédiatement après ses membres gardent la position donnée, et cela avec une extrême facilité, pendant un temps que j'ai fait durer jusqu'à 20 minutes, sans la moindre fatigue. Elle a gardé plusieurs fois les bras en avant, les pieds élevés au-dessus du sol, assise seulement sur le bord de la chaise, et je ne cessais l'expérience que lorsque j'y étais engagé par l'extrême accroissement du pouls. Chez elle l'anesthésie dura de quatre à cinq minutes; j'ai rarement vu, chez les autres, cette période aussi courte. »

« Voici les moyens que j'ai employés pour m'assurer de l'insensibilité : pincements violents, ammoniaque sous le nez, barbes de plume dans les narines, chatouillement de la plante des pieds, transpersion d'un pli de la peau avec une aiguille, piqûre subite dans les épaules, etc. Pendant cette période d'*anesthésie*, survient celle d'*hyperesthésie* (exaltation de la sensibilité). Je m'aperçois de son invasion par ceci : Mlle X...se rejette la tête en arrière, son visage exprime la douleur. Interrogée, elle répond que l'odeur du tabac que je porte sur moi lui est insupportable. Le bruit de ma voix ou de celle des assistants, celui de la rue, le moindre son enfin paraît affecter cruellement la sensibilité de l'ouïe; un contact ordinaire amène une certaine douleur, puis deux doigts placés l'un sur la tête, l'autre sur la main, amènent comme une forte commotion très douloureuse ; ma montre est entendue à une distance de huit à neuf mètres, ainsi qu'une conversation à voix très basse.

« Quelquefois, la parole est impossible ; une simple friction sur le larynx la rappelle immédiatement, et Mlle X... parle, mais seulement quand elle est interrogée, et d'une voix plus faible qu'à l'état naturel et comme voilée. Une main nue est-elle placée à quarante centimètres derrière son dos, Mlle X... se penche en avant et se plaint de la chaleur qu'elle éprouve ; de même pour un objet froid et à la même distance, et *tout cela sans que je ne lui eusse jamais parlé de ces phénomènes décrits par Braid.* »

Dans ces expériences de *chaleur* et de *froid* à distance, la suggestion était-elle en jeu ?

Il est vrai qu'à cette époque on ignorait les phénomènes d'*extériorisation de la sensibilité* décrits par le colonel de Rochas.

« Un souffle d'air, une friction font cesser la catalepsie sur un membre, sur un doigt ; cet état revient en replaçant doucement le membre à sa place. Si, pendant la résolution, je l'invite à me serrer la main, et, si en même temps, je malaxe les muscles de l'avant-bras, ceux-ci se contractent, se durcissent, et la force développée est au moins d'un tiers plus considérable qu'à l'état ordinaire.

« Mlle X... enfile rapidement une aiguille très fine, et écrit très correctement, un gros livre étant placé entre ses yeux fermés et l'objet. Elle marche dans sa chambre sans se heurter. En un mot, le sens d'activité musculaire est hyperesthésié (?). »

Ah ! c'est joli... Les *sens hyperesthésiés,* pour expliquer que Mlle X... *enfile une aiguille, qu'elle écrit, qu'elle voit les yeux fermés !...*

« Si pendant la période de catalepsie, je place les bras de Mlle X... dans la position de la prière et les y laisse pendant un certain temps, elle répond qu'elle ne pense qu'à prier, qu'elle se croit dans une cérémonie religieuse ; la tête penchée en avant, les bras fléchis, elle sent son esprit envahi par toute une série d'idées d'humilité, de contrition ; la tête haute, ce sont des idées d'orgueil ; en un mot, je suis témoin des principaux phénomènes de suggestion racontés par Braid, et attestés par l'éminent physiologiste Carpenter.

« Ces expériences, répétées un grand nombre de fois et sur d'autres personnes, arrivent ordinairement au même résultat. »

Nous avons donné cette observation d'Azam pour montrer que la plupart des phénomènes hypnotiques sont identiques à ceux du mesmérisme, ce qui a certainement fait penser aux partisans de Braid que tout était absolument semblable et que certains faits affirmés par les magnétiseurs, non rencontrés et surtout non cherchés par les hypnotiseurs, n'existaient pas.

L'anesthésie obtenue par les deux procédés est la même. Cloquet pratiqua une amputation sur un magnétisé du baron du Potet. Broca, assisté de Follin, fit la même opération à une hypnotisée. Velpeau présenta à l'Académie des sciences une note d'Azam intitulée : *De l'Anesthésie chirurgicale hypnotique,* ce qui n'étendit pas le mouvement essayé.

D'autres expérimentateurs, comme les docteurs Giraud-Teulon et Demarquai, pour éviter la suggestion éventuelle et toujours possible, modifièrent les procédés de Braid. Ils construisirent une sorte de

diadème, sur lequel était fixée une boule brillante en
acier, qu'on plaçait sur la tête du patient. Gigot-
Sicard supprima l'objet brillant, qu'il ne trouvait pas
nécessaire, et il imita les omphalo-psychiens, moines
du Mont-Athos, qui rentraient dans l'état extatique en
fixant leur nombril. Cet opérateur engageait le sujet
à regarder fixement le bout de son nez. On le voit, tout
chemin mène à Rome... et avec des procédés différents on peut obtenir les mêmes résultats.

Il paraît pourtant, d'après le docteur J.-S. Morand,
qu'avant Braid il n'existait aucun procédé pour produire le sommeil nerveux. Voici la perle que nous
cueillons à la page 101 de son livre : *Étude historique
et critique du magnétisme animal*, paru en 1889.

« La tentative d'Azam eut, du moins, ce résultat
que la question du magnétisme, proscrite par l'Aca-
mie de Médecine en 1835, se trouva remise à l'ordre
du jour ; on ne niait plus la réalité du sommeil nerveux *et l'on savait les moyens de le produire.* » Il serait
sage, ce nous semble, avant de critiquer une chose
quelconque, de l'étudier. L'auteur que nous citons a
très mal lu le rapport de 1835, s'il l'a lu, ce qui n'est
pas probable, car il aurait vu que la commission
nommée pour étudier ce *pseudo-magnétisme animal*
concluait à la réalité des phénomènes magnétiques.
Et si le même auteur s'était donné la peine de par-
courir seulement les ouvrages parus avant *la Neurypnologie*, il aurait connu les procédés employés pour
l'obtention d'un sommeil nerveux plus profond, plus
complet que celui prôné par les partisans du Braidisme.

De 1860 jusqu'à 1879, époque où M. le Professeur
Charcot commença ses conférences à la Salpêtrière,
l'hypnotisme avait été délaissé.

Cet illustre neurologiste a magistralement décrit les

trois états principaux de l'hypnotisme : *catalepsie,
léthargie* et *somnambulisme*. Il est hors de doute que
ce maître a consciencieusement étudié ces divers états
de l'hypnose, mais, n'expérimentant que sur les
malades de son service, il a cru devoir classer tous
les êtres susceptibles d'hypnotisme dans la catégorie
des hystériques, ce qui n'est certes pas exact, puisque nous avons rencontré de nombreuses personnes
indemnes d'affections nerveuses, de tempérament
tout à fait lymphatique, et facilement endormables.
D'autres expérimentateurs affirment également ce que
nous avançons. Mais nous reconnaissons volontiers
que les effets hypnotiques s'observent plus fréquemment chez les névropathes. Nous avons pourtant rencontré souvent des nerveux, des hystériques — d'après
Charcot, toutes les personnes atteintes de désordres
nerveux, sans lésion, sont des hystériques — qui
n'éprouvaient aucune sensation aux divers modes
d'excitations hypnotiques.

Charcot ne dédaignait pas d'employer parfois les
procédés des anciens magnétiseurs et de les conseiller
même. «Toutes les fois, disait-il dans ses conférences
de la Salpêtrière, qu'en regardant fixement une personne pendant quelques instants, vous voyez celle-ci
se troubler visiblement, ouvrir et fermer *convulsivement les yeux*, battre, en un mot, *des paupières*, vous
pouvez être assuré que vous avez affaire à un sujet
hypnotisable. »

Le professeur, comme le dit un de ses admirateurs,
ne s'égara point dans la poursuite des *faits extraordinaires* et *dépassant la raison humaine :* il s'attacha
à déterminer les signes physiques et facilement appré-
ciables des diverses phases de l'hypnose.

Le médecin auquel nous faisons allusion, quoique

systématiquement opposé aux dires des magnétiseurs, reconnaîtrait-il par hasard des *faits extraordinaires?* Dans ses leçons, M. Charcot a méticuleusement décrit tous les phénomènes manifestés par ses sujets dans les trois degrés ou les trois états hypnotiques, phénomènes que les magnétiseurs avaient signalés bien avant lui.

Tous les faits observés à la Salpêtrière pendant la catalepsie, la léthargie, sont identiques à ceux indiqués par les partisans du Mesmérisme, mais quelques-uns seulement du somnambulisme sont semblables; les plus importants, ceux sans doute qui *dépassent la raison humaine,* n'ont pas été étudiés, ce qui n'empêche pas les hypnotiseurs de nier ces faits, affirmés par les magnétiseurs.

Ces faits, que nous étudierons plus loin, — somnambulisme lucide, prévision, vue à distance sans le secours des yeux, etc., — sont présentés par certains hypnotiseurs, qui se rapprochent de la vérité, d'une si bizarre façon, pour éviter *de tomber dans les aberrations des magnétiseurs,* que ces chercheurs de bonne foi — nous voulons bien le croire — se torturent l'esprit pour trouver des *interprétations scientifiques,* afin d'expliquer ce qui est on ne peut plus simple. Il est vrai aussi que, comme les autres, ils ne veulent admettre la cause réelle de ces phénomènes, la matière la plus grossière bornant leurs conceptions.

La catalepsie, disent les élèves de Charcot, est la première manifestation de l'hypnotisme; elle s'obtient par la fixation d'un objet brillant, par les vibrations d'un fort diapason, par un coup de tam-tam, par un jet de lumière électrique, ou par un appareil à projections optiques dirigé sur les yeux d'un sujet hypnotisable placé dans l'obscurité. Ce dernier sera illico cataleptisé... Croient-ils vraiment qu'il en sera ainsi, si le patient n'a pas été éduqué? Nous en doutons fort. Donc, voilà un être pétrifié, immobile, les yeux grands ouverts, ses membres d'une légèreté extraordinaire conservent *indéfiniment*, la position qu'on leur donne (indéfiniment, c'est beaucoup ; assez longtemps aussi ; trop longtemps, une crise nerveuse pourrait se produire).

Dans cet état, le sujet n'éprouve aucune fatigue et on peut le placer sur deux chaises : l'une supportant les pieds, l'autre la tête ; l'opérateur peut même s'asseoir sur le corps du sujet, et le laisser dans cette position une demi-heure sans inconvénient, *mais pas indéfiniment.*

On pourra lui faire prendre les poses les plus fatigantes, sans qu'il manifeste la moindre gêne. On pourra le piquer, le brûler, lui tenir un flacon d'ammoniaque sous le nez, sans qu'il en soit impressionné. Si on donne par exemple un mouvement de rotation à un bras, ce membre continuera automatiquement à tourner, etc. Cette rotation automatique n'est plus de la catalepsie, puisque, dans cet état, les membres doivent conserver la position donnée.

Les cataleptiques présentent l'anesthésie la plus complète. On peut les brûler profondément, enfoncer de longues aiguilles dans leur chair, leur chatouiller les narines, le blanc des yeux avec les barbes d'une plume, sans qu'ils manifestent la moindre sensation. On peut leur suggérer toutes sortes d'hallucinations, car ils sont d'une passivité absolue.

Entre les mains d'un opérateur, le cataleptique est un véritable automate.

Pour le réveiller, il suffit de lui souffler légèrement sur les yeux. M. Dumontpallier réveille ses sujets avec

9

un vulgaire soufflet de cuisine, ce qui, à notre point de vue, manque un peu d'esthétique.

Le docteur Morand dit, en parlant des expériences de Dumontpallier : « Nous avons vu naguère cet habile expérimentateur (où diable a-t-il vu que le docteur Dumontpallier était un habile expérimentateur ?) réveiller ainsi une de ses malades cataleptisée, et remettre cette femme en catalepsie, rien qu'en laissant tomber brusquement l'instrument qui avait produit le réveil : preuve singulière du détraquement absolu auquel aboutissent fatalement les personnes vouées aux fréquentes pratiques du magnétisme (de l'hypnotisme, devrait-il dire). C'est parmi ces dernières qu'on retrouve ces désiquilibrés qu'un bruit inattendu, un coup de gong ou de tam-tam, la simple vibration d'un diapason, l'apparition soudaine d'un éclair d'orage ou celle d'un flambeau qu'on allume à l'improviste suffisent à jeter en catalepsie. »

Nous reconnaissons volontiers que certaine méthode de fascination, de même que les pratiques hypnotiques, détraquent aisément les personnes qui se livrent aux opérateurs qui les emploient inconsidérément. Ces opérateurs, quoi qu'on en dise, sont des plus inexpérimentés.

Nous affirmons, par contre, qu'un magnétiseur, même novice, s'il applique strictement les procédés de Deleuze, de Du Potet ou de Lafontaine, s'il suit exactement les données de ces Maîtres du Magnétisme, il ne détraquera jamais ses sujets, jamais même il ne les fatiguera et que, au contraire, ces derniers se trouveront fort bien des magnétisations souvent répétées.

La *léthargie* au deuxième état de l'école de la Salpêtrière diffère totalement du premier, de la catalepsie. Voici ce qui la caractérise :

Le léthargique paraît dormir d'un sommeil profond, ses yeux sont fermés ou demi-clos, les globes convulsés en haut et en dedans. Les membres du patient sont inertes et flasques, la résolution musculaire est donc complète. La douleur n'est point perçue, et on peut impunément pincer fortement, brûler et piquer profondément le sujet.

D'après les hypnotiseurs, ce qui caractérise surtout la léthargie, c'est l'hyperexcitabilité neuro-musculaire bien étudiée jadis à la Salpêtrière, qui se traduit par une très grande impressionnabilité des nerfs moteurs et par la tendance des muscles à se contracturer.

Voici la description qu'en fait M. le Professeur Dieulafoy dans son *Manuel de Pathologie interne*, tome II.

Après avoir indiqué les prodromes que nous donnons, il ajoute : ... « Il suffit de toucher avec un crayon les points cutanés correspondant au trajet des nerfs (cubital, facial), pour voir tous les muscles innervés par ces nerfs se contracter, comme on l'observe sous l'influence du passage d'un courant électrique. En continuant cette excitation, on détermine des *contractures* qui persistent alors même que le sujet a été réveillé. Il suffit alors de frotter légèrement la peau sur le trajet des muscles antagonistes pour les faire cesser. Ch. Richet et Brissaud ont montré que, dans les membres anémiés à l'aide de la compression par la bande d'Esmark, l'hyperexcitabilité musculaire disparaît. Certains excitants peuvent, au contraire, agir pour ainsi dire à distance ; ainsi l'application d'un courant électrique sur un des côtés du crâne détermine parfois des secousses musculaires dans le côté opposé du corps, ce qui n'a pas lieu à l'état de veille. La lumière vient-elle à frapper l'un des globes oculaires, on peut voir tout le côté correspondant entrer en catalepsie ; de telle sorte que le sujet est à la fois hémiléthargique et hémicataleptique. Si c'est l'œil qui a été ouvert, on peut constater de l'aphasie. Aussitôt la paupière baissée, la flaccidité des membres reparaît. »

Pour faire passer un cataleptique dans l'état léthargique, rien n'est plus facile : il suffit de fermer les yeux du sujet, habituellement ouverts dans la catalepsie, et de maintenir les paupières closes plus ou moins longtemps. On peut aussi d'emblée obtenir la léthargie en prolongeant la fixation du regard ou l'action d'un objet brillant, ou encore la pression des doigts sur le vertex, sommet de la tête.

Le réveil s'obtient en soufflant sur les yeux.

Les mêmes manœuvres, plus ou moins prolongées, font également passer le sujet léthargique au somnambulisme.

Le phénomène du *transfert* se produit en approchant un aimant d'un membre non contracturé. Par exemple, la jambe gauche étant contracturée, si l'on agit avec l'aimant sur la jambe droite, c'est sur celle-ci que se porte la contracture, et *vice versa*.

Somnambulisme. — Le somnambulisme est celui des trois états hypnotiques qui, d'après l'école de la Salpêtrière, remplit les meilleures conditions d'expérience et où le sujet est plus complètement en rapport avec l'expérimentateur.

Le somnambulisme peut se produire d'emblée, mais il est ordinairement consécutif à la catalepsie et à la léthargie. Un sujet en léthargie passe assez aisément en somnambulisme.

Pour produire cet état, il suffit de répéter les manœuvres déjà indiquées : action du regard, d'un objet brillant, pression sur le vertex, passes, etc. On peut aussi l'obtenir par suggestion. « *Dormez*, dit-on au sujet, *vous allez dormir, vos paupières se ferment, vous ne pouvez les ouvrir, vous dormez !...* » Et le sujet hypnotisable s'endort.

Ce sommeil est ordinairement précédé et annoncé par une inspiration plus ou moins profonde. Le sujet entraîné, habitué aux hypnotisations, entre en somnambulisme à la moindre injonction. Il est facile donc de lui suggérer une foule de choses auxquelles il obéit automatiquement. Il offre à peu près les mêmes phénomènes physiques que dans les états précédents.

Le professeur Charcot a différencié ces trois états en donnant à chacun ses caractères propres.

Notre expérience personnelle nous permet d'avancer que ces trois états ne sont, en somme, que des degrés du sommeil magnétique. D'autres expérimentateurs ont décrit des états intermédiaires même assez nombreux, ce qui appuie notre thèse.

Nous savons parfaitement qu'en actionnant longtemps une personne hypnotisable nous la faisons passer progressivement d'un sommeil léger dans un sommeil profond, et que, pour faire cesser ce sommeil, un simple souffle sur les yeux ne suffit pas, alors même qu'il est accompagné de l'injonction de se réveiller.

Il faut dégager longtemps aussi, en malaxant les bras et les jambes, les jambes surtout, en frictionnant légèrement les paupières et en soufflant fréquemment sur le front, pour remettre la personne dans son état normal. Et si parfois de petits accidents se produisent, ils sont dus à l'inexpérience de l'hypnotiseur, mais surtout à la défectuosité de sa méthode.

En somnambulisme, la force musculaire du sujet est considérablement accrue : un être faible peut renverser un homme vigoureux qui tenterait de s'opposer à l'exécution d'un ordre donné.

Les sens de la vue, de l'ouïe et de l'odorat, disent les élèves de Charcot, acquièrent une acuité extraordinaire.

« Il suffit au somnambule, dit le docteur Morand, d'un écartement imperceptible des paupières pour lire les caractères les plus fins et distinguer des objets qui échappent aux regards de tout l'entourage. »

A ce sujet, le Dr Bottey, dans *le Magnétisme animal*, etc.., rapporte l'expérience suivante :

« On prépare plusieurs petits carrés de papier blanc, huit ou dix, par exemple, et l'on marque l'un d'eux d'un signe imperceptible, seul reconnaissable pour l'expérimentateur. On donne ce carré au sujet, en lui suggérant que c'est une photographie, et on le mélange avec les autres morceaux de papier ; malgré tout ce qu'on pourra faire pour dérouter le somnambule, celui-ci saura toujours distinguer le premier, ou portrait imaginaire, des autres. Ce fait ne peut s'expliquer que par une excitabilité de la vue telle que le sujet reconnaîtra certains défauts du papier absolument inappréciables pour l'œil normal et qui, pour lui, deviendraient des points de repaire facilement reconnaissables. »

Le même médecin a fait reconnaître à certains sujets divers parfums, en leur faisant flairer une feuille de papier passée seulement au-dessus du flacon contenant le parfum.

Le docteur Brémond avait un sujet qui, placé dans son cabinet, portes et fenêtres fermées, entendait un dialogue à voix basse qui avait lieu de l'autre côté de la rue, entre un ouvrier et une femme.

Une expérience très curieuse du docteur Bottey est la suivante :

« On met, sous les yeux du sujet en somnambulisme, une série de feuilles de papier superposées,
et on lui commande d'écrire sous la dictée. Lorsqu'il
a écrit quelques lignes sur la première feuille, on la
retire subitement; celui-ci continue sur la seconde
feuille, puis la troisième et la quatrième lorsqu'une série de lignes a été écrite sur chacune de ces
feuilles, à chaque fois le sujet reprenant son écriture
au point exact où il en est resté sur la feuille précédente. Enfin, la quatrième feuille étant épuisée, on lui
remet la cinquième entre les mains, en lui disant de
relire à haute voix tout ce qu'il a écrit, et de ponctuer
aux endroits nécessaires : c'est ce qu'il fait avec une
exactitude et une régularité vraiment surprenantes,
aucun mot n'étant omis, et chaque correction correspondant exactement aux points divers des quatre feuilles nécessairement enlevées. »

Les faits qui précèdent sont très simplement expli-
qués par messieurs les hypnotiseurs : acuité des organes des sens, hyperacuité de la mémoire. Ils avouent
bien que ces faits sont extraordinaires, mais leur
conception s'arrête là et ils se gardent bien de faire
un pas dans la psychologie.

Nous prouverons par $A + B$, dans le cours de ce travail, qu'ils sont dans l'erreur la plus entière. Les documents ne nous manquent pas.

En passant, disons que le mot magnétisme ne sonne
pas trop mal aux oreilles du docteur Morand. Voici ce
qu'il dit à la page 151 de son livre le *Magnétisme animal*, etc., etc. :

« On remarquera que le mot *sommeil* et le nom
d'*hypnotisme*, qui signifie également sommeil, sont,
au fond, absolument impropres, puisque l'état qu'ils

représentent diffère sensiblement du sommeil tel qu'on l'entend généralement.

« Le mot sommeil nerveux et même celui de *sommeil magnétique* — magnétisme, en somme, signifiant *attraction* — répondent mieux à la réalité des faits. »

Le même médecin dit que Dumontpallier assure que tout le monde peut hypnotiser (assurément, nous sommes du même avis : nous avons toujours affirmé, et nous l'avons écrit il y a longtemps, que tout le monde pouvait magnétiser), mais ce maître de l'hypnotisme indique quelques conditions pour la bonne réussite des opérations : certaines qualités de *conviction*, de *volonté*, de *persévérance* et de *patience* qui sont assez rares. (Nous avons dit, dans *le Nouvel Hypnotisme,* que, de même que tout le monde pouvait chanter mal ou bien, tout le monde pouvait magnétiser, mais qu'avec de l'entraînement et de la patience on arrive à d'excellents résultats.) Mais le nœud de la question, d'après les hypnotiseurs, c'est l'aptitude du sujet à être influencé. Les magnétiseurs n'ont jamais avancé autre chose : on ne peut, par un procédé ou par un autre, changer le tempérament d'un individu.

Tous les hypnotiseurs n'admettent pas les trois états classiques de Charcot. L'école de Nancy tout entière ne reconnaît que des degrés divers dans l'hypnotisme ; bien plus, elle fait peu de cas de l'hypnotisme proprement dit ; elle n'admet que la seule *suggestion*.

Pierre Janet établit la classification ci-dessous :

« 1o Catalepsie ; 2o catalepsie léthargique ; 3o catalepsie somnambulique ; 4o léthargie cataleptique ; 5o somnambulisme léthargique. »

On voit combien cet auteur complique une question fort simple en elle-même.

CHAPITRE VI

L'ÉCOLE DE NANCY ET LA SUGGESTION

L'Ecole de Nancy, pas plus que celle de Paris, n'admet une action quelconque de l'hypnotiseur sur l'hypnotisé. Les deux écoles repoussent absolument l'hypothèse d'un agent transmissible. Mais avant de nous occuper des idées et théories de M. le professeur Bernheim et de ses élèves, mentionnons ce qu'a écrit le Dr Liébeault, dans un ouvrage paru en 1883: *Étude sur le zoomagnétisme*.

Le père de l'Ecole de Nancy, le grand apôtre de la suggestion, écrit ce qui suit:

« Nous cherchâmes à répéter nos expériences sur un enfant encore plus jeune, d'après le conseil que nous donne M. le professeur Bernheim. Et, en principe, c'est ce même mode d'expérimenter que du Potet et M. Dumont avaient employé déjà avec avantage sur de très jeunes sujets, dans un but exclusivement physiologique, mais, au contraire de nous, en agissant à distance. Aussi, frappé de cette idée juste, nous nous mîmes à l'affût d'une occasion d'expérimenter ainsi, et nous ne tardâmes pas à la rencontrer. Une petite, nommée Louise Meyer, âgée de *un an,* nous fut présentée dans la condition que nous désirions. Depuis quatre semaines, cette enfant pleurait nuit et jour, et malgré les soins d'un fort bon médecin, aucun mieux n'était encore survenu. Elle nous parut avoir des coliques continues, effet d'une constipation opiniâtre. A peine si elle dormait de temps à autre cinq à six minutes de suite. Pendant un de ces courts sommeils, *et par conséquent à son insu*, nous prolongeâmes cet état et nous la tînmes vingt minutes sous nos mains, jusqu'à ce qu'il y eût signe de réveil. De ce moment, comme par enchantement, elle ne pleura plus, dormit même une grande partie de la nuit, et nous revint le lendemain, tranquille et commençant à avoir des selles. Trois séances faites les jours suivants, mais sans qu'elle dormît, achevèrent sa guérison. »

Le Dr Liébeault cite *quarante-cinq* observations semblables, et, en homme sincère qui sait observer, il conclut :

« D'après les effets curatifs que nous venons de relater, *nous sommes conduit à admettre une action directe de la neurilité se transmettant d'homme à homme*, et à ce caractère essentiel, irréductible et *sui generis*, celui de rétablir le fonctionnement physiologique des organes. Un ébranlement nerveux, chez tous nos malades, s'est transmis de nous à leurs systèmes nerveux et, par suite, nous ne savons trop de quelle manière, a excité les organes lésés, dans un sens bienfaisant. »

« Quoique magnétiste psychologiste et longtemps adversaire de la théorie du fluide par externation, *il ne m'est plus possible de soutenir que certains phénomènes ne soient pas dus à l'action d'un organisme sur un autre*, sans aucune intervention consciente du sujet mis en expérimentation.

« Ce ne serait pas un mince progrès, si ces deux différentes manières de voir étaient enfin acceptées l'une et l'autre ; car elles permettent de rendre raison de faits nombreux qui, auparavant, paraissaient inexplicables par l'une seule...

« En attendant, *nous invitons les vrais amis de la science*, ceux qui, *indépendants*, ne reconnaissent pas l'infaillibilité des académiciens, nous les invitons à vérifier nos expériences ; le travail en est facile, et nous sommes sûr qu'ils confirmeront nos conclusions, de même que nous avons confirmé celles du magnétiseur de Liège, M. Langpretz... »

L'invitation de M. Liébeault n'a pas été acceptée par les hypnotiseurs officiels, même par ceux qui le glorifient aujourd'hui en inaugurant son buste, et... cela est navrant !...

Nous savons parfaitement que la suggestion joue un très grand rôle dans notre existence ; nous partageons donc, jusqu'à un certain point, les théories du professeur Bernheim. Mais, contrairement à lui, nous admettons des forces, des agents, comme on voudra les nommer, qui n'ont rien de commun avec la suggestion.

« La suggestion, dit M. Bernheim, est toute idée suggérée et acceptée par le cerveau, qui tend à se faire acte. »

C'est un phénomène centripète, auquel succède un phénomène centrifuge.

« Toute cellule cérébrale actionnée par une idée, dit encore ce Maître, actionne les fibres nerveuses qui doivent réaliser cette idée.

« Toute idée arrive au cerveau par nos sens. Chacun des cinq sens : l'ouïe, la vue, l'odorat, le goût, le tact, peut envoyer au sensorium des impressions qui deviennent idées et constituent des suggestions.

« L'auto-suggestion est la suggestion née spontanément chez une personne, en dehors de toute influence étrangère appréciable. En réalité, l'auto-suggestion ne résulte pas d'une génération spontanée, elle est toujours liée à une impression sensorielle qui donne naissance à une idée ou à une association d'idées en rapport avec des souvenirs accumulés par suggestions antérieures. »

M. Bernheim cite une foule de cas à l'appui de sa thèse, cas qui, certes, ne sont pas contestables, du moins la plupart. Mais où nous trouvons qu'il pousse cependant un peu loin la suggestion, c'est lorsqu'il affirme que les effets obtenus par l'électrothérapie, la balnéothérapie, l'hydrothérapie, le massage, etc., ne sont dus qu'à la suggestion. Cependant, au sujet de la métallothérapie et de la magnétothérapie, il dit ceci : « Je ne nie pas qu'il y ait autre chose, mais je ne l'ai pas constaté. »

Parlant des pratiques hypnotiques, le même auteur cite les moines du mont Athos, les fakirs et les yoguis des Indes, les mandebs d'Egypte, les gzanes arabes de l'Afrique Française, les Aïaoussas, etc. ; il indique leurs procédés, mais garde le silence — silence prudent — sur leurs expériences, sur les phénomènes extraordinaires qu'ils produisent. Est-ce que M. le professeur Bernheim ignore ces faits ?... Assurément non, mais il veut sans doute les laisser ignorer... Et si jamais l'hypnotisme et la suggestion n'ont donné des résultats approchants, est-ce suffisant pour les nier, pour mettre en doute les affirmations de savants voyageurs qui ont relaté ces faits merveilleux ?

Pourquoi aussi faire table rase des expérimentateurs qui ont précédé l'abbé Faria ou qui lui ont succédé et qui soutenaient d'autres théories que celle de ce prêtre bizarre, de cet aventurier, pourrions-nous dire ?

« Le remarquable rapport de Husson, dit-il, lu en

1831 à l'Académie de médecine, confirma la réalité de presque tous les phénomènes que l'abbé Faria attribuait franchement à la seule conviction des sujets. »

Que M. Bernheim relise *très attentivement* ce rapport ; il y trouvera des faits qui infirment totalement ses assertions et qui, au contraire, sont tout en faveur du magnétisme animal.

« C'est le docteur Liébeault (de Nancy), dit-il encore, qui a ramené la question sur son véritable terrain. Mieux que Braid, comme nous le verrons, il a saisi la nature du phénomène.

« Revenant à la doctrine de l'abbé Faria, il a montré que l'hypnose est un fait purement psychologique, *dont la suggestion est la clef;* il a décrit d'une façon plus précise les divers degrés de l'état hypnotique, et créé la psychothérapeutique suggestive, mal interprétée encore par Braid.

« Mais le livre du docteur Liébeault, publié en 1866 : *Du sommeil et des états analogues considérés surtout au point de vue de l'action du moral sur le physique,* et sa pratique restèrent absolument inconnus du monde médical jusqu'en 1883, époque où je les fis connaître par des articles publiés dans la *Revue médicale de l'Est* et dans ma brochure : *la Suggestion dans l'état hypnotique et dans l'état de veille.*

« Dans l'intervalle, en 1875, Charles Richet avait appelé l'attention sur le somnambulisme provoqué par une méthode analogue à celle de Braid, sans en déduire d'application thérapeutique ; puis Charcot et ses élèves, en 1878, étudiant l'hypnotisme chez les hystériques, crurent voir dans ces phénomènes une névrose analogue à l'hystérie elle-même, toujours greffée sur un terrain hystérique, avec les trois phases caractéristiques. Ce n'était plus, comme l'avaient établi

Faria, Braid et Liébeault, un état physiologique ou psycho-physiologique procédant d'une loi générale de l'économie animale, c'était un état pathologique susceptible d'être provoqué chez les hystériques, comparable à la crise d'hystérie elle-même. Personne ne songe aux applications thérapeutiques possibles. L'expérimentation continue sur ce terrain, déraillée si je puis dire, dans une voie qui ne pouvait aboutir qu'à des résultats erronés, de 1878 à 1884. (C'est peu aimable pour ses confrères de la Salpêtrière.) La publication de ma brochure et de mon livre et les travaux de l'école de Nancy ramenèrent la question sur son véritable terrain (quelle modestie !...) et les nombreux travaux de tous les pays, qui sont venus confirmer notre doctrine et ses applications thérapeutiques, doivent leur origine à notre initiative, éclairée par la pratique de M. Liébeault. »

Le livre du professeur de Nancy ne contient pas qu'une erreur... Bien des médecins et des hommes instruits traitaient les malades par le magnétisme, par la suggestion, si l'on veut, avant Liébeault et son élève.

Après de nombreuses digressions pour démontrer que la suggestion est tout dans les phénomènes qui nous occupent et que l'hypnotisme n'est qu'un adjuvant de la suggestion, M. Bernheim dit :

« Si l'on veut conserver le mot hypnose, état hypnotique, nous le définissons ainsi : *état pyschique particulier susceptible d'être provoqué, qui met en activité ou exalte à des degrés divers la suggestibilité, c'est-à-dire l'aptitude à être influencé par une idée acceptée par le cerveau et à la réaliser.* »

Dans son livre, M. Bernheim indique les procédés des principaux magnétiseurs, procédés que nous connaissons déjà ; il indique également ceux des

hypnotiseurs de l'école de la Salpêtrière, mais, à ses
yeux, les uns comme les autres n'ont aucune valeur
ou du moins sont absolument inutiles, puisque la
suggestion seule est la cause de tous les phénomènes,
et voici ce qu'il dit, à la suite du procédé de Braid :

« On voit que, pour Braid, il y avait deux choses :
la concentration fixe de l'œil visuel amenant un phénomène physique ou physiologique et la concentration de l'œil mental, de l'attention sur un objet. Ce
n'est pas la conception nette de la suggestion pure
telle que Faria l'avait formulée, telle que Liébeault
devait la retrouver.

« Aussi les successeurs de Braid, *mal éclairés sur
la doctrine suggestive de l'hypnotisme*, continuèrent-ils
à procéder *empiriquement*, soit par fixation des yeux,
soit par des passes. »

Et... il donne immédiatement le *modus faciendi* de
son collègue de Paris, du professeur Ch. Richet :

« Je prends, dit Richet, chacun des pouces du sujet
dans une main et je les serre fortement, mais d'une
manière uniforme. Je prolonge cette manœuvre pendant trois ou quatre minutes ; en général, les personnes
nerveuses ressentent déjà une pesanteur dans les
bras, aux coudes et surtout aux poignets. Puis je fais
des passes, en portant les mains étendues sur la tête,
le front, les épaules, mais surtout les paupières. Les
passes consistent à faire des mouvements uniformes
de haut en bas, ou devant les yeux, comme si, en
abaissant les mains, on pouvait faire fermer les paupières. Au début de mes tentatives, je pensais qu'il
était nécessaire de faire fixer un objet quelconque par
le patient, mais il m'a semblé que c'était là une complication inutile. La fixation du regard a peut-être
quelque influence, mais elle n'est pas indispensable. »

Après une *petite pointe* sur les procédés et les théories de l'École de la Salpêtrière, M. Bernheim ajoute :

« Tous ces procédés, si variables, si bizarres, les uns simples, les autres complexes, n'ont absolument rien de commun, ni comme manipulation, ni comme excitation sensorielles. Chose singulière !

« La même impression brusque, lumineuse, auditive, ou la même impression lente et monotone, ou les mêmes passes, ont pu fortuitement affecter souvent les sujets hypnotisables, sans déterminer l'hypnose : elles ne l'ont produite que lorsqu'elles étaient spécialement faites dans ce but. Tout peut réussir chez un sujet, pourvu qu'il soit prévenu. C'est qu'un seul élément intervient en réalité dans tous ces procédés divers : c'est la suggestion. Le sujet s'endort (ou est hypnosé) lorsqu'il sait qu'il doit dormir, lorsqu'il a une sensation qui l'invite au sommeil. C'est sa propre foi, son impressionnabilité psychique qui l'endort. Cette vérité a été nettement établie par l'abbé Faria et surtout par le docteur Liébeault. »

Le médecin de Nancy, revenant à la simple méthode de Faria, hypnotise par suggestion verbale. Voici comment il expose son *modus faciendi :*

« Pendant que le sujet immobilise ses yeux sur ceux de l'opérateur, il isole ses sens des impressions extérieures et même intérieures ; on lui affirme de ne songer qu'à dormir et à guérir ; on lui annonce les phénomènes initiaux du sommeil, engourdissement du corps, besoin de dormir, lourdeur des paupières, insensibilité.

« Quand on aperçoit que les paupières clignotent, s'alourdissent, que l'œil prend un aspect étonné, que la pupille oscille ou se dilate on dit : « Dormez. » Et si les paupières ne se ferment pas, on répète plusieurs fois la même série d'affirmations ; puis les pouces, placés de chaque côté des yeux, sont appliqués sur les paupières abaissées, pendant qu'on continue la suggestion. Si, au bout d'une minute, rien ne se manifeste, on remet la chose au lendemain. »

M. Bernheim ne nie pas précisément qu'on puisse produire le sommeil nerveux avec un objet brillant, sans prévenir le sujet qu'il va dormir ; mais, dit-il, la fatigue éprouvée par les yeux, la pesanteur des paupières prédisposent au sommeil et, naturellement, le patient s'auto-suggestionne et le sommeil a lieu. Donc, pour lui, ce n'est qu'affaire de suggestion, et il ajoute :

« Mais la plupart des personnes peuvent fixer indéfiniment un objet brillant : l'hypnose ne vient pas. J'ai maintes fois essayé ce procédé chez des sujets nouveaux, sans rien obtenir au bout de dix minutes ou plus. Et alors, en quelques secondes, par suggestion verbale, quelquefois un simple mot : « Dormez ! l'hypnose est là plus ou moins profonde. »

« Les passes, les attouchements, les excitations sensorielles ne réussissent, je le répète, que lorsqu'elles sont associées à l'idée donnée au sujet ou devinée par lui qu'il doit dormir. Les prétendues zones hypnogènes n'existent pas, en dehors de la suggestion. On peut les créer artificiellement chez tout sujet habitué à l'hypnose : je touche un point quelconque de son corps et il s'endort, ou bien je crée certains points déterminés dont seul l'attouchement l'endort ; j'en crée d'autres dont l'attouchement le réveille. Tout est, je le répète, dans la suggestion. Les passes, la fixation des yeux ou d'un objet brillant, l'attouchement ne sont nullement nécessaires, *la parole seule suffit.* »

« Les gestes ne sont utiles que pour renforcer la sug-

10

gestion, en l'incarnant dans une pratique matérielle propre à concentrer l'attention du sujet. »

« Tous ces procédés se réduisent donc, en réalité, à un seul : la suggestion. Impressionner le sujet et faire pénétrer l'idée du sommeil dans son cerveau, tel est le problème.

« L'expérience apprend (la sienne seulement et non celle des autres, car : hors de son église point de salut) que le moyen le plus simple et le meilleur, pour impressionner le sujet, est la parole. Certains, et ils ne sont pas rares, sont si faciles à impressionner qu'un simple mot suffit à provoquer chacun des phénomènes de l'hypnose avec ou sans sommeil. Comme nous l'avons dit antérieurement, sans les endormir, par simple affirmation, je produis chez eux de la catalepsie, de l'analgésie, des hallucinations. Ce sont là des suggestibles, des somnambules, sans artifice de préparation. Chez eux, toute idée déposée dans le cerveau se traduit immédiatement en acte. L'assimilation de l'idée et sa transformation en sensation, mouvement, image, etc., sont si instantanées que l'initiative cérébrale n'a pas le temps d'intervenir pour les empêcher.

« Chez la plupart, l'impressionnabilité est moindre : l'hypnose ne s'obtient qu'en renforçant l'impression par une parole répétée avec insinuation ou force, aidée de certains moyens destinés à capter l'esprit.

« Il est bon que la personne à hypnotiser en ait vu d'autres hypnotisées devant elle ; il est bon qu'elle ait vécu pendant quelques jours dans une atmosphère suggestive, qu'elle se soit ainsi pénétrée de l'idée que tout le monde est suggestible, qu'elle ait vu les phénomènes de catalepsie, d'anesthésie, d'obéissance passive, de guérison. A ceux qui sont craintifs, il est bon d'épargner le spectacle d'hallucinations ou

d'autres phénomènes émotifs, avant qu'on n'ait déjà
opéré sur eux-mêmes, car il importe en général d'é-
loigner de l'esprit tout ce qui peut l'effrayer, le troubler et provoquer une certaine résistance. Ils ne doivent avoir vu que les effets bienfaisants de l'hypnotisme. Quand j'ai affaire à un pusillanime ou à une
personne prévenue contre l'hypnotisme, j'attends en
général sans la violenter ; je lui insinue simplement
que la suggestion lui serait utile, je lui montre des
effets heureux et j'attends qu'elle me les demande elle-
même. On trouve en ville beaucoup de personnes ter-
rorisées par des médecins incompétents, sur les dangers de l'hypnotisme ; dans les hôpitaux, on trouve
des malades défiants qui se figurent qu'on veut en
faire des sujets d'expérience. On se heurte alors à
quelque résistance. La personne qu'on a l'intention
d'hypnotiser doit être, si possible, dans un milieu dé-
voué et confiant en l'opérateur. Alors, en peu de temps,
le terrain est préparé : le sujet se livre sans arrière-
pensée.

« L'hypnose est en général facile : le sujet est couché ou commodément assis sur un fauteuil ; je le laisse
se recueillir quelques instants, tout en disant que je
vais l'endormir très facilement d'un sommeil doux,
calme comme le sommeil naturel. J'approche une
main doucement de ses yeux et je dis : « Dormez. »
Quelques-uns ferment les yeux instantanément et sont
pris. D'autres, sans fermer les yeux, sont pris le regard
fixe et avec tous les phénomènes de l'hypnose. D'autres présentent quelques clignements des paupières :
les yeux s'ouvrent et se ferment alternativement. En
général, je ne les laisse pas longtemps ouverts ; s'ils
ne se ferment pas spontanément, je les maintiens clos
quelque temps, et si je surprends quelque résistance,

j'ajoute : « Laissez-vous aller ; vos paupières sont lourdes, vos membres s'engourdissent, le sommeil vient. Dormez. » Il est rare qu'une ou deux minutes se passent sans que l'hypnose soit arrivée. (Merveilleux, mais pas exact.) Quelques-uns restent d'emblée immobiles et inertes ; d'autres cherchent à se ressaisir, rouvrent les yeux, se réveillent à chaque instant. (Ce n'est pas surprenant, ils ne dorment pas, mais ils veulent être agréables au Professeur.) J'insiste, je maintiens les paupières closes, je dis : « Continuez à dormir. » (C'est admirable !)

« Dans la pratique hospitalière, où l'imitation joue un rôle considérable, où l'autorité du médecin est plus grande (c'est surtout là où Bernheim a du succès...) où les sujets les plus dociles, moins raffinés, sont plus aisés à être impressionnés, cela se passe le plus souvent ainsi.

« Les quatre cinquièmes au moins de nos sujets tombent ainsi dans un sommeil profond avec amnésie au réveil. (Merveilleux encore... mais l'école de la Salpêtrière admet à peine une proportion de quinze pour cent).

« D'autres, moins bien préparés, moins dociles, surtout dans la clientèle de la ville, se laissent aller plus difficilement. L'hypnose étant moins profonde, ils n'ont pas conscience qu'ils sont influencés. (Assurément, car, avec cette méthode, et quoi qu'en dise le Professeur de Nancy, huit sur dix de ses pseudo-influencés n'éprouvent absolument rien : ceci nous a été affirmé par maints sujets s'étant prêtés à ses expériences.) L'opérateur surprend dans l'attitude du sujet une certaine inquiétude ; quelquefois le sujet dit qu'il ne dort pas, qu'il ne peut dormir. J'insiste, je lui dis : « Je sais que vous m'entendez. Vous devez m'entendre : vous pouvez être hypnotisé, tout en m'entendant. Le sommeil complet n'est pas nécessaire. Ne parlez pas, tenez les yeux clos. Ecoutez bien, etc. » Je tâche ainsi de capter son esprit soit par insinuation douce, soit par autorité, suivant l'individualité psychique du sujet. Et je lève doucement le bras en l'air. J'obtiens souvent alors, même quand le sujet ne croit pas être influencé, une catalepsie suggestive plus ou moins irrésistible, parfois des mouvements automatiques, puis de la contracture. J'arrive à un degré plus ou moins avancé de l'hypnose, sans sommeil proprement dit, ou du moins sans que le sujet ait conscience du sommeil. Quelquefois, dans la même séance, j'arrive graduellement chez lui à réaliser toute la série des phénomènes. Chez certains, qui paraissent récalcitrants, il m'est arrivé d'obtenir ainsi par suggestion de l'amnésie au réveil. D'autres ne franchissent pas les premiers degrés dans la première séance ; dans les suivantes ils peuvent arriver à l'hypnose complète, mais tous n'y arrivent pas.

« L'opérateur doit avoir une assurance calme et froide. S'il hésite ou à l'air d'hésiter, le sujet peut suivre cette hésitation et en subir l'influence contre-suggestive ; il ne s'endort pas ou se réveille. Si l'opérateur a l'air de se donner beaucoup de peine, s'il sue sang et eau pour endormir son sujet, celui-ci peut se pénétrer de l'idée qu'il est difficile à hypnotiser ; plus on s'acharne après lui moins il se sent influencé. Calme, assurance, simplicité dans le procédé, voilà ce qui réussit le mieux.

« Quelques opérateurs qui n'ont pas encore l'expérience suffisante se laissent influencer par les signes de conscience que présente le sujet, tels que rire, geste, ouverture des yeux, paroles prononcées ; ils le

croient réfractaire parce qu'il rit ou manifeste. Ils
oublient que l'hypnotisé est un être conscient qui
entend, se rend compte et subit toutes les impressions
du milieu qui l'entoure. (Ce qui démontre que les
hypnotisés de Bernheim n'ont rien de commun avec
les hypnotisés de la Salpêtrière, et encore moins avec
les magnétisés.) Je montre tous les jours à mes élèves
des hypnotisés qui rient quand on dit quelque chose
qui prête à rire ; il en est qui ressemblent à s'y mé-
prendre à des simulateurs, que des observateurs non
expérimentés prennent pour des complaisants. (En
vérité, il faut avoir une grande dose de crédulité, une
bien singulière confiance en soi, pour prendre ces
« farceurs » pour des sujets impressionnables, et si ce
maître de la suggestion avait essayé d'expérimenter
coram populo, il aurait obtenu un immense succès...
de fou rire : c'est vraiment pitoyable de voir un agrégé
de médecine soutenir de pareilles balivernes.)

« La plupart des hypnotisés, toutefois, quand on ne
les sort pas de leur torpeur, restent inertes, impassi-
bles, le masque sérieux, le front plissé avec une expression caractéristique ; mais la conscience survit toujours
sous ce masque inerte. Chez quelques-uns cependant
qui prennent dès le début la chose en riant et qui
résistent, j'interviens avec brusquerie, je prononce
des paroles sévères, je les impressionne avec autorité ;
je réprime ainsi leur velléité de gouaillerie et de résistance, et souvent j'obtiens l'effet. (Dans son service
d'hôpital, *où il réussit si bien*, c'est probable, ses
malades ne voulant pas se mettre mal avec le chef,
mais en ville ?...)

« Il en est aussi qui, tout en se laissant aller, ne
savent réaliser qu'un engourdissement douteux qui
ne les satisfait pas. J'arrive parfois à transformer cet

état en sommeil profond, en disant au sujet : « Je vous laisse vous rendormir seul, gardez les yeux fermés. Le sommeil va venir. » Et je le laisse. Au bout d'un certain temps, au bout d'un quart d'heure, par exemple, je retourne à lui et je dis : « Continuez à dormir. » Quelquefois (pas toujours, sans doute) je constate alors que la catalepsie existe, que les phénomènes de l'hypnose sont bien accentués, même avec amnésie au réveil chez quelques-uns. (Quels sont ses moyens de contrôle ? Le professeur ne les indique pas, pourtant il en existe : il est vrai que sa perspicacité est si grande qu'il ne peut se tromper et, partant, se laisser duper...)

« *Voilà dans ses grands traits notre procédé d'hypnotisation*. Chaque opérateur arrivera, par habitude, à varier les procédés et à les adapter à l'individualité psychique de chacun. L'insinuation donc convient mieux pour les uns, la brusquerie pour les autres. L'occlusion des yeux, quelques frictions sur les globes oculaires, l'exhortation prolongée, continue, grisant et berçant graduellement chez ceux-ci, l'affirmation sur un ton d'autorité sans réplique chez ceux-là, une suggestion matérielle telle que la chaleur, engourdissant, concentrant l'attention sur une sensation et captivant le sensorisme pour l'empêcher de se diffuser sur d'autres objets, tout cela n'est pas susceptible de règle fixe. Chaque opérateur arrivera par habitude à se faire son *modus faciendi*.

« A Nancy, M. Liébeault, M. Beaunis, M. Liégeois et moi, nous opérons chacun à notre manière par suggestion. C'est aussi une question de sagacité personnelle et d'observation psychique. L'hypnotisme s'apprend à la besogne, sous une bonne direction, comme l'auscultation, la laryngoscopie, l'ophtalmos-

copie. On n'est pas hypnotiseur quand on a hypnotisé
deux ou trois sujets qui s'hypnotisent tout seuls. (Mais
il nous semble que c'est bien le cas de ses sujets, de
s'hypnotiser tout seuls ?...) On l'est quand, dans un
service d'hôpital où l'on a de l'autorité sur les malades (c'est bien ce que nous soutenons), on influence
huit à neuf sujets sur dix. (Admirable !) Tant que ce
résultat n'est pas obtenu, on doit être réservé dans
ses appréciations (il devrait, le premier, suivre son
conseil) et se dire que son éducation sur le sujet n'est
pas achevée.

« *Un mot sur le réveil des hypnotisés*. — Il se fait de
la façon la plus simple du monde par suggestion. Je
dis ordinairement : « C'est fini ! Réveillez-vous ! » La
plupart se réveillent. Quelques-uns paraissent avoir
de la peine à le faire, au moins dans les premières
séances. Ils semblent ne pas entendre. Ils n'ont pas
assez d'initiative pour sortir spontanément de l'état
hypnotique. J'accentue, je dis : « Vos yeux s'ouvrent !
vous êtes réveillé ! » Ou bien, renforçant la suggestion
par une pratique matérielle, je dis aux assistants, en
montrant un point arbitraire de la tête ou du corps :
« Il suffit que je touche ce point pour qu'immédiatement les yeux s'ouvrent. » Ce moyen n'échoue presque jamais ; je touche ou je presse quelque peu cette
région, pour que le réveil se fasse. Je n'emploie jamais
ni frictions, ni insufflation sur les yeux. Le réveil est
on ne peut plus facile, quand on est bien pénétré de
cette vérité que tout est dans la suggestion. »

Voilà, au complet, le procédé de M. le professeur
Bernheim, procédé qui, comme on le voit, *doit réussir
sur les neuf dixièmes des sujets*. Que les amateurs
l'essayent... !

Afin de renseigner plus complètement le lecteur sur

l'accord qui existe actuellement entre les hynoptiseurs de l'école de Paris et les suggestionneurs de l'école de Nancy, nous allons puiser dans les rapports du *Deuxième congrès international de l'hypnotisme*.

Dans son discours d'ouverture, M. le professeur Raymond, président d'honneur de ce congrès, dit :

« Personne ne s'étonnera aujourd'hui de voir, à la tête de cette réunion, un représentant de la Faculté de Médecine de Paris, celui qui est chargé de l'enseignement officiel des maladies du système nerveux. A quelles appréciations désobligeantes il se fût exposé, il y a seulement un quart de siècle, s'il avait été appelé à présider un congrès consacré à l'étude des phénomènes du *Magnétisme animal*.

« A cette époque, il était presque nécessaire de se cacher, pour se livrer à de pareilles recherches, et les jugements, sans appel, des académies, avaient décrété la disparition des *somnambules et de leurs crises*. Un changement considérable s'est donc produit dans l'opinion du monde savant ; il a ouvert la voie à des recherches innombrables et fructueuses ; il a rendu possible une réunion scientifique comme la nôtre. »

Les premiers hypnotiseurs avaient été aussi malmenés que les magnétiseurs.

Après avoir indiqué la classification de Charcot et parlé des idées opposées de Bernheim, le professeur Raymond ajoute :

« On peut dire, en un mot, que si le mérite de l'Ecole de la Salpêtrière a été de rechercher le déterminisme dans ces phénomènes de l'hypnotisme, le mérite de l'école de Nancy a été de chercher la pensée, les faits psychologiques dans ces mêmes phénomènes. »

« La classification méthodique des phénomènes qui ressortissent au somnambulisme, classification fon-

dée sur des caractères objectifs, avait déjà été tentée
bien des fois par des magnétiseurs. Mon collaborateur
Pierre Janet a signalé un point d'histoire peu connu.
(Peu ou pas connu des hypnotiseurs, mais bien connu
des magnétiseurs.) On retrouve, dans certains écrits
consacrés à l'étude de l'ancien magnétisme animal,
dans des livres qui datent de 1840 (antérieurement, il y
en a qui traitent la question qui nous occupe en ce
moment) la fameuse division du sommeil hypnotique
en trois états ou phases. (Charcot n'a donc rien
inventé.) Despine disait déjà : *catalepsie, somnambulisme mort et somnambulisme vivant*. D'autres auteurs
groupaient de la même manière les manifestations
du somnambulisme.

« Je vous rappelle aussi que la recherche des caractères matériels somatiques, des manifestations du
somnambulisme avait été poursuivie par ceux qui
s'intitulaient *fluidistes*. Ceux-là représentaient les contractures comme les marques matérielles de l'action
de leur fluide.

« Il n'y a rien de nouveau sous le soleil ; la querelle
qui s'est élevée entre l'école de la Salpêtrière et l'école
de Nancy n'est que le renouvellement de celle qui
divisait autrefois les *fluidistes* et les *animistes* et qui
remplissait les colonnes des journaux de l'époque
consacrés à l'étude du Magnétisme animal.

« Soyons éclectiques, Messieurs, et nous serons
justes...

« On ne pouvait admettre, jadis, qu'un fait pût être
déterminé scientifiquement, du moment qu'il était
d'ordre psychologique. Expliquer un phénomène, en
faisant intervenir la pensée, l'imagination, c'était,
disait-on, s'abandonner à l'arbitraire. Les fluidistes ne

se lassaient point d'opposer semblable [objection aux théories des animistes. »

On devrait suivre les excellents conseils de cet éminent Maître, mais on ne les suit pas.

Le docteur Bérillon, dans son rapport : *Histoire de l'hypnotisme expérimental*, dit :

« Liébeault a formulé une ingénieuse théorie sur la production du sommeil provoqué.

« Il place tous les phénomènes de l'hypnotisme sous la dépendance de l'attention qu'il envisage comme une force nerveuse, rayonnante, circulante et susceptible de la suggestion dans des rayons déterminés de l'organisme. »

Dans le même travail, nous trouvons ce qui suit, au sujet du professeur Richet, qui est loin de partager les idées de l'auteur :

« M. Richet, un des premiers, a reconnu le rôle que l'hypnotisme est appelé à jouer comme procédé d'investigation psychologique, et il l'a fait dans les termes suivants :

« L'hypnotisme est un véritable appareil de vivisection psychologique. Grâce aux travaux des médecins et des physiologistes qui ont étudié l'hypnotisme, nous connaissons l'inconscient, nous savons que cet inconscient accomplit silencieusement des opérations intellectuelles merveilleuses, et il est évident que l'étude approfondie de l'écriture automatique amènera à connaître cet inconscient surprenant qui est en nous, et qu'on avait jusqu'ici à peine soupçonné... »

Nous trouvons une opinion de Dumontpallier, sur les recherches métalloscopiques de Burq, que nous croyons utile de faire connaître, pour montrer l'énorme divergence de vue qui existait entre cet expérimentateur et Bernheim.

« Dans le cours de ses expériences, Dumontpallier avait été successivement conduit à étudier le rôle joué par les *agents physiques* dans la production des phénomènes de l'hypnotisme. Il arriva à cette conclusion que les manifestations observées dans les états profonds de l'hypnotisme procédaient des modifications périphériques déterminées sur la peau et les organes des sens par les agents physiques. Il en fit la démonstration dans un grand nombre d'expériences où il agissait avec le vent d'un soufflet ordinaire, la chaleur, le froid, les courants électriques, la lumière solaire directe ou réfléchie, les raies du spectre, le son, etc., etc. Toutes ces expériences mettaient en évidence l'extrème impressionnabilité réflexe des hystériques en état d'hypnotisme. C'est ce qu'il exprimait de la façon la plus expressive, dans un Mémoire à l'Académie des sciences, en disant : « Il ressort de tous ces faits que les hystériques, en état d'hypnotisme, offrent une hyperexcitabilité nerveuse telle qu'il n'est pas d'instrument de physique qui puisse arriver à un même degré d'actions aussi infinitésimales déterminées par les divers agents physiques. »

M. le professeur Jamin, de la Sorbonne, ayant assisté aux expériences de la Pitié, dit: « Dans nos laboratoires, nous n'avons pas de réactifs plus sensibles que ne le sont nos hystériques. »

Les élèves de Dumontpallier pourraient bien admettre que, si les agents physiques indiqués plus haut impressionnent les sensitifs, l'électricité animale émanant de notre corps peut tout aussi bien influencer les hystériques ; il n'y aurait là rien d'antiscientifique.

On le voit, nous sommes déjà loin des théories du professeur Bernheim.

Lors d'une communication de Dumontpallier à la Société de Biologie, Paul Bert, qui présidait la séance, avança ceci: « Depuis plus de trente ans, je suis avec le plus vif intérêt tous les progrès de ce qu'on appelait autrefois le magnétisme animal, et que l'on appelle maintenant l'hypnotisme. Eh bien, *je ne vois dans les découvertes auxquelles on arrive actuellement rien d'absolument nouveau.* »

« Les observateurs anciens ont vu, plus ou moins, *tous les faits qu'on donne aujourd'hui comme nouveaux, et les ont décrits.*

« Le seul fait réellement nouveau, qui m'a le plus frappé, et que les anciens magnétiseurs n'avaient jamais réalisé, c'est celui de diviser l'homme hypnotisé en deux et d'en faire un individu double. » Et les phénomènes de somnambulisme lucide, de double vue et d'autres encore étudiés par les magnétiseurs, phénomènes qui n'arrêtèrent sans doute point l'attention de Paul Bert, ne prouvent-ils pas la dualité du magnétisé?

« Nos nombreuses expériences nous ont toujours démontré que l'hypnotisme proprement dit avait une grande supériorité sur la suggestion verbale ou écrite.

« Quelque théorie que l'on veuille donner de l'état du cerveau dans l'hypnotisme, dit Dumontpallier, quelque doctrine que l'on veuille soutenir sur la suggestion, restons sur le terrain pratique, et si l'on obtient du succès par la suggestion verbale ou écrite, parce que «la foi guérit », j'ai obtenu des succès plus remarquables et plus concluants avec la *suggestion hypnotique.* C'est donc un devoir pour moi de *rester fidèle à l'hypnotisme* dans la pratique de certains cas déterminés où la suggestion à l'état de veille se trouve insuffisante. »

A la deuxième séance du Congrès, dans une discussion entre les docteurs Félix Regnault, Crocq fils de Bruxelles, Bérillon, etc., M. Regnault, parlant des phénomènes observés chez les fakirs et chez certains animaux, est réfuté par M. Crocq.

« Pour ma part, dit ce dernier, je ne crois pas aux prétendus exploits des fakirs, et je n'y croirai pas tant que je ne les aurai point constatés de mes yeux. »

« Notre collègue Félix Regnault, répliqua Bérillon, est allé dans l'Inde et il a assisté à des expériences réalisées par des fakirs. Il a vu, dans ces expériences, une analogie avec les faits d'hypnotisme. Je connais trop sa sagacité et son esprit scientifique pour douter de ses affirmations. D'ailleurs, le procédé de discussion qui consiste à nier un fait parce qu'on n'a pas eu l'occasion d'en être témoin n'a rien de commun avec le doute scientifique. Un médecin français ne serait pas fondé à nier l'existence de la lèpre ou de la pellagre parce qu'il n'en a jamais observé dans sa clientèle. Il en est de même en ce qui concerne certaines expériences d'hypnotisme. »

Voilà de bien bonnes et justes paroles, que nous devrions mettre en pratique.

M. Crocq ajoute : « Contrairement à ce que vient de nous dire M. Bérillon, je vous pose le principe suivant : « Si vous voulez vous tromper, expérimentez sur des hystériques ».

« Cette hypersensibilité et cette tendance à réaliser les désirs de l'hypnotiseur existent au plus haut point chez les hystériques, dont l'intellectualité complexe se prête peu à une analyse psychologique exacte. Voilà pourquoi, lorsqu'on veut étudier les phénomènes hypnotiques purs, sans mélange de phénomènes névrosiques, il est préférable d'expérimenter sur des sujets normaux qui réalisent parfaitement des états appartenant en propre à l'hypnose, sans y ajouter des particularités pathologiques qui embrouillent singulièrement les choses. Si Charcot avait étudié l'hypnotisme sur des personnes saines, au lieu de se servir de sujets hystériques simulateurs et auto-suggestibles à l'excès, *il n'aurait pas édifié une théorie dont il ne reste rien ou presque rien aujourd'hui.* Et si un homme de la valeur de Charcot a pu se tromper, quels dangers ne courons-nous pas en nous mettant dans des conditions analogues? Je conclus en disant que si l'on veut observer sainement les phénomènes de l'hypnose, on doit, de toute rigueur, exclure de ses expériences des sujets hystériques. »

Comment !... Charcot pouvait se tromper !... Nous pensions que les savants ou les hommes réputés tels ne pouvaient errer... Mais puisque un savant belge l'affirme, nous sommes obligé de nous incliner, étant mieux que nous compétent pour juger ses pairs.

Un médecin, qui fut bien critiqué par ses collègues, le docteur Luys, avait imaginé divers appareils qu'il employait, dans son service de la Charité, pour fasciner et endormir ses malades. Il coiffait ses sujets d'un casque spécial ou il leur faisait fixer un miroir identique à ceux qui servent à la chasse aux alouettes. M. Luys obtenait ainsi des effets en tout semblables à ceux dus à l'hypnotisme ou à la suggestion.

Malgré ses procédés, trouvés bizarres, cet expérimentateur contribua, dans une large mesure, à la diffusion de l'hypnotisme. On doit lui en savoir gré.

Nous reconnaissons, avec les hypnotiseurs, que la suggestion joue un grand rôle dans les phénomènes du magnétisme animal. Nous admettons ce qu'ils soutiennent sur la plupart des phénomènes observés par eux, mais nous différons totalement, lorsqu'ils veulent identifier certains faits du magnétisme, qu'ils n'ont pas voulu étudier ou qu'ils n'ont point rencontrés, avec des effets hypnotiques ayant quelque similitude.

Nous affirmons que le somnambulisme magnétique n'a que des rapports éloignés avec le somnambulisme hypnotique et que, contrairement aux assertions des neuf dixièmes des hypnotiseurs ou suggestionneurs, nous soutenons qu'un agent transmissible existe réellement, et que c'est lui qui provoque les cas profonds d'hypnose : nous espérons prouver ce que nous avançons dans les chapitres suivants.

CHAPITRE VII

PREUVES DE L'EXISTENCE D'UN AGENT TRANSMISSIBLE

Plusieurs des faits que nous allons citer seront sans doute, par certains, classés parmi les phénomènes de suggestion mentale ou de transmission de pensée. C'est ce que nous ne pensons pas; d'ailleurs, la transmission de pensée implique un agent cause du phénomène. Et alors, le principe des ondes hertziennes doit être applicable.

En effet, pourquoi des organes plus parfaits que deux appareils de physique, deux cerveaux, l'un transmetteur et l'autre récepteur, ne rempliraient-ils pas le rôle de la télégraphie sans fil? Dans l'état actuel de nos connaissances, rien n'infirme cette hypothèse. Mais si nous voulions, même succinctement, indiquer nos expériences personnelles, qui prouvent par $A + B$ l'existence d'un agent transmissible, nous devrions considérablement agrandir le cadre de ce livre, cependant nous donnerons suffisamment de faits pour prouver le bien fondé de nos assertions.

Dans le chapitre suivant, nous étudierons spécialement ceux qui sont réellement du domaine de la suggestion mentale.

Voyons d'abord les preuves que donnent le baron du Potet et Charles Lafontaine.

11

Du Potet dit, dans son *Manuel de l'Étudiant magnétiseur :*

« *Action sur des enfants.* — Il n'est aucun enfant
endormi qui, magnétisé cinq ou dix minutes au plus,
ne manifeste suffisamment le changement qui s'opère
dans l'état habituel de son existence.

« Pour obtenir cette modification dans sa manière
d'être, voici comment je procède :

« Me plaçant à un pied de distance de l'être que je
veux impressionner, je promène mes mains successivement sur toute la surface du corps, sans déranger
les couvertures ; puis, cessant ces mouvements ou
passes au bout du temps plus haut fixé, j'approche un
doigt d'une surface nue ou couverte, et, *sans contact*
aucun, j'y détermine de légères contractions musculaires.

« De petits mouvements convulsifs se manifestent
dans les doigts, si c'est la main que j'actionne, et souvent même tout le corps participe à ce commencement
de magnétisation.

« Si je dirige sur la tête la force que je suppose en
moi, le sommeil devient plus intense.

« Si j'ai choisi la poitrine comme point d'expérience,
la respiration devient laborieuse, et la gêne commence
sans que les contractions que je viens de signaler
cessent de se manifester par instants.

« En insistant davantage sur la surface totale du
corps, de légères secousses, simulant de faibles
décharges électriques, ne tardent pas à se produire
visiblement, ostensiblement, et l'enfant est éveillé
indubitablement par l'agitation qu'il éprouve.

« Si, ceci fait, je le laisse tomber dans son état pri-
mitif, à cinq ou dix pas de distance, je reproduis la
même chose en me servant des mêmes procédés.

« Enfin si, pour détruire toute incertitude, lever tout doute, je place un corps quelconque entre moi et l'enfant, l'effet n'est en rien modifié.

« Cette force, ainsi mise à jour, ne peut plus être contestée. Néanmoins, voyons d'autres preuves.

« *Action sur des hommes*. — Le système nerveux d'un enfant pouvant être impressionné par des agents d'une faible puissance, essayons sur des hommes faits, placés dans les mêmes circonstances, c'est-à-dire en état de *sommeil naturel*.

« Je trouve qu'il n'en est encore aucun qui n'éprouve, presque dans le même laps de temps, des effets absolument identiques, c'est-à-dire trismus des muscles, secousses, gêne dans la respiration, sommeil plus profond, ou réveil subit, selon l'organe actionné.

« J'ai rarement rencontré quelque être humain *endormi* sans essayer sur lui l'action du magnétisme et, dans plus de mille expériences de ce genre que j'ai faites en ma vie, les phénomènes nerveux ont toujours apparu de la même manière.

« Dans l'*ivresse*, la *syncope*, où tout se passe à l'insu du patient comme dans le sommeil, les phénomènes se manifestent aussi de la même manière et avec le même caractère. Cela ne suffit pas encore, suivons.

« *Action sur des animaux*. — Le chien, le chat, le singe et quelques autres animaux ont été magnétisés; soit *endormis* soit *éveillés*, on observe sur eux les mêmes effets que sur les hommes dans les cas qui précèdent.

« Le cheval même, qu'on pourrait supposer difficile à émouvoir à cause de sa masse relative, est sensible, et son système nerveux s'émeut au bout d'un instant.

« Je suppose ici que ceux qui voudront s'assurer du

fait, en cherchant à le produire eux-mêmes, sauront magnétiser, ou qu'ils connaîtront au moins les résultats des expériences auxquelles M. le marquis de Larochejacquelin s'est livré sur ce point.

« *Action sur des magnétisés*. — Souvent, pour m'assurer de la réalité du *sommeil magnétique* de personnes qu'on me disait être en cet état, il m'est arrivé de diriger sur elles une de mes extrémités sans but apparent, mais intérieurement animé du désir d'exciter leur système nerveux.

« Eh bien, elles sentaient mon action, m'avertissaient que je les magnétisais, et éprouvaient des secousses qui, du reste, ne laissaient aucun doute.

« Il en était encore absolument de même, lorsque, me tournant le dos et causant avec les personnes qui les entouraient, j'agissais avec la même intention, et que, par ma volonté, je chassais au dehors la force agissante de mes organes.

« Voici, au reste, une expérience qui les résume toutes ; je la tire du rapport de M. Husson à *l'Académie de médecine :*

« C'est principalement sur M. Petit, âgé de trente-deux ans, instituteur à Athis, que les *mouvements convulsifs* ont été déterminés avec le plus de précision par l'approche des doigts du magnétiseur. M. du Potet le présenta à la Commission le 16 août 1826, en lui annonçant que M. Petit était très susceptible d'entrer en somnambulisme, et que, dans cet état, lui, M. du Potet, pouvait, à sa volonté, et sans l'exprimer par la parole, par la seule approche de ses doigts, déterminer des mouvements convulsifs apparents. Il fut endormi très promptement, et c'est alors que la Commission, pour prévenir tout soupçon d'intelligence, remit à M. du Potet une note rédigée en silence à l'instant même, et dans laquelle elle avait indiqué par écrit les parties qu'elle désirait qui entrassent en convulsion ; il se plaça ensuite derrière le magnétisé, et dirigea son doigt en premier lieu sur la cuisse gauche, puis vers le coude gauche et enfin vers la tête, les trois parties furent presque aussitôt prises de mouvements convulsifs.

« M. du Potet dirigea sa jambe vers celle du magnétisé ; celui-ci s'agita de manière qu'il fut sur le point de tomber. M. du Potet dirigea ensuite son pied vers le coude droit de M. Petit, et ce coude s'agita ; puis il porta son pied vers le coude et la main gauches, et des mouvements convulsifs très forts se développèrent dans tous les membres supérieurs.

« Un des commissaires, M. Marc, dans l'intention de prévenir davantage encore toute espèce de supercherie, lui mit un bandeau sur les yeux, et les expériences furent répétées avec une légère différence dans les résultats !... MM. Thillaye et Marc dirigèrent les doigts sur diverses parties du corps, et provoquèrent quelques *mouvements convulsifs*. Ainsi M. Petit a toujours eu, par l'approche des doigts, des *mouvements convulsifs*, soit qu'il ait ou qu'il n'ait pas eu de bandeau sur les yeux. »

« Ces démonstrations de l'existence de la force magnétique, reprises dans une autre séance pour obéir aux désirs des commissaires, eurent lieu dans le local même de l'Académie, rue de Poitiers. M. le rapporteur, en laissant de côté tout ce qui a trait à la vision, s'exprime ainsi à leur sujet :

« Pendant que M. Petit faisait une deuxième partie de piquet (en somnambulisme), M. du Potet, sur l'invitation de M. Ribes, dirigea par derrière la main sur son coude ; la contraction précédemment observée eut lieu de nouveau. Puis, sur la proposition de M. Bourdois, il le magnétisa par derrière, et toujours à un pied de distance, dans l'intention de l'éveiller. L'ardeur que le somnambule portait au jeu combattait cette action, et faisait que, sans le réveiller, elle le gênait et le contrariait. Il porta plusieurs fois la main derrière la tête, comme s'il y souffrait. Il tomba enfin dans un assoupissement qui paraissait être un sommeil naturel assez léger, et quelqu'un lui ayant parlé dans cet état, il s'éveilla comme en sursaut.

« Peu d'instants après, M. du Potet, toujours placé derrière lui, et à quelque distance, le plongea de nouveau dans le sommeil magnétique, et les expériences recommencèrent. M. du Potet, désirant qu'il ne restât aucune ombre de doute sur la nature d'une *action physique exercée à volonté* sur les somnambules, proposa de mettre à M. Petit tel nombre de bandeaux que l'on voudrait et d'agir sur lui dans cet état. On lui *couvrit*, en effet, la figure jusqu'aux narines, de plusieurs cravates ; on *tamponna* avec des gants la cavité formée par la proéminence du nez, et on *recouvrit le tout d'une cravate noire descendant en forme de voile jusqu'au cou.* Alors on recommença de nouveau, *et de toutes les manières*, les essais d'*action à distance*, et *constamment* les mêmes mouvements se manifestèrent dans les parties vers lesquelles la main ou le pied étaient dirigés. »

Voici ce que nous trouvons dans *l'Art de magnétiser*, de Lafontaine :

« *Sommeil sur des idiots.* — A Nantes, le docteur Bouchet, médecin en chef de l'hôpital Saint-Jacques, voulant avoir des preuves positives de l'action physique du magnétisme, me proposa de magnétiser des idiots.

« Je me transportai à l'hôpital, et là, devant une douzaine de personnes, parmi lesquelles se trouvait le prince de la Moskowa, j'essayai de magnétiser une femme idiote.

« Je lui pris les pouces ; mais bientôt elle retira ses mains et me donna des coups de poing. Je pris alors un seul pouce, et, de mon autre main, je parai les coups qu'elle cherchait à me donner, me faisant en outre les plus laides grimaces imaginables.

« Après quarante minutes de combat, pendant lesquelles j'avais continué à envahir son organisme, ses yeux se fermèrent, et bientôt après elle était plongée dans un sommeil profond, dont elle ne sortit que lorsque je la démagnétisai.

« On avait pu la piquer impunément sans qu'elle donnât signe de sensation.

« Certes, ici il n'y avait ni influence de l'imagination ni effet d'imitation. On n'avait pas même prononcé le mot magnétisme.

« *Sommeil sur des animaux, lion, hyène, chien, chat, écureuil, lézard, etc.* — L'expérience faite sur un chien a été donnée dans un chapitre précédent. Nous ajoutons celles qui ont réussi aussi parfaitement sur d'autres animaux :

« A Tours, dans une ménagerie, à l'époque de la foire, en 1840, j'essayai d'agir sur un lion, sans en prévenir personne.

« Je me plaçai près de sa cage, et je fixai mes regards sur les siens. Bientôt ses yeux ne purent soutenir ma vue, ils se fermèrent ; alors je lançai le fluide d'une main sur la tête, et j'obtins, après vingt minutes, un sommeil profond.

« Je me hasardai alors à toucher avec toutes les précautions possibles sa patte qui se trouvait près des barreaux. M'enhardissant, je le piquai ; il ne remua pas. Convaincu que j'avais produit l'effet voulu, je lui pris la patte et la soulevai ; puis je touchai la tête, et j'introduisis la main dans sa gueule. Le lion resta endormi ; je le piquai sur le nez et le lion ne bougea pas, au grand étonnement des personnes présentes, qui n'osaient en croire leurs yeux.

« Je le réveillai : aussitôt le lion ouvrit les yeux et reprit ses allures, qui ne donnaient certainement pas la tentation de renouveler les attouchements.

« Pendant mon séjour à Tours, je fis plusieurs fois la même expérience, et toujours avec le même succès.

« A Nantes, je tentai le même effet sur un lion, et j'obtins les mêmes résultats.

« J'essayai l'action sur une hyène ; mais j'obtins des effets tout différents. Aussitôt que la hyène sentit le fluide, elle donna des signes d'inquiétude ; elle n'eut plus un moment de repos, et enfin elle arriva au paroxysme de la fureur. Si la cage n'avait pas été solide, elle l'aurait brisée pour fondre sur moi. Toutes les fois que j'essayais sur cette bête, toujours la même fureur se manifesta ; et même après deux ou trois fois j'entrais à peine dans la ménagerie qu'aussitôt elle s'élançait sur moi. Ce fut au point que le propriétaire me pria instamment de ne plus venir, craignant, malgré la solidité de la cage, qu'elle ne la brisât et qu'il n'arrivât un accident.

« Les chats sont très impressionnables au fluide. J'en ai endormi plusieurs, un entre autres chez M. Badier, à Belfort. Il était monté sur la table, où le thé était servi. Je lui fis quelques passes, et il tomba aussitôt le nez sur la table, ne pouvant plus se relever. En doublant l'action, je l'endormis complètement, et je pus le piquer. Je le réveillai, et je recommençai plusieurs fois l'expérience dans la même soirée.

« A Paris, je produisis aussi le sommeil sur un écureuil, et je le tins une heure sans qu'il donnât signe de vie.

« Chez tous ces animaux, il faut bien le reconnaître, c'était le résultat du fluide communiqué. C'était bien l'émanation physique de l'homme : la volonté ne pouvait y être pour rien.

« En voici une autre preuve : j'étais à Livourne pendant l'été de 1849 ; je pris beaucoup de lézards, et je les mis séparément dans des bocaux. Je cherchai à en magnétiser plusieurs, et j'y parvins sur deux que je plongeai dans un sommeil profond. Dans cet état, je pouvais remuer le bocal, le mettre de haut en bas, les lézards ne donnaient aucun signe de vie. Après vingt-quatre heures, je les réveillai, en faisant quelques passes pour les dégager ; aussitôt ils se mirent en mouvement, tournèrent et s'agitèrent dans les bocaux.

« Je m'attachai à deux principalement, et quelquefois je les laissai plusieurs jours sans les réveiller. Lorsque je les dégageais du fluide, je leur laissais la liberté seulement une heure et je les replongeais aussitôt dans le sommeil ; quelquefois, au contraire, j'étais plusieurs jours sans les endormir.

« Quant aux autres, que je ne magnétisais pas, je faisais une autre expérience sur eux : je voulais savoir combien de temps ils pourraient vivre sans manger.

« Je les laissais seuls dans les bocaux, ne leur donnant rien à manger : le papier qui couvrait les bocaux était percé de petits trous pour qu'ils eussent un peu d'air. Tous ceux que je ne magnétisais pas moururent après neuf, onze, treize jours ; il y en eut un qui vécut dix-huit jours.

« Les deux qui étaient magnétisés moururent par

accident, l'un après quarante-deux jours, l'autre après soixante-quinze jours.

« Le premier, je l'avais réveillé, j'étais à la croisée; je penchai maladroitement le bocal, qui tomba avec le lézard sur la dalle.

« Quant à l'autre, j'avais posé le bocal sur la croisée au soleil, il était très gai, très frétillant. Par malheur je fus obligé de sortir, oubliant mon lézard; lorsque, trois heures après, je rentrai, je trouvai mon pauvre lézard cuit; il était entièrement desséché par le soleil. Le verre s'était échauffé; comme il y avait peu d'air dans le bocal, mon pauvre lézard fut grillé après soixante-quinze jours de diète et de sommeil magnétique.

« Par ces expériences, j'ai acquis la certitude que, dans le sommeil magnétique, on pouvait faire vivre longtemps, sans nourriture, non seulement des animaux, mais des êtres humains.

« Les expériences faites sur ces deux lézards en sont la preuve convaincante, surtout si on les rapproche de celles faites sur les autres lézards qui, mis dans les mêmes conditions, sont morts après dix et quinze jours, tandis que ceux qui ont été magnétisés ont vécu quarante-deux et soixante-quinze jours, et ne sont morts que par accident. »

Voici maintenant ce que M. Picard, médecin-horticulteur à Saint-Quentin, a obtenu en agissant sur des végétaux, par le magnétisme animal.

« Frappé de l'unité du principe vital chez tous les êtres organisés auxquels revenaient sans cesse mes somnambules passés à l'état d'extase, je résolus, dit-il, de faire l'application du magnétisme animal sur les végétaux et d'étudier ses effets.

« Le 5 avril, je greffai en fente six rosiers sur six beaux et vigoureux églantiers.

« J'en abandonnai cinq à leur marche naturelle, et je magnétisai le sixième (un rosier de la Reine), matin et soir, environ cinq minutes seulement ; le 10, le magnétisé, que je désignerai sous le n° 1, avait déjà développé deux jets d'un centimètre de long ; et le 20, les cinq autres entraient à peine en végétation.

« Au 10 mai, le n° 1 avait deux jets de quarante centimètres de haut, surmontés de dix boutons, les autres avaient de cinq à dix centimètres, et les boutons étaient loin de paraître. Enfin, le premier fleurit le 20 mai, et donna successivement dix belles roses... Ses feuilles avaient environ le double d'étendue de celles des autres rosiers.

« Voici leur mesure : dix-huit centimètres de longueur à partir de la tige à l'extrémité de la foliole terminale, huit centimètres de longueur sur six de largeur.

« Je le rabattis aussitôt la fleur passée, et en juillet il avait acquis quarante-deux centimètres, et me donnait, le 25, huit nouvelles roses. Je le rabattis de nouveau à quinze centimètres et, aujourd'hui, 26 août, il forme une belle tête, par douze rameaux florifères de soixante-quatre centimètres de haut.

« Ainsi, cette greffe, faite le 5 avril, ayant donné en deux floraisons dix-huit belles roses, est sur le point de fleurir une troisième fois, et j'ai tiré des rameaux que j'ai rabattus trente-huit écussons, dont plusieurs ont déjà donné des fleurs depuis trois semaines, tandis que les autres n'ont fleuri qu'à la fin de juin, et les rameaux n'avaient acquis que quinze à vingt centimètres, un seul en avait acquis vingt !... »

D'autres expériences aussi concluantes furent faites

par M. Picard, qui réussit également à agir seulement sur une partie d'un végétal.

Si nous voulions allonger cette partie de notre ouvrage, nous pourrions indiquer les phénomènes étranges provoqués par certains fakirs : action à distance sur les animaux, sur les corps inertes, graines semées qui germent et deviennent arbustes en l'espace de quelques heures, etc., etc.

Ces phénomènes ont été rapportés par des voyageurs sérieux, instruits et sincères qui, certes n'avaient aucune raison de tromper, ayant employé eux-mêmes tous les moyens pour ne pas l'être.

Mais le lecteur qui voudra posséder des données exactes et complètes sur ces cas extraordinaires n'aura qu'à lire : *Voyage au pays des Fakirs charmeurs*, par Louis Jacolliot, ancien magistrat à Chandernagor, et l'article paru dans le *Supplément littéraire* du *Figaro* du 4 juillet 1891 : Fakirisme, par L. Boussenard.

Il n'est pas déplacé, ce nous semble, de rappeler dans ce chapitre les cas de : *Henriette Cottin, Honorine Seguin, Adolphine Benoit*, et de *la fille électrique* observée au Canada.

M. Boirac, alors professeur au lycée C..., publia dans *la Nouvelle Revue*, n° du 1er octobre 1895, une série d'expériences qui justifient l'hypothèse du magnétisme animal.

Après avoir parlé de l'hypnotisme et de la suggestion, M. Boirac s'exprime ainsi :

« ... Lorsque je commençai à expérimenter personnellement, — seul moyen de se former des convictions précises dans cet ordre d'études, — je fus frappé à plusieurs reprises, dans le cours de mes expériences, de certains phénomènes où ce « quelque chose [1] »

---

1. D'autre que la suggestion et l'hypnotisme.

semblait se laisser entrevoir, mais sans qu'il me fût jamais possible de le saisir définitivement.

« Un des premiers sujets avec lesquels j'expérimentai, Robert C..., ouvrier mécanicien, âgé de dix-neuf ans, accusait, lorsque je présentais ma main droite au-dessus de la sienne, préalablement mise en contracture, une sensation de chaleur cuisante et, dès que je soulevais ma main, la sienne montait en même temps, comme attirée ; mais, lui ayant fait fermer les yeux, le phénomène ne se produisit plus, de sorte que ce prétendu effet magnétique me parut visiblement dû à l'auto-suggestion. »

Parlant ensuite de notre procédé et des phénomènes d'attraction obtenus sur des personnes « vierges » de tout sommeil nerveux, alors que M. Boirac exerçait son action à leur insu, il dit :

« Mon doute persistait encore, même après avoir observé des phénomènes bien plus extraordinaires, précisément, si je puis dire, parce qu'ils étaient trop extraordinaires.

« J'avais eu pour domestique, pendant six mois, un jeune Pyrénéen de quinze ans, Jean M..., d'une extrême sensibilité hypnotique, et voici les notes que je retrouve dans le registre des expériences faites avec ce sujet :

« Je n'ai qu'à présenter ma main ouverte derrière son coude ou une partie quelconque de son corps, pour y déterminer rapidement des secousses, des mouvements, etc., et cela sans que rien, autant que j'en puisse juger, l'informe de mon action, tandis qu'il me tourne le dos, est occupé à lire, à causer, etc. Plusieurs fois, alors qu'il était endormi de son sommeil naturel, il m'a suffi d'étendre ma main au-dessus, à huit ou dix centimètres, pour voir son ventre se gonfler, monter, en quelque sorte comme aspiré par ma main, à mesure que celle-ci montait, et retomber quand la distance devenait trop grande : influence magnétique peut-être, mais peut-être aussi simple phénomène d'hyperesthésie du toucher.

« La seconde hypothèse devenait plus difficile à admettre pour le fait suivant, tellement étrange que, si quelqu'un me le racontait, je le taxerais vraisemblablement de mensonge ou d'illusion, et dont je reproduis le récit tel que je le retrouve dans mes notes :

« Un dimanche, après-midi de janvier 1893, rentrant chez moi, vers trois heures, après une courte absence, j'appris que Jean, ayant achevé son service et se sentant fatigué, était allé se coucher. Sans entrer dans sa chambre, dont la porte était ouverte, je restai sur le palier à le regarder dormir. Il s'était étendu sur son lit, la tête dans l'angle opposé à la porte, les bras croisés sur la poitrine, les jambes posées l'une sur l'autre, les pieds pendant légèrement hors du lit. J'avais assisté la veille à une discussion sur la réalité de l'action magnétique. J'eus l'idée de faire une expérience. Toujours debout sur le palier, à une distance d'environ trois mètres, j'étendis ma main droite dans la direction et à la hauteur de ses pieds. Après une ou deux minutes (probablement moins, quelques secondes), je levai lentement la main, et, à ma profonde stupéfaction, je vis les pieds du dormeur se soulever d'un seul bloc et suivre en l'air le mouvement ascensionnel de ma main. Trois fois je recommençai l'expérience, trois fois le phénomène se reproduisit avec la même régularité et la précision d'un phénomène physique. Emerveillé, j'allais chercher Mme B..., en lui recommandant de faire le moins de bruit possible. Le dormeur n'avait pas bougé. De nouveau, à deux ou trois reprises, ses pieds parurent attirés et soulevés par ma main. « Essayez, me dit tout bas Mme B..., d'agir par la pensée; » j'essayai, en effet; mais mon action, je m'en rendis compte ensuite, pouvait aussi bien être attribuée au regard qu'à la pensée. Je fixai les yeux sur les pieds du dormeur et les levai lentement: chose incroyable! Les pieds suivirent les mouvements de mes yeux, montant, s'arrêtant, descendant avec eux. Mme B... me prit la main gauche et, de la main restée libre, fit comme j'avais fait moi-même; elle réussit comme moi, mais dès qu'elle cessa de me toucher, elle n'exerça plus aucune action. Elle voulait continuer ces expériences, mais j'étais si troublé par ce que je venais de voir que je m'y refusais, craignant surtout de fatiguer le sujet. En effet, Jean se réveilla environ une demi-heure après, et il se plaignit de vives douleurs dans les jambes, de mouvements convulsifs dans les genoux, que je calmai à grand'peine par des frictions et des suggestions. »

Avec un autre sujet, M. Boirac a obtenu les effets suivants :

« ... Il y avait à peu près deux mois que ce sujet se rendait chez moi environ deux fois par semaine pour se prêter à des expériences. Un dimanche matin, il venait d'entrer dans mon cabinet et s'était assis à côté de ma table de travail, sur laquelle son coude gauche était appuyé. Tandis que j'achevais d'écrire une lettre, il causait avec une troisième personne, vers laquelle il était à demi-tourné. J'avais posé ma plume, et mon bras étendu sur la table, les doigts allongés, se trouvait, par hasard, dans la direction de son coude. A ma grande surprise, je crus m'apercevoir que son coude glissait, comme attiré par ma main. Sans dire un mot, le sujet continuant à causer et paraissant

tout à fait étranger à ce qui se passait là, je soulevai
légèrement mon bras, et le bras du sujet se souleva
en même temps. Mais comme si l'attraction, en deve-
nant plus forte, avait éveillé la conscience, Gustave
P... s'interrompit tout à coup, porta sa main droite à
son coude gauche, qu'il retira vivement en arrière, et,
se retournant vers moi : « Qu'est-ce que vous me faites donc ? » s'écria-t-il :

« Depuis lors, au début des séances qui suivirent ou
dans les intervalles des expériences de somnambulisme,
je m'ingéniais à détourner l'attention du sujet pour
présenter à son insu ma main droite vis-à-vis l'un ou
l'autre de ses coudes, de ses genoux, de ses pieds, etc.,
et toujours j'observais le même phénomène : attraction
du membre visé, qui semblait cesser d'appartenir au
sujet pour tomber sous l'empire de ma volonté jusqu'au moment où, par une sorte de brusque secousse,
le sujet était informé de ces mouvements involontaires et se dérobait à mon influence. Oui, pensais-
je, voilà bien le fait qui pourrait servir de preuve à la
réalité d'une action personnelle, d'un rayonnement
nerveux de l'opérateur, qu'on l'appelle, d'ailleurs,
magnétisme animal ou autrement, le nom n'importe
guère à la chose; mais comment savoir si le sujet,
quelque distrait qu'il paraisse, ne guette pas du coin
de l'œil la main sournoisement tournée vers sa jambe
ou son bras, et s'il ne simule pas, ou du moins comment savoir s'il ne la voit pas inconsciemment et s'il
ne s'auto-suggestionne pas ? Comment supprimer
jusqu'à la possibilité de la simulation et de l'auto-
suggestion ?

« A force d'y rêver, je me dis que le plus sûr moyen
pour cela c'était d'aveugler le sujet en lui bandant
hermétiquement les yeux. Je fis donc fabriquer un

bandeau en drap noir, assez épais pour intercepter complètement la lumière, et encapuchonnant à la fois les yeux et le nez. Puis, sans dire au sujet quel genre d'expériences je voulais faire, je lui demandais de se laisser appliquer ce bandeau et de rester seulement immobile quelques instants sur la chaise. M'étant alors approché, je présentais, sans faire de bruit, ma main droite à environ huit ou dix centimètres de sa main gauche, et bientôt, en moins d'une demi-minute, celle-ci fut attirée ; même effet produit sur l'autre main, sur le coude droit et le coude gauche, le genou droit et le genou gauche, le pied droit et le pied gauche, etc. Il va sans dire que je ne suivais aucun ordre, mais que j'entremêlais ces actions de toutes les façons possibles pour que le sujet ne pût deviner par aucun raisonnement quelle était la partie de son corps que je visais, et cependant il y eut toujours concordance entre la direction de ma main et le mouvement obtenu. Du reste, ce n'est pas dans une seule séance, c'est dans plus de dix séances que j'observai ces mêmes phénomènes.

« Je n'avais agi, dans la première séance, qu'avec la main droite; dans une seconde séance, après avoir reproduit et vérifié tous les résultats de la première, j'eus l'idée d'agir avec la main gauche, toujours, bien entendu, sans ouvrir la bouche. Aussitôt, au lieu de l'attraction attendue, je vis des tremblements, des secousses se produire dans le membre visé, et j'entendis le sujet s'écrier : « Vous ne m'avez pas encore fait cela ; je vous en prie, cessez ; cela est trop énervant, on dirait que vous m'enfoncez un million d'aiguilles sous la peau. » Je cédai à sa prière et lui demandai de me décrire, aussi exactement qu'il le pourrait, son impression. Après y avoir réfléchi, il me dit que ce

12

qu'il éprouvait lui rappelait tout à fait les sensations produites par une pile de cinq ou six éléments. J'avais dès lors un nouveau moyen de varier mes expériences en variant non seulement les parties du corps du sujet sur lesquelles j'agissais, mais encore mon action même, selon que j'employais la main droite pour produire de l'attraction, ou la main gauche pour produire des picotements.

« Qu'arrivera-t-il, me demandai-je après cette seconde séance, si, appliquant mes deux mains l'une sur l'autre, paume contre paume, je les présente ainsi au sujet? Probablement leurs actions se neutraliseront et leur effet sera nul. Mais lorsque, dans une troisième séance, après avoir expérimenté séparément avec la main droite et la main gauche, j'expérimentai tout à coup avec les deux mains réunies, le résultat fut tout autre que celui que j'attendais. Cette fois encore, le sujet s'écria : « Que me faites-vous là? C'est encore du nouveau, mais plus énervant que tout le reste. Je ne vois pas ce que c'est; c'est un gâchis. Ah! je comprends. Vous m'attirez et vous me picotez en même temps. » De fait, le membre visé venait en effet dans la direction de mes mains, tout en étant agité de tremblements presque convulsifs. Ainsi j'avais une triple action, attractive avec la main droite, picotante avec la main gauche, simultanément attractive et picotante avec les deux mains réunies; et toujours, ou du moins quatre-vingt-dix-neuf fois sur cent, dans toute cette première série d'expériences, cette action se produisait régulièrement.

« Je priai un de mes collègues, Louis B... (professeur de physique à l'école M...), de bien vouloir assister à une séance, et, après lui avoir montré sans explication verbale tous les faits précédents, j'obtins avec son concours des faits nouveaux plus remarquables encore.

« Sur un signe de moi, il présenta sa main droite au sujet dans les conditions où je la présentais moi-même, et, au bout d'un moment, le sujet, s'adressant à moi, me dit : « Où êtes-vous ? Vous devez être loin ? Je sens quelque chose dans ma main comme si vous vouliez m'attirer, mais c'est beaucoup plus faible qu'à l'ordinaire. »

« Je constatai ainsi que le rayonnement nerveux est inégal chez les différents individus, ou peut-être que la réceptivité des sujets est plus forte pour le rayonnement de certains individus que pour celui de certains autres.

« Mon collègue et moi nous prîmes alors — toujours silencieusement — un fil de cuivre isolé, comme ceux qui servent pour les sonneries électriques d'appartement, je tins une des extrémités dénudées du fil dans ma main droite et m'éloignai le plus possible du sujet ; mon collègue lui présenta l'autre extrémité, après l'avoir enroulée autour d'une règle de bois qu'il tenait à la main, et nous vîmes la pointe de cuivre produire le même effet qu'eût produit ma main droite présentée à la même distance, c'est-à-dire attirer la partie du corps du sujet qu'elle visait. Je remplaçai la main droite par la main gauche : le fil de cuivre transmit fidèlement l'influence picotante comme il avait transmis l'influence attractive. Je greffai sur le fil unique présenté au sujet un second fil, de manière à agir simultanément avec les deux mains, et le fil unique conduisit sans les confondre les deux actions réunies, ce que le sujet appelait le « gâchis ».

« Je passai dans une autre pièce ; on ferma la porte, le fil seul dont je tenais un bout communiquant par-

dessus la porte avec les personnes restées dans mon
cabinet. L'action de ma main se transmit encore, mais
les expériences ne purent pas avoir le même degré de
précision, parce que nous ignorions ce que nous fai-
sions de part et d'autre. Cependant, mon collègue
ayant présenté le bout de cuivre au front du sujet,
toujours à 0 m. 10 ou 0 m. 12 de distance, celui-ci
très rapidement, donna des signes d'un grand malaise,
dit qu'il sentait sa tête s'échauffer et s'alourdir, et porta
ses mains vers son front comme pour éloigner cette
influence, obligeant ainsi mon collègue à écarter le fil
chaque fois. Je constatai, du reste, dans un grand
nombre de séances, qu'en prolongeant cette action de
la main droite, soit directement, soit par l'intermédiaire d'un fil de cuivre, le sujet, malgré le bandeau
interposé, s'endormait en passant successivement par
les trois états habituels, et que de même l'action de
la main gauche, soit directe, soit conduite, provoquait
à travers le bandeau les trois degrés du réveil. »

M. Boirac cite encore un grand nombre d'expériences non moins intéressantes et concluantes, faites sur
beaucoup d'autres sujets éveillés ou endormis et que
nous regrettons de ne pouvoir rapporter ici.

Nous nous permettrons de citer quelques faits
personnels.

En 1877, à Avignon, nous avons, plusieurs fois, sur
la demande d'officiers de la garnison, influencé un
jeune capitaine d'Etat-major, aujourd'hui général de
division, soit à la promenade des allées de l'Oulle,
soit sur la place de l'Horloge, soit au café. Nous
l'empêchions de marcher; s'il était au café, il ne pouvait prendre son verre, etc., etc. Jamais cet officier
n'avait été endormi.

A l'hôpital Lariboisière, alors que nous étions sta-

giaire dans le service de M. le docteur Gouguenheim,
nous avons obtenu les mêmes effets sur M. I.., externe
du service ; M. I..., les yeux bandés et absolument
éveillé, sentait très bien lorsque nous voulions le faire
avancer ou reculer, de même lorsque nous voulions le
faire mettre à genoux ou le forcer à s'asseoir, et cela
sans la moindre suggestion verbale.

Au mois de janvier 1887, nous trouvant à Angers,
où nous avions fait déjà de nombreuses démonstrations, nous avons, dans un cercle de jeunes gens, fré-
quenté surtout par les étudiants, en présence de plusieurs médecins, professeurs de l'Ecole de médecine
de cette ville, fait sur deux de ces messieurs les expériences suivantes :

En état complet de veille, sur des sujets n'ayant
jamais été endormis, et après leur avoir bandé les
yeux, nous avons, à volonté, produit l'attraction ou la
répulsion, la flexion des genoux, la marche en avant
ou en arrière, sur l'ordre écrit, — afin d'éviter toute
suggestion — des médecins présents : nos expériences
réussirent chaque fois.

A Paris, la même année, nous fîmes, dans le cours
d'une soirée donnée par un officier supérieur, devenu
généralissime, des expériences très curieuses sur plusieurs invités, entre autres le docteur C..., médecin
des hôpitaux, expériences qui convainquirent les plus
sceptiques.

L'épouse du général XXX... fut un sujet d'une rare
impressionnabilité. Aussi, après une série d'expériences des plus concluantes, nous eûmes l'idée de renouveler avec elle un fait que nous avions déjà produit
dans des circonstances analogues, fait qui, s'il réussissait, devait prouver à tous les assistants l'existence de la force magnétique.

En conséquence, les plus minutieuses précautions ayant été prises, et au moment où Mme XXX... était occupée à toute autre chose — elle prenait au buffet une coupe de champagne — on vint me prier d'essayer mon action. On m'avait conduit dans un boudoir, fait traverser plusieurs pièces, et je ne pouvais, d'où j'étais, me rendre compte de la direction du buffet. A peine une minute après avoir reçu l'injonction d'agir, Mme XXX... fut entraînée irrésistiblement vers moi. Elle ouvrit vivement les portes qui nous séparaient et vint se précipiter sur un sopha sur lequel j'étais assis.

Interrogée après l'expérience, Mme XXX... dit qu'elle avait d'abord éprouvé une petite secousse nerveuse, puis, qu'elle s'était sentie attirée comme avec une corde et que, malgré une grande résistance, elle avait dû obéir sans savoir où elle allait.

Les effets magnétiques produits chez Mme XXX... et sur le docteur C... eurent un grand nombre de témoins et nous regrettons, eu égard à la notoriété des personnages, de ne pouvoir donner leurs noms. Mais qu'on sache bien que nous n'exagérons rien, au contraire...

Les faits qui précèdent ne seront sans doute pas suffisamment démonstratifs pour les partisans de la suggestion, mais nous pensons que les suivants, à moins de nier de parti pris l'évidence même, feront réfléchir ces sceptiques obstinés et les engageront peut-être à contrôler nos affirmations.

Procédons toujours du simple au composé. Voici un appareil des plus faciles à construire et nullement compliqué, que nous avons imaginé il y a fort longtemps et qui permet instantanément de constater l'existence d'un *courant* émanant de nos doigts.

Il suffit simplement d'avoir sous la main une feuille

de papier à cigarette, une aiguille de trois ou quatre centimètres de longueur et un bouchon en liège.

On enfonce l'aiguille du côté du chas, à la partie médiane du bouchon, et, sur la pointe de cette aiguille, on place délicatement la feuille de papier pliée en angle plus ou moins obtus, en évitant de la trouer, et de façon qu'elle soit bien en équilibre sur l'aiguille, qu'elle ne penche ni d'un côté ni de l'autre.

Cet appareil est d'une grande sensibilité : le moindre souffle peut faire vaciller la feuille, aussi faut-il éviter de respirer dessus et d'en approcher brusquement la ou les mains.

Pour ne pas agiter l'air ambiant, l'appareil étant placé au milieu d'une table, l'opérateur avancera lentement sa main droite ou gauche, les doigts ployés de façon que celle-ci soit courbée en arc, et l'amènera à deux ou trois centimètres de la feuille de papier, qui ne tardera pas à tourner dans la direction de la pointe des doigts.

Si, avec les mêmes précautions, on change de main, la feuille tourne, entraînée dans le sens opposé. Mais, pour obtenir un courant rapide et régulier, deux personnes peuvent concourir à l'expérience. Il faut que les doigts de la main droite de l'une des personnes, par exemple, soient en contact, par leur pointe, avec la naissance du poignet de l'autre expérimentateur, l'appareil au centre des mains et, autant que possible, à égale distance.

Avec ce dispositif, la feuille tourne rapidement de droite à gauche ; en changeant les mains, le mouvement se produit de gauche à droite, *ce qui indique bien un influx s'échappant du bout des doigts des expérimentateurs.*

Une même personne, plaçant ses extrémités digitales contre ses poignets, obtient des résultats identiques.

On a attribué ce phénomène à la chaleur des mains et à la différence de température de l'air ambiant. Mais ceux qui ont avancé cette hypothèse, qui ont soutenu cette théorie ont oublié d'expliquer le changement de rotation qui s'effectue toujours dans le sens des pointes et, comme nous savons que, partout où il y a chaleur, il y a dégagement d'électricité, il est permis d'admettre scientifiquement la force neurique rayonnante.

Notre appareil, nous le reconnaissons volontiers, est bien imparfait. Nous allons en étudier d'autres qui corroboreront ce que nous admettons.

Ch. Lafontaine avait inventé une sorte de *magnétomètre* dont voici la description :

Un disque en papier, divisé en quatre angles droits et chaque angle en 90°, formait le cadran de son appareil. Ce cadran était collé sur une planchette et, pardessus, on plaçait un bocal en verre mince, renversé, au fond duquel était fixé, avec un peu de cire à cacheter, un fil de soie non tordu. Au bout du fil était adaptée une aiguille indicatrice de 5 à 6 centimètres de longueur, faite avec un brin de paille.

L'opérateur n'avait qu'à présenter ses doigts en pointe vers un des bouts de cette aiguille et après un laps de temps plus ou moins long, qui pouvait varier de 5 à 20 minutes, l'aiguille se déplaçait de plusieurs degrés.

Nous avons dans maintes circonstances, pour prouver la réalité des expériences de Lafontaine, simplifié son *magnétomètre* : chacun pourra en faire autant.

Il est facile de se procurer une feuille de papier pour y tracer le cadran, d'avoir à sa disposition une table, un verre à boire, un cheveu de dame et une allumette en bois.

On coupe l'allumette en deux, on l'amincit le plus possible, on fixe le cheveu par ses extrémités avec n'importe quoi au fond du verre et au milieu du tronçon d'allumette, et l'appareil est construit; on n'a plus qu'à tenter l'épreuve.

Avec ce simple dispositif, nous avons, des centaines de fois, démontré notre action magnétique.

Un appareil plus sensible que le précédent est le *magnétomètre* de l'abbé Fortin. L'extrait suivant d'un article du *Figaro* (nᵒ du 20 septembre 1890) donnera une idée générale de cet appareil, que nous décrirons un peu plus loin :

« L'abbé Fortin, pour étudier les variations magnétiques les moins apparentes, a imaginé un appareil d'une extrême sensibilité, appelé *magnétomètre*, et qui est, en ce moment, soumis à des expériences par l'Académie des Sciences.

« D'après Fortin, le magnétomètre donne les marques non équivoques de la présence du magnétisme dans le corps humain; il en mesure même la force.

« Un homme en bonne santé, nerveux, sanguin, prêt à l'action, approche la main de l'instrument à la distance d'un ou deux centimètres; il la laisse reposer près du support, sans toucher le globe de verre, pendant quelques minutes seulement; il retire ensuite sa main. Après une ou deux minutes, l'oscillation de l'aiguille se produit, avec une amplitude de 10, 15, 20 degrés; une vraie tempête magnétique s'est échappée du corps, de la main, au seul effort de l'attente.

« Il n'en serait pas de même en cas d'épuisement. Le silence absolu de l'appareil constaterait, avec le défaut intérieur de toute électricité et de toute chaleur, la mort.

« D'après Fortin, le magnétisme agit dans les corps

organisés et vivants ; il porte les ordres de la volonté
et il en est l'agent le plus direct. Le magnétisme
humain est un puissant modificateur de la santé, de
l'énergie ; là où il fait défaut, la vie s'éteint. Il est
l'intermédiaire physique en perpétuelle action entre
l'esprit et le corps. Il se propage dans tout le corps
aux ordres de l'esprit avec l'instantanéité de la pensée. »

« Le *magnétomètre* de l'abbé Fortin se compose d'un
fil de cocon de 0 m. 25 environ de longueur, *très fin*,
non tordu, fixé en haut à un plateau de verre et terminé en bas par une aiguille de fil de cuivre recuit,
autour de laquelle le fil de coton vient s'enrouler sur
la partie médiane sans aucune ligature ou boucle à
cet endroit. Le cadran, divisé en 360 degrés, surmonte
une bobine de fil fin, entourant un petit cylindre en
verre. Le tout est contenu dans un cylindre en verre
de diamètre suffisant, destiné à isoler l'appareil de
tout courant d'air et de la chaleur ; c'est à travers ce
cylindre que les phénomènes d'attraction et de répulsion ont lieu, sans qu'il y ait contact par les doigts
placés à 0 m. 05 du cylindre. L'appareil est mis dans
un coin, sur une planchette triangulaire, fixée dans
l'angle dièdre de deux murs épais qui ne peuvent être
ébranlés par la trépidation des voitures ; l'angle dièdre
est dans une obscurité relative, de telle façon que le
radiomètre de Crookes ne soit pas impressionné et
que la chaleur solaire n'y arrive pas directement.

« L'appareil est orienté dans la ligne sud-nord, de
façon à ce que cette ligne passe par le plan médian
du corps de la personne observée ; ses bras sont
appuyés contre le mur, ou, mieux, soutenus par des
accoudoirs, comme M. le professeur Richet en a fait
installer dans son laboratoire ; la personne présente
l'extrémité digitale de la main, soit droite, soit gau-

che, à une des extrémités de l'aiguille, de telle façon qu'à travers la convexité du verre le plan de la main soit perpendiculaire au plan de l'extrémité de l'aiguille.

« La durée de l'observation est de deux minutes ou cent vingt secondes ; on observe l'écart ou l'angle chiffré par le nombre de divisions, dès que l'aiguille a décrit dans le sens attractif ou répulsif tout son cours, et qu'elle s'est *fixée* dans un point différent de celui où on l'avait observée avant l'expérience. Quel que soit le sens du mouvement produit, l'allure de ce mouvement est différente suivant les personnes ; tantôt très lente à la fin des deux minutes, tantôt très rapide au début, en présentant des oscillations, c'est-à-dire donnant, dans l'unité de temps, une attraction et une répulsion ; tantôt restant, après l'opération, plus ou moins fixée au point obtenu, ou revenant de suite au point qu'elle occupait primitivement ; l'aiguille reflète d'une façon mathématique le mouvement qui se produit en nous, comme allure, comme chiffrage, et donne une formule biométrique bien particulière à chaque personne. »

Pour que la force magnétique puisse se manifester, il faut incontestablement des appareils d'une très grande sensibilité. Nous savons déjà qu'il existe à Paris, chez M. le comte de P..., un galvanomètre construit par Rumkorff, qui remplit cette condition. La bobine, intercalée entre les deux aiguilles astatiques, avons-nous dit, est assez volumineuse pour supporter l'enroulement de 80 kilomètres de fil d'argent.

Le célèbre chimiste et physicien anglais sir William Crookes, membre de la Société royale de Londres, après plusieurs années consacrées à l'étude des manifestations de la force psychique, affirme et démontre, par une foule d'expériences faites avec divers sujets sur des appareils de physique, la réalité mathématique de la force que nous étudions. Nous engageons le lecteur désireux de s'instruire à lire son ouvrage « Force psychique », *Recherches sur les phénomènes du spiritualisme*, traduit de l'anglais par J. Alidel [1].

Pour appuyer notre thèse, nous croyons utile de donner un extrait d'un article du comte A. de Gasparin, paru dans le *Journal de Genève* le 19 août 1853, et quelques pages d'un opuscule de M. Thury, professeur à l'Académie de Genève, qui a pour titre : *Trente ans après.*

Voici ce que nous lisons dans le premier :

« On va crier à la magie ! au miracle ! Toute loi nouvelle semble être un prodige ! Or, je tiens à rassurer ceux qui s'alarment ainsi. Nous ne sortons pas le moins du monde des *faits naturels*.

« La meilleure preuve, c'est que notre sorcellerie ne résiste pas au contact d'un morceau de verre. Au milieu de la rotation la plus énergique, pendant que tous les yeux sont fermés, approchez un morceau de verre de la table, et elle se modérera comme gênée dans son mouvement ; posez-le au milieu de la table, et elle s'arrêtera complètement ; posez-le sur un des côtés de la table, et l'autre côté se soulèvera sur-le-champ comme si le fluide ne pouvant plus circuler dans le voisinage du verre, refluait et s'accumulait avec puissance dans la région opposée.

« Ici encore, l'illusion n'est guère admissible ; car les yeux des expérimentateurs sont fermés, et, en remplaçant à leur insu le verre par un morceau de carton ou par un livre, en le posant de la même manière sur la table, on n'obtient ni arrêt ni soulèvement.

1. Editeur : P.-G. Leymarie, 12, rue Saint-Jacques.

« Je n'aurai garde de risquer une explication ; ce n'est pas mon affaire. Constater les faits et maintenir une vérité qu'on veut étouffer, c'est toute ma prétention. Je ne résiste cependant pas à la tentation de montrer à ceux qui nous traitent d'illuminés ou de sorciers que l'action dont il s'agit comporte une interprétation très conforme aux lois ordinaires de la science.

« Supposez un fluide, émis par quelques-uns d'entre eux ; supposez que la volonté détermine la direction du fluide ; vous comprendrez déjà la rotation et le soulèvement de celui des pieds vers lequel afflue à chaque acte de volonté un excès de fluide. Supposez que le verre fasse fuir le fluide, vous comprendrez que le verre placé au milieu de la table interrompe la rotation, et que le verre placé sur un des côtés amène l'accumulation du fluide dans l'autre côté, qui se soulève alors.

« Encore une fois, je n'affirme rien, je n'indique même rien ; mais je montre qu'il y a des explications possibles en dehors du sortilège ou du miracle.

« Le miracle, ai-je dit, serait-il réellement nécessaire de répondre à ceux qui prétendent comparer l'obéissance des tables aux miracles de la Bible, qui ne voient pas d'abîme entre l'action momentanée que j'exerce sur un meuble étranger à la pensée, mis en jeu par une sorte de galvanisme, par une force qui va cesser en le laissant aussi inerte qu'il était auparavant, et l'acte souverain de celui qui, communiquant la vie et la force, crie à Lazare : « Lève-toi ! » au paralytique : « Charge ton petit lit et marche ! »

« Je n'ai garde d'insister. Les tables ne comprennent pas ; les tables ne devinent pas ; les tables sont entièrement passives ; les tables frapperont indéfiniment (en dépit du nombre que vous pensez), si votre volonté ne les arrête. Je ne sais pas ce que le charlatanisme prétend en tirer, je sais que nos expériences, consciencieuses et répétées, ont constaté qu'elles ne dépassent en aucune manière la limite des phénomènes naturels. Elles ne sont ni si admirables ni si criminelles qu'on les a faites.

M. Thury s'exprime ainsi, dans les pages savantes qu'il a ajoutées à l'ouvrage de M. A. de Gasparin :

« Les trente-trois années qui nous séparent du temps de l'épidémie des tables tournantes, et de la première publication du livre sérieux de M. Agénor de Gasparin, n'ont amené aucun progrès dans la connaissance des phénomènes sur lesquels l'auteur du livre s'était efforcé d'attirer l'attention des physiciens.

« Cependant la question n'est pas morte, nous en avons la certitude. Son heure n'est pas venue, parce qu'il n'existe pas encore, dans la science actuelle, des faits qui l'appellent, l'éclairent et lui donnent sa valeur propre. Le temps viendra où un édifice sera construit sur les pierres d'attente posées en 1854.

« Trente années sont un court espace : bien d'autres découvertes ont attendu davantage, depuis le moment où le fait capital sur lequel elles reposent est venu à la lumière jusqu'au jour où il a reçu de quelque homme de génie l'impulsion du développement.

« A notre époque de vulgarisation de la science, il était difficile que les premiers faits constatés échappassent à l'appréciation des hommes qui se sont fait une spécialité de communiquer au grand public le résultat des travaux journaliers des savants. M. L. Figuier a tenté cette appréciation dans le second volume de son ouvrage intitulé : *les Mystères de la Science*, pages 571 à 579.

« En reconnaissant les difficultés très grandes qu'offre la vulgarisation de tels sujets, il nous est impossible d'accepter sans protestation le procédé de discussion suivant :

« M. Figuier se débarrasse sommairement et dédaigneusement de tout ce qui le gêne, en vue des explications qu'il se propose de donner.

« 1° Il passe entièrement sous silence l'une des expériences fondamentales de Valleyres, décrite par M. A. de Gasparin à la page 57 de notre opuscule sur les tables tournantes. Dans cette expérience, le mouvement *avec contact des mains* avait lieu dans un sens où l'effort musculaire ne pouvait absolument pas le produire.

« 2o M. L. Figuier nie *à priori* le mouvement *sans contact des mains* et objecte qu'il pourrait y avoir eu quelque fraude. Mais il se tait entièrement sur une expérience décrite avec détail (A. de Gasparin, *Tables tournantes*. Introduction, page XX), et dans laquelle toute fraude était manifestement impossible.

« Il me sera permis de réparer quelque peu la double omission du savant français, en revenant avec détail sur chacun des points fondamentaux qu'il néglige.

I. *Action mécanique des mains, rendue impossible.*

« L'effet à produire consiste à soulever un corps lourd, en touchant seulement la face supérieure horizontale.

« Les phénomènes de cet ordre exigent une préparation de l'opérateur, qui doit être en état de déterminer immédiatement la gyration ou le balancement d'une table. On a toujours mis en œuvre plusieurs opérateurs à la fois, pour disposer d'une plus grande puissance.

« L'appareil que j'avais fait construire pour ces expériences était une table ronde, ayant un plateau de 84 centimètres de diamètre et un pied central bifurqué à sa partie inférieure. Cette table pouvait tourner comme une table ordinaire, et servir ainsi pour la préparation nécessaire des opérateurs. Mais la table était construite de telle manière qu'à un moment donné elle pouvait se transformer instantanément dans l'appareil que je vais décrire.

« Le sommet du trépied est devenu le point d'appui d'un levier semblable à une balance, et pouvant osciller librement dans un plan vertical. L'une des extrémités du levier porte le plateau circulaire de 0 m. 84 de diamètre ; l'autre extrémité, une caisse, pouvant recevoir des poids destinés à équilibrer une fraction donnée du poids du plateau. — Le plateau porte un seul pied central reposant sur le plancher, sur lequel il exerce une pression qui n'a jamais été plus petite que 1/4 de kilog., mais que l'on peut augmenter à volonté jusqu'à 4 kilog. 27 en enlevant les poids renfermés dans la caisse. Les chiffres ci-dessus expriment naturellement la force qui serait nécessaire pour soulever verticalement le plateau.

« On détermina premièrement la valeur de la force totale de soulèvement produite par l'adhésion minime des doigts de tous les opérateurs sur le plateau poli non verni de la table ronde. Cette force fut trouvée très inférieure à 1/4 de kilogramme. On essaya inutilement de soulever le plateau presque équilibré, en mettant en jeu la réaction élastique du bois. Ces essais préliminaires terminés, on procéda à l'expérience.

« Les opérateurs, convenablement préparés, comme il a été dit, posent délicatement leurs mains sur la face supérieure du plateau, à quelque distance du bord ; puis, tous ensemble, ils soulèvent les mains, et le plateau suit.

« Six opérateurs, agissant ensemble, soulevèrent le poids maximum de 4 kil. 27 ; cinq ne purent y réussir. Ces expériences, faites le 15 novembre 1854, furent répétées à plusieurs reprises, le même jour, avec les résultats mentionnés ci-dessus.

« M. Edmond Boissier, le botaniste, ancien capitaine d'artillerie, assistait aux expériences et les contrôlait avec soin. Selon la recommandation que je lui avais adressée, au moment où l'on s'attendait à commencer une expérience, il procéda inopinément à l'inspection des mains, qui furent trouvées nettes, comme on s'y attendait.

« M. Figuier pensait-il instruire convenablement ses lecteurs à l'intelligence des phénomènes dont il trace l'histoire, en décrivant ainsi les tables tournantes (*Mystères*, II, pages 503): « Cinq ou six personnes, plus ou moins, sont assises devant une table de bois, ou de préférence un guéridon très léger, dont les pieds sont garnis de roulettes, pour qu'il n'éprouve que la moindre resistance possible dans son mouvement. Si le parquet de la salle est ciré, le frottement des roulettes contre sa surface devient presque nul. Toutes les conditions sont alors réunies pour assurer le succès de l'expérience, en raison de la très faible impulsion mécanique qui suffit pour mettre en mouvement un guéridon léger, glissant sans obstacle sur une surface polie. »

« Eh bien, non, ce n'est pas cela ; tout autre est le caractère vrai du phénomène. Les tables ne marchent pas *comme sur des roulettes ;* souvent, dans les meilleures conditions possibles, c'est-à-dire avec le minimum

13

de résistance, elles refusent de marcher. C'est tout ou rien ; elles demeurent passivement immobiles, ou bien elles s'emportent, non pas sans doute avec une force indéfinie, mais avec une puissance telle que les inégalités du plancher, la présence ou l'absence de roulettes jouent un rôle absolument secondaire..... Peut-être les roulettes nuisent-elles plus qu'elles ne servent. A Valleyres, le plancher était très peu uni, et les tables n'avaient point de roulettes, à l'exception d'une seule table à quatre pieds, dont on s'est rarement servi. »

II. — *Les mouvements sans contact.*

« M. Figuier se croit autorisé à nier *a priori* la possibilité du résultat principal des expériences de Valleyres. Le mouvement des corps inertes sans le contact des mains est, suivant lui, une impossibilité manifeste, dont il se débarrasse préalablement, ce qui facilite beaucoup l'application de ses propres théories.

« Quand l'impossibilité d'une chose est démontrée, on peut, il est vrai, se débarrasser de cette chose, sans se donner la peine d'examiner les preuves à l'aide desquelles des hommes ignorants pensent l'établir. Les preuves, dans ce cas, ne peuvent être qu'illusoires.

« Mais comment M. Figuier, qui s'est beaucoup occupé de l'histoire des sciences, peut-il oublier que les faits réellement nouveaux, c'est-à-dire sans connexion évidente avec ce qui était connu auparavant, se montrent toujours avec le caractère d'impossibilités apparentes manifestes ? On se demande alors quel est le vrai caractère à l'aide duquel on peut reconnaître qu'une chose est impossible. Il ne saurait y en avoir d'autre que l'existence d'une démonstration d'impossibilité. Quand cette démonstration n'existe pas, l'impossibilité est un simple préjugé.

« Dans le cas actuel, où serait la démonstration de l'impossibilité des mouvements sans contact ? Il y a des forces qui meuvent les corps à distance (ce qui ne veut pas dire sans intermédiaires) ; tels sont l'électricité et le magnétisme. La volonté, qui est *une force de détermination*, agit sur quelques parties du système nerveux, suivant un mode qui est parfaitement inconnu.

« Il résulte de l'ignorance où nous sommes de ce mode que personne ne peut affirmer l'impossibilité d'une action de la volonté sur la matière en général, dans certaines conditions spéciales. On peut seulement objecter que cela ne s'est jamais vu ou, du moins, n'a jamais été constaté d'une manière certaine. Sommes-nous donc requis de nier la *possibilité* de tout fait qui n'a pas encore été sûrement observé ? Ce serait la fin de tout progrès scientifique.

« Un semblant de démonstration de l'impossibilité des mouvements sans contact consisterait à présenter ces mouvements comme un effet sans cause, en affirmant qu'il n'y a pas de force dépensée. Mais il est facile de répondre que la fatigue des opérateurs, pour un même effet produit, est bien plus grande dans le mouvement sans contact que par une action musculaire produisant le même résultat. Il y a donc plus de force dépensée dans le premier cas, et il s'agit seulement d'un emploi différent de la force. Les nerfs et les muscles qui, d'ailleurs, n'existent pas chez les animaux très inférieurs, représentent seulement la matière spécialisée en vue de la meilleure utilisation possible de la force.

« J'admets pleinement que les faits nouveaux sortant des analogies connues doivent être établis de la manière la plus sûre, et sans équivoque possible.

Admettez que cette condition ne fût qu'à peu près remplie dans le cas actuel ; encore cela serait-il suffisant pour justifier un examen attentif, plus scientifique et plus intelligent qu'un sommaire dédain.

« La recherche scientifique est, d'ailleurs, toujours progressive, ce n'est jamais du premier saut que l'on atteint à la connaissance parfaite. Les conditions dans lesquelles se produit un phénomène, les conditions précises, nécessaires et suffisantes pour qu'il se montre, souvent complexes, peuvent n'être que le dernier résultat des investigations. Il n'est donc pas raisonnable d'exiger, sous prétexte de déterminisme, que tout fait nouveau puisse être constamment amené à volonté par l'expérimentation. Quand le fait se produit, on le constate et on l'étudie. S'il fallait ne tenir aucun compte des premières observations, toute recherche ultérieure deviendrait impossible, et les sciences d'observation n'existeraient pas.

« C'est donc une exigence injustifiée que formule M. Figuier, lorsqu'il reproche à M. de Gasparin de n'avoir pu, dans quelques circonstances, reproduire le phénomène du mouvement des corps inertes sans le contact des mains. Deux facteurs pouvaient manquer, la connaissance exacte des conditions du phénomène et la force nécessaire pour le produire. Mais ces résultats négatifs laissent intacts les faits positifs antérieurement constatés.

« Ceux-ci existent-ils réellement ?

« Dans les expériences dont j'ai été témoin à Valleyres dans l'année 1854, je ne connaissais pas toutes les personnes qui prêtaient leur concours à M. de Gasparin, c'est pourquoi j'ai constamment exclu des résultats notés comme valables toute expérience dans laquelle la fraude eût été seulement possible. Il me fut donc parfaitement indifférent, au point de vue de la certitude des faits constatés, d'entendre dire plus tard à quelques personnes du dehors que l'on soupçonnait des amis trop zélés d'avoir aidé au mouvement des tables.

« On trouvera tout le détail des faits dont je fus témoin, dans le petit mémoire que j'ai publié en 1855 sous le titre indiqué plus haut.

« Il me sera permis de rappeler seulement ici trois expériences, qui me semblent être parfaitement suffisantes pour établir le fait du mouvement des corps inertes sans le contact des mains.

« J'ai été témoin des deux premières, et la troisième, que j'avais suggérée, a été faite sous les yeux d'hommes de science bien connus.

« Les expériences où l'action des mains s'exerce à distance et celles de soulèvement sont les plus difficiles à réussir. Elles doivent toujours être précédées de celles avec contact, servant comme exercice préparatoire propre à développer puissamment chez les expérimentateurs cet état particulier qui est une des conditions essentielles de l'apparition des phénomènes. Il est, du reste, indifférent que la préparation se fasse sur une autre table. Quand elle avait lieu sur le même meuble, la période de préparation était séparée de celle de l'action finale par un moment d'arrêt, pour éviter l'objection fondée sur l'existence d'un mouvement acquis.

Première expérience. — Table ronde de 82 centimètres de diamètre, à trépied, sans roulettes. Plancher très peu lisse ; un effort de 2 à 3 kilogrammes appliqué tangentiellement sur le bord du plateau est nécessaire pour donner au meuble un mouvement de rotation.

« Action de 8 à 10 personnes réunies. Je place mon

œil et le maintiens dans le prolongement du plateau,
pour m'assurer de l'absence de contact des doigts, qui
se tiennent à deux ou trois centimètres de la surface
du meuble. — En même temps, M. Edmond Boissier
surveille le trépied et la surface inférieure du plateau.
Puis nous répétons l'expérience en échangeant les
rôles. On ne surprend aucun contact des opérateurs
avec la table qui tantôt se balance, tantôt tourne autour
d'elle-même, d'un demi-tour à un tour ou deux.
Cependant la surveillance complète est un peu difficile à cause du grand nombre des opérateurs. Cet inconvénient n'existe plus dans l'expérience suivante :

« *Deuxième expérience*. — Deux personnes seulement,
Mme de Gasparin et Mme Doxat, entraînent, sans le
toucher, un guéridon qui tourne et se balance sous
leurs mains, tenues à deux ou trois centimètres de distance du plateau. Ayant réussi à voir constamment
l'espace libre entre les mains et la surface du guéridon, je suis sûr qu'il n'y a pas eu de contact, pendant
quatre ou cinq révolutions du meuble.

« Cette expérience m'a si vivement frappé qu'aujourd'hui encore, à trente-trois ans de distance,
je la revois comme au jour où j'en fus le témoin.
Aucun doute n'était plus possible, le mouvement des
corps inertes par l'effet de la volonté humaine, et
sans action mécanique directe, était donc bien un
fait réel. Et puisque ce fait existe, *il est possible*,
malgré toutes les objections que l'on peut faire *a
priori*.

« *Troisième expérience*. — Rapportée par M. de Gasparin dans son livre sur les tables (avant-propos,
p. 21). — Une couche très légère de farine a été répandue sur la table en repos, presque instantanément, à
l'aide d'un soufflet à soufrer la vigne. L'action des mains

placées à distance a entraîné le meuble. Puis on a fait
l'inspection de la couche de farine qui était demeurée
vierge de tout contact. On s'était assuré que le moindre attouchement laissait des traces apparentes sur la
couche de farine, et que les ébranlements et les secousses ne suffisaient pas pour faire diparaître ces traces.
Cette troisième expérience a eu pour témoin et pour
contrôleur scientifique le comte de Gasparin, membre
de l'Académie des Sciences de Paris, et ancien minis-
tre. Répétée à plusieurs reprises et dans des jours
différents, elle a toujours donné les mêmes résultats.

« En face des témoignages qui précèdent, pour nier
le mouvement sans contact, il faudrait admettre l'une
ou l'autre des deux hypothèses suivantes :

« 1° — De la part des expérimentateurs scientifiques, MM. Agénor de Gasparin, Edmond Boissier, le
célèbre botaniste, M. Jaïn, docteur en médecine,
comte de Gasparin, de l'Académie des Sciences, enfin
l'auteur de ces lignes, — une dose d'aveuglement ou
de bêtise dépassant toute mesure !

« 2° — Ou bien, de la part des mêmes personnes,
une mauvaise foi concertée, une entente perfide, en
vue de tromper le public !

« J'aime mieux croire que c'est M. Figuier qui se
trompe.

« Il fait erreur aussi, mais involontaire, en disant
que M. de Gasparin est le seul auteur sérieux qui ait
affirmé le mouvement des tables opéré sans contact
matériel.

« M. Frédéric de Rougemont, en mai ou juin 1853,
obtenait des effets semblables. Au Valentin, près
d'Yverton, cinq personnes assises autour d'une table
légère tenaient leurs mains à trois quarts de pouce
au-dessus du plateau. La table tourna, *les opérateurs*

demeurant immobiles. L'épreuve fut répétée à plusieurs
reprises avec le même succès. On s'assurait avec la
lumière si aucun doigt ne reposait sur le plateau, et
l'on surveillait aussi les pieds.

« M. de Rougemont était un homme d'une grande
valeur intellectuelle et morale, et l'une des meilleures
gloires de notre Suisse romande. »

Un mot maintenant, et pour terminer ce chapitre,
sur l'action des aimants, de divers métaux (système du
docteur Burq) et des médicaments appliqués simplement sur la peau des sensitifs, et même sans contact.

Quoique les avis soient encore très partagés sur
l'efficacité et le mode d'action de l'aimant au point de
vue thérapeutique, d'une part on rapporte que les
aimants artificiels du Père Hell guérissaient des spasmes, des convulsions, des paralysies. Ceux de l'abbé
Lenoble (1777), d'après les rapports d'Andry et de
Thouret, avaient guéri 48 malades traités en leur présence : il s'agissait de maux de dents, de douleurs
nerveuses de la tête, des reins, de douleurs rhumatis-
males, de névralgies de la face, de tics douloureux,
de spasmes de l'estomac, de hoquets convulsifs, de
palpitations, etc. Et ces effets ont été confirmés par
d'autres observateurs, parmi lesquels on cite Mar-
cellin, Hallé, Laennec, Alibert, Cavol, Chomel, Trous-
seau, Récamier, etc. En Italie, Maggiorani consacre
à l'étude des effets thérapeutiques de l'aimant la plus
grande partie de son activité et publie de remarquables
travaux.

Enfin, l'école de la Salpêtrière, avec Charcot,
Babinski, etc., constate expérimentalement l'influence
de l'aimant sur le système nerveux des sujets en état
d'hypnose, en particulier dans les phénomènes de
transfert.

D'autre part, le Dr Bernheim écrit « ce que l'aimant produit, la simple suggestion le produit toujours, et je me suis demandé si la vertu thérapeutique des aimants ne serait pas une vertu simplement suggestive... si la médecine des aimants ne serait pas autre chose qu'une médecine d'imagination ». Et après avoir énuméré des pratiques diverses et plus ou moins bizarres employées jusqu'à nos jours pour guérir les maladies, il ne voit dans tout cela que la suggestion.

On peut certainement, par la suggestion, obtenir à peu près tous les effets qu'on obtient avec les aimants et, par suite, il est souvent bien difficile de dire, dans le traitement magnétothérapique, comme dans beaucoup d'autres, quelle est la part de la suggestion et quelle est aussi celle du traitement lui-même. Mais on n'a pas le droit d'en conclure, d'une manière générale, que la suggestion seule opère dans tous les cas.

Avec cette façon de raisonner, on pourrait tout aussi bien prétendre que le sulfate de quinine ne coupe pas la fièvre, que l'huile de ricin ne purge pas, que l'opium n'endort pas, attendu que ces mêmes effets peuvent être produits par de l'eau claire accompagnée de suggestion.

Or, il y a, croyons-nous, des faits qui prouvent que l'aimant a une influence réelle, indépendante de la suggestion, quoique identique en nature.

Voici une expérience dont nous empruntons le récit à W. Hamond [1], de New-York, et qui prouve, à ce qu'il nous semble, l'influence réelle de l'aimant sur l'organisme.

« Un monsieur âgé de 30 ans, et d'une nature nullement impressionnable, découvrit son bras droit, à ma

1. *Annales de Psychiatrie*, novembre 1894.

requête, relevant la manche de sa chemise jusqu'à
l'épaule, et l'étendit de toute sa longueur sur une
table. Je pris alors un mouchoir et lui bandai étroite-
ment les yeux, lui exprimant le désir qu'il voulût bien
me dire quelles sensations il ressentait dans ce bras
au cours de l'expérience. L'ayant ainsi induit à concentrer son attention sur cette partie de sa personne,
je tins un fort aimant, en forme de fer à cheval, en
contact presque immédiat au-dessus de sa nuque et
à environ un pouce d'intervalle avec la peau.

« Au bout de 32 secondes à ma montre, il dit : « Je
ne sens rien du tout au bras, mais j'éprouve une
étrange sensation d'engourdissement derrière le cou. »
Dix secondes après, il s'écriait : il semble maintenant
que vous me promenez un verre ardent derrière le
cou. J'enlevai l'aimant et lui demandai s'il ne sentait
rien au bras. « Non, répliqua-t-il, je ne crois pas. »

« Tandis qu'il parlait, j'amenai vivement l'aimant
au-dessus de sa tête et en même temps je lui frappai
le bras avec un coupe-papier. « Je sens que vous me
frappez le bras avec quelque chose, dit-il, mais l'engourdissement que je ressentais au cou a disparu et
se trouve maintenant juste au-dessus de ma tête. »

« J'éloignai alors l'aimant et je le fis mouvoir au-
dessus du bras, de l'épaule, au bout des doigts, à la
distance d'un pouce ou à peu près de la surface de la
peau. Après deux ou trois passes de la sorte, il dit :
« Maintenant je sens quelque chose au bras : j'éprouve
une sensation telle que si vous me piquiez le bras avec
des épingles, quoique cela ne me blesse nullement.
Maintenant il me semble que le verre ardent me brûle
légèrement tout le long du bras. »

D'autres modifications de l'expérience furent faites,
et toujours avec un résultat semblable. Il était évident

que l'aimant produisait des sensations irritantes sur les parties du corps où sa proximité n'était pas soupçonnée.

La métallothérapie paraît avoir été étudiée la première fois méthodiquement par le Dʳ Burcq, dont les expériences furent, pendant longtemps, contestées, jusqu'au jour où une commission de la Société de biologie, dont faisaient partie les docteurs Charcot, Luys et Dumontpallier, les eût contrôlées et en eût proclamé publiquement la haute valeur scientifique. Elle repose sur un ensemble de faits auxquels le Dʳ Burq a donné le nom de métalloscopie. Ces faits consistent en ceci que l'application d'un métal déterminé peut produire à la surface de la peau, chez certains sujets, le retour, la disparition ou le transfert de la sensibilité, et souvent aussi des modifications correspondantes de la force musculaire et de la chaleur animale.

Le Dʳ Dumontpallier, qui devait se rallier plus tard aux doctrines de l'école de Nancy, n'en affirme pas moins, dans deux conférences faites en 1879, à l'hôpital de la Pitié, que les phénomènes métalloscopiques et métallothérapiques ne sont pas et ne peuvent pas être dus à la suggestion, ou, comme il disait alors, d'après les Anglais, à *l'attention expectante* : « Il est arrivé quelquefois, dit-il, que l'on employait, sans le vouloir, du métal neutre au lieu d'un métal actif. Dans ces conditions, le phénomène ne s'est pas produit, et aussitôt que nous remplacions le métal neutre par le métal actif, le phénomène se produisait [1]. »

1. *La Metalloscopie, la métallothérapie ou le Burquisme*, par le Dʳ Dumontpallier, Paris, Delahaye, 1880.
Voir, pour le détail des expériences, les rapports faits à la Société de biologie, années 1877-1878.

Les docteurs Bourru et Burot, de l'Ecole de médecine navale de Rochefort, firent, il y a une vingtaine d'années, des expériences inédites sur deux sujets d'une rare impressionnabilité. Un mémoire sur ce sujet fut présenté par ces Messieurs, en 1885, au Congrès de Grenoble, tenu par l'Association française pour l'avancement des sciences.

Nous extrayons le passage suivant de ce Mémoire, publié par *le Temps* dans ses numéros des 22 et 23 août de la même année :

« En présence de cette paralysie dont la nature hystérique n'était pas douteuse, le premier soin qui s'imposait aux observateurs était d'essayer l'action des métaux. Le zinc, le cuivre, le platine, le fer furent sensiblement actifs, quoique à des degrés inégaux ; mais l'action de l'or fut particulièrement frappante, car non seulement un objet en or, au contact de la peau, produisait une brûlure intolérable, mais encore à une distance de 10, 15 cent., la brûlure était ressentie, même à travers les vêtements, même à travers la main fermée de l'expérimentateur. Le mercure, dans la boule d'un thermomètre, approché de la peau, mais sans contact, déterminait de la brûlure, des convulsions et une attraction du membre. On eut naturellement l'idée d'essayer les composés métalliques. Le chlorure d'or, dans un flacon bouché à l'émeri, approché à quelques centimètres, avait une action fort analogue à celle de l'or métallique. Mais, en approchant du sujet un cristal d'iodure de potassium, il se produisit des bâillements et des éternuments répétés. On avait dès lors l'action physiologique connue de l'iodure de potassium irritant la muqueuse nasale. C'était un résultat bien imprévu, mais on fut encore bien plus surpris quand on vit l'opium faire dormir, par simple voisinage.

« Ces faits étaient si suprenants que les observateurs eux-mêmes n'osaient pas tout d'abord les affirmer, ils en croyaient à peine le témoignage de leurs sens ; les expériences furent multipliées dans les conditions les plus variées, en présence de leurs collègues, admis non seulement à observer, mais encore à expérimenter eux-mêmes dans les contre-épreuves les plus difficiles qu'ils pouvaient imaginer et qu'ils ont toutes acceptées.

« Après plusieurs mois de recherches ininterrompues et de prudente réserve, MM. Bourru et Burot ont eu la bonne fortune de rencontrer un second sujet hystéro-épileptique, qui donnait les mêmes réactions que le premier.

« Le second malade est une femme âgée de vingt-six ans. Née dans le département de l'Orne, et élevée à Alençon, elle aurait eu des crises de nerfs vers l'âge de onze ans. Elle habite Paris pendant plusieurs années, et, à l'âge de dix-huit à vingt ans, elle a de grandes crises qui la forcent à entrer à la Salpêtrière, dans le service de M. Charcot, où elle passe dix-huit mois. Au moment où on l'observe à Rochefort, elle est insensible de toute la moitié droite du corps et, par contre, d'une sensibilité excessive à gauche, où le contact ne peut être supporté. C'est, comme le premier sujet, une hystérique de premier ordre et tout à fait déséquilibrée.

« MM. Bourru et Burot avaient donc entre leurs mains deux sujets à peu près identiques et sur lesquels ils pouvaient établir les expériences de contrôle les plus diverses. Les résultats ont été les mêmes chez les deux malades, à quelques différences près que nous signalerons.

« Ne craignant plus alors de se compromettre en

donnant de la publicité à des expériences hâtives, incomplètes et douteuses, même pour eux, ces observateurs ont prié le directeur de l'Ecole de médecine navale de Rochefort, M. le docteur Duplouy, de vouloir bien assister à une expérience de contrôle. M. le docteur Duplouy, absolument incrédule et craignant un entraînement irréfléchi pour son école, avait exigé les conditions les plus rigoureuses : toutes les personnes susceptibles d'influencer le sujet devaient être écartées ; un silence absolu devait être observé. L'expérience eut lieu en présence du directeur, des professeurs, des agrégés de l'Ecole et d'un grand nombre de médecins et de pharmaciens de la marine. L'autorité scientifique de cette assemblée avait pour eux la plus haute importance. L'expérience fut décisive et concluante. Un flacon, contenant du jaborandi et apporté par un assistant, approché du sujet par une autre personne, détermina presque immédiatement de la salivation et de la sueur. Un expérimentateur, ayant dans sa poche deux flacons de même grandeur, enveloppés de papier, et voulant mettre le sujet sous l'influence de la cantharide, le voit partir comme s'il était influencé par la valériane. Tous les spectateurs sont partis convaincus, et M. le directeur Duplouy a déclaré publiquement qu'il était convaincu malgré lui. »

Nous espérons qu'en présence des preuves qui précèdent, si on veut bien leur accorder la créance qu'elles méritent, les négateurs de bonne foi reconnaîtront leur erreur.

CHAPITRE VIII

THÉRAPEUTIQUE
MAGNÉTIQUE, HYPNOTIQUE ET SUGGESTIVE

Il n'y a pas que les maladies nerveuses qui soient justiciables du traitement magnétique, hypnotique ou suggestif, comme beaucoup de médecins le croient encore : *Toutes les affections chroniques réfractaires aux agents ordinaires* peuvent bénéficier de ce mode de traitement.

Assurément, là où il y a solution de continuité, lésion, on ne peut espérer une guérison complète ; néanmoins, dans bien des cas désespérés, on peut obtenir une amélioration, un soulagement plus ou moins durable. Chez les tout petits enfants surtout, le magnétisme agit puissamment, contrairement à l'hypnotisme et à la suggestion, qui n'ont aucune action sur ces petits êtres, ce qui prouve encore que réellement la force vitale d'une personne en bonne santé se transfuse dans le corps des malades et leur procure le plus souvent la guérison.

L'hypnotisme et la suggestion donnent, dans bien des cas, des résultats remarquables, mais nous soutenons encore que, dans certaines circonstances, le magnétisme a une supériorité indéniable là comme ailleurs. Le fait suivant en est un exemple. En 1887,

nous fûmes appelé à Digne (Basses-Alpes) par le docteur
Romieu, pour nous soumettre une jeune hystérique,
en traitement à l'hôpital de cette ville depuis de
longs mois.

La patiente était aveugle et paraplégique. Ces phénomènes morbides étaient simplement dus à l'hystérie et, par conséquent, aisément curables par le magnétisme.

Le Dr Romieu avait essayé tous les procédés de
suggestion sans le moindre résultat. Un pèlerinage a
Lourdes avait eu le même succès. On ne pouvait songer à endormir cette malade avec un objet brillant,
puisqu'elle n'y voyait pas ; on eut donc, en désespoir
de cause, recours à nous. *Après cinq ou six minutes
d'imposition de nos mains :* une appliquée sur le dos
à la base du cou, l'autre sur le front, sans dire à la
malade que nous allions l'endormir (on le lui avait dit
tant de fois !...) *elle était dans le sommeil nerveux le
plus profond.*

Nous la laissâmes dormir environ vingt minutes et,
pendant ce sommeil, nous lui suggérâmes verbalement
qu'au réveil elle verrait et elle marcherait, *ce qui se
réalisa ponctuellement.*

Le docteur Romieu, sur nos indications, continua le
traitement, et la guérison fut bientôt définitive.

Cette expérience eut lieu en présence de plusieurs
médecins de la localité, de quelques professeurs du
Collège et des sœurs de l'établissement.

Les journaux du département firent même grand
bruit autour de ce fait extraordinaire... pour eux.

Le magnétisme peut rendre des services dans les
familles. Personne n'ignore que, souvent, au début
d'une maladie, le médecin n'est pas appelé et que ce
n'est que lorsque le mal s'aggrave qu'il est mandé. Eh

bien, en attendant l'arrivée de l'homme de l'art, un parent robuste peut soulager le malade, le guérir même s'il connaît le magnétisme. Mais, voilà, on ne connaît pas ce moyen curatif si simple et à la portée de tous.

Qu'on le sache bien, le magnétisme peut, dans la plupart des cas, arrêter le développement de la maladie et donner ainsi au médecin la possibilité de la combattre plus efficacement.

Il n'est pas nécessaire que la personne possède des connaissances approfondies sur le magnétisme ou sur l'hypnotisme, qu'elle soit au courant des symptômes d'une affection, pour qu'elle puisse l'améliorer ou la guérir. Le diagnostic est l'affaire des médecins. Il serait certes préférable que ces derniers seuls employassent ces méthodes ; mais, outre que le médecin occupé ne peut consacrer le temps nécessaire à ces opérations, beaucoup ignorent l'action bienfaisante du magnétisme humain, et ceux qui connaissent l'hypnotisme et la suggestion ne croient pouvoir agir que sur les hystériques : on voit combien, dans ce siècle de progrès, la routine a encore de partisans.

Nous ne désespérons pourtant pas de voir un jour, et alors que ces connaissances feront partie du programme des études médicales, les docteurs envoyer leurs clients aussi souvent chez le magnétiseur ou chez l'hypnotiseur que chez le pharmacien, ce qui, bien certainement, ne sera guère du goût de ces derniers ; mais en attendant cette transformation de la thérapeutique, qui se réalisera sans doute dans un avenir plus ou moins éloigné, nous désirons voir entrer ces pratiques dans les familles.

Le médecin consciencieux ne doit rejeter aucun moyen de guérison, et si ses loisirs ne lui permettent

14

pas de les appliquer tous, il doit indiquer aux gardes-malades ceux qu'il juge convenables ; c'est ce que nous faisons depuis longtemps et avec grand succès.

Nous tenons pour certain que la magnétisation pratiquée sur des enfants en bas âge, atteints d'affections dont le diagnostic et le traitement sont particulièrement difficiles, assurerait la guérison de soixante pour cent de ceux qui, avec les méthodes actuelles, sont fatalement emportés.

Dans les névroses, la médecine officielle avoue sinon toujours, du moins très souvent, qu'elle est impuissante. Eh bien ! contre ces maladies aux aspects si variés, l'hypnotisme donnera *toujours* les résultats les plus merveilleux.

Nous avons essayé le magnétisme dans presque toutes les maladies et, huit fois sur dix, le succès a couronné nos efforts. Nous croyons fermement qu'on peut avoir, avec ce système, une action favorable sur toutes les maladies, en faisant pourtant cette restriction, *qu'on ne peut guérir tous les malades.*

Il faut, pour réussir, avoir du dévouement et vouloir fermement guérir le malade ; il faut avoir en quelque sorte le feu sacré et ne pas reculer devant la fatigue, parce que dans toutes les maladies aiguës où le patient court le risque d'être enlevé à chaque instant, il faut actionner longtemps : ce n'est qu'au prix de grands efforts que l'on peut arracher à la mort un être qui périrait peut-être sans notre secours.

A diverses reprises, nous avons vu des malades revenir à la vie, après quelques bonnes magnétisations. Combien de fois aussi avons-nous vu des symptômes alarmants disparaître, après une seule séance. Là, où tous les remèdes pharmaceutiques avaient échoué, le magnétisme avait réussi à apaiser la dou-

leur, à équilibrer les forces médicatrices de la nature.
Par notre action, nous abrégions considérablement la
convalescence, le malade oubliait bientôt le danger
couru et revenait à la vie comme par miracle.

Notre méthode de traitement est très simple et peut
être employée par n'importe qui.

Dans les maladies aiguës, qu'elles soient bénignes
ou graves, nous appliquons les mains, une sur la
nuque et l'autre sur le creux de l'estomac, pendant
1/4 d'heure ou 20 minutes ; puis nous faisons des frictions légères sur tout le corps du malade, pendant le
même laps de temps, en insistant sur la partie la plus
douloureuse.

Dans les cas graves, il ne faut pas craindre de répéter l'opération plusieurs fois par jour.

Il nous est arrivé souvent, après une dizaine de
minutes d'imposition de nos mains, de provoquer
chez le patient une abondante exsudation. Mais le
magnétisme agit de bien des manières différentes, ce
qui rend difficile une règle à établir. Chez les uns, il
agit d'une façon et détermine certains phénomènes ;
chez les autres, il agit autrement et produit des
phénomènes contraires. Il agit tantôt comme émol-
lient, tantôt comme excitant, tantôt comme calmant,
tantôt comme astringent, tantôt comme laxatif, tantôt comme soporifique, etc. ; en un mot, ses effets
varient avec les tempéraments, et nous croyons qu'il
n'agit pas deux fois pareillement.

Chez les personnes atteintes de maladies chroniques,
l'action du magnétisme est beaucoup plus lente et l'o-
pérateur doit s'armer de patience, s'il veut réussir.
N'oublions pas qu'ici, généralement, toutes les drogues
ont été essayées sans résultats et que le malade est
ordinairement impatient, qu'il voudrait être guéri de

suite, qu'un miracle, en un mot, se fît en sa faveur.

Nous devons déclarer que, s'il y a solution de continuité ou enkylose, le magnétisme est impuissant à produire la guérison. Inutile aussi d'ajouter que certaines maladies chroniques ne sont point du ressort du magnétisme.

Les chroniques n'ont nul besoin d'être soignés plusieurs fois par jour: une magnétisation d'une demi-heure, répétée chaque jour, est suffisante. Il faut prévenir les malades de la longueur du traitement, car, s'ils doivent être guéris, ce ne sera qu'après des mois de soins journaliers.

Dans n'importe quel cas, on doit toujours essayer d'obtenir le sommeil nerveux, cet état accélérant considérablement la marche de la guérison, mais il n'est pas indispensable.

Tout le monde sait combien les névralgies, les migraines sont douloureuses et tenaces. Or, que fait d'efficace contre elles le médecin ? Rien ou presque rien, car les divers cachets antinévralgiques ne calment qu'un moment ; il nous a été donné bien souvent de faire cesser instantanément des douleurs violentes. Nous avons également réussi à guérir radicalement des affections nerveuses qui duraient depuis plusieurs années, après une seule magnétisation.

Une névrose rebelle au magnétisme, comme aux autres agents, est l'épilepsie. Nous avons cependant obtenu quelques succès sur des enfants; sur les adultes, une simple amélioration, mais jamais la guérison.

Le fait suivant mérite d'être cité :

Au mois de juillet 1903, on nous amena un petit brésilien, âgé de huit ans, fils de M. D'A..., établi à Manaos, mais d'origine portugaise.

Les D'A... sont très connus en Portugal et une des

grandes rues de Lisbonne porte le nom d'un des ancêtres du jeune malade.

Vers l'âge de quatre ans, le petit D'A... fut pris
d'attaques d'épilepsie, et les parents, gens fortunés, ne
négligèrent rien pour guérir leur enfant.

On consulta d'abord tous les grands médecins de
Rio-de-Janeiro; mais, le mal continuant, on vint le
faire examiner et soigner par les célébrités médicales
européennes, qui ne guérirent point le malade.

Au moment où nous entreprîmes le traitement de
cet enfant, il était soigné par un célèbre spécialiste de
Paris, professeur et membre de l'Académie de médecine.

Dire la quantité de drogues absorbées par cet enfant
est impossible... Tous les traitements imaginables
avaient été essayés sans le moindre résultat.

La première fois que nous le vîmes, le pauvre petit
était dans un état lamentable : depuis plusieurs mois
il ne pouvait marcher et même se tenir debout, et il
avait de dix à quatorze crises par 24 heures.

Un mois nous suffit pour faire disparaître entièrement tous les désordres nerveux. L'enfant était alors
méconnaissable.

Par précaution nous continuâmes nos soins quinze
jours encore.

Depuis lors, il y a quatre ans de cela, le petit D'A...
se porte à merveille; il n'a jamais eu de rechute et il
est devenu un superbe et intelligent garçonnet.

Nous savons fort bien que, dans nombre de cas,
l'hypnotisme et la suggestion peuvent remplacer le
magnétisme, mais nous savons aussi que le magnétisme a son efficacité propre.

Comment expliquer ces effets curatifs ? Cela ne
nous paraît possible que par l'hypothèse suivante :

Le système nerveux et l'organisme contiennent sans doute des forces dont un certain état d'équilibre est la condition même de la santé. Toutes les fois que cet équilibre est rompu, soit par la concentration ou la dispersion excessive de ces forces, il survient des désordres et la maladie apparaît. Il faudrait donc, pour guérir, rétablir l'équilibre.

Le système nerveux, ce grand régulateur de toutes les fonctions, tend plus ou moins à opérer ce rétablissement, mais il a besoin d'être aidé, et cette stimulation, cette action peuvent lui être apportées soit du dedans par la suggestion, soit du dehors par le magnétisme. On ne peut, en effet, comprendre l'influence de la suggestion, si on ne voit dans celle-ci qu'une pure idée abstraite enfermée dans la conscience de l'individu; elle doit correspondre objectivement à un processus cérébral et nerveux, par suite à une dépense de force qui se traduit finalement par un phénomène de dynamogénie ou d'inhibition.

Mais lorsque l'organisme d'un individu est trop affaibli, trop perturbé pour que cette action intérieure soit possible, pourquoi le secours ne viendrait-il pas d'un autre organisme?

Il se produit alors d'un individu à un autre une sorte de transfusion nerveuse.

Bien des personnes sont portées à croire que les guérisons obtenues par ces moyens ne sont pas durables, qu'elles ne sont qu'éphémères: c'est une profonde erreur.

Certains même, qui ignorent tout à fait la question, affirment qu'on reste toujours sous l'influence de l'opérateur, qu'il faut se faire magnétiser indéfiniment.

Les faits ci-dessous vont servir de réponse.

M. S..., coiffeur, demeurant à Avignon, rue Philonarde, âgé de 53 ans, avait totalement perdu la vue.

Les médecins qui l'avaient examiné hésitaient sur le diagnostic exact. Les uns attribuaient sa cécité à une irido-choroïdite, les autres à une atrophie des nerfs optiques : nous n'étions pas apte alors nous-même à diagnostiquer son cas. Quoi qu'il en soit, les divers traitements essayés n'ayant point amélioré son état — il était aveugle depuis 4 mois — il s'adressa à nous en désespoir de cause.

Nous essayâmes notre procédé, la première fois, le 10 mai 1879. A la première séance, il put distinguer vaguement la couleur des rideaux qui ornaient les fenêtres de notre cabinet. Nous continuâmes nos opérations les jours suivants, et l'amélioration se manifestait chaque fois. Huit jours après, il pouvait venir chez nous, sans guide, et trois semaines nous suffirent pour le guérir entièrement. Le malade put donc reprendre son métier et, l'ayant revu 5 ans après, nous le trouvâmes en aussi bon état que lorsque nous l'avions quitté.

Chez M. S... le sommeil nerveux ne fut jamais produit et ce n'est pas la foi qu'il avait en notre procédé ou à la suggestion qui le guérit, car sa confiance était plus que limitée.

M. Ch. C..., professeur au lycée de X..., 35 ans, atteint d'anémie cérébrale lente, ne pouvait plus faire sa classe. S'il était obligé de lire un instant, il était aussitôt pris de vertiges violents et si à ce moment il ne s'asseyait pas ou s'il ne se maintenait pas à un meuble quelconque, il tombait par terre — cela lui était arrivé plusieurs fois. — Il ressentait les principaux symptômes de l'anémie cérébrale lente : vertiges, nausées, défaillance, trémulation musculaire, grande impressionnabilité des sens, et surtout une torpeur physique et intellectuelle considérable. Cet état de chose durant, il était obligé de quitter l'enseignement et par conséquent de perdre sa position.

Après avoir en vain, pendant plusieurs mois, suivi diverses médications, il eut recours à l'hypnotisme.

Nous le soumîmes à notre procédé, et, après deux mois de traitement, il était guéri.

M. Ch. C... put ainsi rester dans l'enseignement et faire ses cours sans la plus légère fatigue.

La suggestion ne paraissait pas avoir de prise sur lui ; il n'éprouvait, sauf une légère chaleur à la nuque, aucune sensation bien déterminée : malgré cela la guérison fut durable et aujourd'hui, après plus de 20 ans, M. Ch. C... continue à être dans un excellent état de santé.

A l'asile Saint-Robert, près de Grenoble, un jeune homme, âgé de 24 ans, le nommé T..., interné depuis environ deux ans, était atteint d'une affection nerveuse mal déterminée avec délire des grandeurs : il s'imaginait être colonel d'un régiment de ligne et, à ce titre, s'affublait d'un grand nombre de « décorations bizarres » faites, soit avec des sous troués, soit avec des morceaux de carton. Ce malade avait été impliqué dans une affaire d'anarchisme et condamné à quelques mois de prison : il était déjà déséquilibré.

Au point de vue physique, c'était un beau jeune homme, un Antinoüs doublé d'un athlète.

M. le docteur Dufour, médecin en chef de l'établissement, que nous connaissions déjà, nous invita à essayer notre procédé sur quelques-uns de ses pensionnaires. A la première séance, le jeune T... éprouva tous les effets que présentent ordinairement les personnes très impressionnables : attraction irrésistible, contracture musculaire et paralysies diverses, etc.

Pendant l'expérimentation, on voyait le sujet surpris, ahuri même, par les phénomènes que nous produisions sur lui ; il résistait pourtant de toutes ses forces, mais il était forcé d'obéir à toutes nos suggestions. Lui ayant, à un moment donné, appliqué une de ses mains sur le bureau de M. Dufour et l'ayant immobilisée, fixée sur ce bureau, comme il ne pouvait, malgré ses efforts, retirer sa main, d'un mouvement rapide de sa main libre il ouvrit le tiroir du bureau, croyant qu'il y avait dedans une machine électrique et que la paralysie de sa main était due à cette machine. Ne trouvant pas dans le tiroir ce qu'il cherchait, il resta un moment tout pensif : il essayait de chercher la cause du phénomène nouveau et incompréhensible pour lui. Le voyant ainsi préoccupé, nous voulûmes agir sur son esprit et lui rendre la raison. En conséquence, nous lui suggérâmes de se rappeler ce qu'il était et de nous le dire. Après quelques instants de réflexion, il parut sortir d'un rêve et il nous dit : « Mais je m'appelle T... et je suis mécanicien... » — Mais, n'êtes-vous pas soldat, colonel même d'un régiment ? Il nous regarda étonné et il nous demanda si notre question était sérieuse. Nous répondîmes affirmativement et, lui désignant ses « décorations » nous lui demandâmes ce qu'elles signifiaient et où elles avaient été gagnées, s'il n'était pas colonel ? Il regarda sa poitrine et vivement arracha ses « pseudo-décorations », demandant pourquoi et comment ces « choses » étaient là ; il paraissait rêveur. Nous le tirâmes de sa rêverie par de nouvelles expériences.

M. le Dr Dufour continua les suggestions et, un mois après, le malade sortait guéri de la maison dans laquelle il avait séjourné deux ans.

Ici encore, le sommeil nerveux ne fut jamais produit. et c'est avec notre simple procédé que le malade recouvra sa raison.

Nous pourrions aisément multiplier les exemples, mais ces résultats sont trop connus — qu'ils soient dus à un procédé ou à un autre — pour que nous en citions un plus grand nombre.

Toutefois, nous croyons devoir ajouter une lettre qui nous fut adressée et qui a quelque valeur édifiante :

« A l'occasion de votre séjour à Vichy, permettez-moi de venir vous remercier de la guérison de ma femme, en faisant l'historique le plus succinct possible de sa maladie. Si je suis un peu long, malgré mon désir d'être bref, vous voudrez bien m'excuser et publier ma prose dans un des numéros de votre intéressante revue. Or, comme chaque abonné a le droit d'y collaborer, sans vouloir en abuser, je sollicite une petite place dans vos colonnes, parce que j'ai la ferme conviction que ma narration pourra être de quelque utilité, en donnant l'espoir aux personnes qui souffrent depuis longtemps et qui ont usé et abusé des drogues médicales sans résultat. C'est donc un service à rendre à bien des malades, tout en vous rendant hommage, car vraiment les hommes qui, comme vous, se consacrent au soulagement et à la guérison des malades, avec un semblable dévouement, sont bien rares, et je ne saurais le dire assez.

« Antérieurement à 1884, jamais ma femme n'avait souffert d'aucune affection ; elle n'avait même jamais eu un malaise sérieux. Nous nous mariâmes en 1883 ; dix mois après elle eut une fausse couche, et c'est de cette époque que date sa maladie. Cette fausse couche, à cause des soins mal compris, occasionna une péritonite qu'on ne put soigner, ma femme se trouvant, deux mois après, dans un nouvel état de grossesse. Pendant les neuf mois de cette deuxième gestation, elle dut garder le lit. L'accouchement fut bon, mais tout de suite après la péritonite se déclara à nouveau, accompagnée de fièvre puerpérale, compliquée d'une fluxion de poitrine. Les médecins qui la soignaient durent, pour dégager les poumons, provoquer des vomissements de sang.

« Il se déclara en outre un abcès dans le côté gauche de l'abdomen. A ce moment, les médecins qui la voyaient désespérèrent de la sauver et pronostiquèrent même sa fin prochaine. Elle resta environ six semaines sans connaissance et sans prendre le moindre aliment ; en un mot, entre la vie et la mort.

« Pour comble de malheur, des phlébites se formèrent dans la jambe droite ; quinze jours après, les phlébites envahirent la jambe gauche, et elle resta ainsi pendant trois mois sans pouvoir faire le plus léger mouvement. Lorsqu'elle put supporter le voyage nous la transportâmes en Bourgogne, à Avallon, chez ses parents, où elle resta six mois, marchant avec des béquilles.

« Habitant Paris, où j'étais employé, comme typographe, au *Moniteur universel*, nous dûmes, de l'avis des médecins, quitter la capitale, la campagne étant absolument nécessaire à ma femme, pour venir habiter Vichy, mon pays natal. La première année que nous passâmes ici fut assez bonne : ma femme pouvait avec peine vaquer à ses occupations, malgré cela les rechutes furent fréquentes.

« En 1888 nous eûmes la douleur de perdre la mère de ma femme ; la secousse morale qu'elle en éprouva fit reparaître la péritonite avec toutes ses suites, mais cette fois la situation se compliqua d'une métrite aiguë ; ma pauvre femme resta encore deux mois et demi entre la vie et la mort, abandonnée à nouveau par plusieurs médecins.

« A peine un peu rétablie que survint l'affection nerveuse qui devait la faire tant souffrir. Cette affection se manifesta par des troubles cérébraux avec idée fixe et constante de suicide, accompagnés de mouvements choréiformes, qualifiés par les médecins traitants de paralysie agitante générale.

« Cet état se prolongea pendant trois mois, agrémenté de violentes crises nerveuses, suivies de faiblesse extrême et de douleurs dans les reins.

« C'est à ce moment que j'eus la bonne fortune de vous connaître, monsieur Moutin ; mais lorsque je vous parlai de l'état de ma femme, la réponse que vous me fîtes, après avoir dit qu'elle était hydropique, qu'elle souffrait du cœur et qu'elle avait les jambes enflées, me fit bien du mal, je vous l'assure : *le magnétisme, me dites-vous, ne peut avoir d'action sur ces maladies.* Mais voyant mon insistance, — on m'avait tant parlé de vous et des miracles, je maintiens le mot, que vous accomplissiez, — que tout notre espoir était en vous, et dans le magnétisme ; n'avions-nous pas tout essayé !... Aussi quel bonheur pour nous, le jour où, après avoir vu ma femme, la trouvant assez impressionnable à votre action, vous nous dites que vous vouliez bien tenter de la soulager, que vous aviez même quelque espoir de la guérir...

« ... Je dois cependant vous dire, en toute franchise, que, lorsqu'elle partit pour Paris, j'avais des doutes sur l'efficacité de votre traitement ; elle était si malade et depuis si longtemps !... Et puis, vous le savez, les uns me traitaient de naïf et cherchaient à me décourager ; les autres me contaient un tas d'his-

toires plus impossibles les unes que les autres, etc.
Bref, après deux mois de magnétisation, ma femme
revint guérie, entièrement guérie, et, depuis lors, et
il y a un an de cela, elle n'a pas eu la plus petite
rechute ; elle se porte à ravir, et tous nos amis s'exta-
sient, chaque jour, sur sa force et sa bonne mine.
Ma femme, vous le savez bien, ne pouvait marcher ;
aujourd'hui elle court et elle marche mieux que moi :
*tout dernièrement nous avons fait une course de sept
kilomètres ; elle était moins fatiguée que moi.*

« Vous voyez votre œuvre, monsieur Moutin, vous
pouvez en être fier, car je doute fort qu'il vous soit
arrivé souvent de guérir, en si peu de temps et si
radicalement, des personnes aussi malades que l'était
ma femme. Ah ! si vous aviez vu, lorsque ma femme
revint de Paris... tout le quartier était en émoi ; c'était
une procession, et la maison ne désemplissait pas !
Tout le monde voulait la voir, lui parler. Et si vous
aviez entendu les réflexions de ces bonnes gens...
vous auriez certes ri de grand cœur ; pour plusieurs
vous étiez sûrement le diable ; le diable seul pouvant
faire des tours semblables, pour masquer son jeu,
etc., etc.

« J'ai tenu à écrire tous ces détails, afin que, si cet
article tombe sous les yeux de quelque pauvre malade
abandonné, il puisse espérer, car vous êtes là, et le
magnétisme est le plus puissant et le meilleur des
remèdes.

« Vichy, le 20 septembre 1890.

« J. ANDRIEUX.
« route de Cusset. »

Il nous est impossible de rapporter ici une foule de

guérisons qui ont fait quelque bruit ; ce travail exige-rait un volume entier.

Nous donnons tous les procédés, et nous engageons les gens de bonne volonté à les essayer. Nous sommes sûr de recruter ainsi de nombreux partisans au magnétisme et de ne plus voir autant de monde haus-ser les épaules, quand nous affirmons que nous avons fait marcher des paralytiques, rendu la vue à des aveugles, l'ouïe à des sourds, guéri et soulagé un très grand nombre de malades par ces simples pro-cédés.

Nous répétons que toutes les méthodes sont bonnes, que l'hypnotisme et la suggestion donnent d'excellents résultats, exemple les remarquables expériences du Dr Bérillon sur les enfants vicieux. Le lecteur n'a donc que l'embarras du choix et il adoptera le pro-cédé qui lui donnera le plus de satisfaction.

TROISIÈME PARTIE

PSYCHISME

CHAPITRE IX

SUGGESTION MENTALE OU TRANSMISSON DE LA PENSÉE

Nous touchons maintenant à la partie la plus délicate de notre sujet ; aussi, sommes-nous certain d'éveiller le scepticisme des personnes qui ne sont point au courant des phénomènes que nous allons passer en revue, ce que, d'ailleurs, nous comprenons aisément.

En effet, notre éducation, ce qu'on nous a enseigné dans les écoles est si éloigné de ce que prouvent les manifestations de forces insoupçonnées jusqu'ici que notre raison se refuse à admettre ce que nous ne pouvons nous expliquer. Mais si nous réfléchissons pourtant à ce que nos connaissances acquises valent par rapport à celles que nous réserve le progrès futur, nous nous garderons de nous prononcer *à priori*, car toute loi scientifique énoncée aujourd'hui peut être inadmissible demain à la suite d'une nouvelle découverte, et tout axiome évident à cette heure peut devenir une hypothèse à justifier ou un problème à résoudre.

Jetons un coup d'œil en arrière et voyons ce que le concept humain a réalisé depuis un siècle. Cette électricité, qui agitait les pattes des grenouilles de Galvani et que Volta produisait faiblement avec sa pile, traîne aujourd'hui de lourdes voitures, voire des trains entiers de chemin de fer. Les savants du temps de Galvani et de Volta étaient à cent lieues de se douter de ce que réaliserait plus tard cette force, et, certes, elle n'a pas dévoilé encore tous ses secrets merveilleux.

La découverte récente du radium nous laisse supposer encore ce que nos arrière-neveux pourront en retirer de pratique : peut-être un jour cette énergie supplantera l'électricité, comme cette dernière tend à supplanter la vapeur.

Les savants, interrogés sur ce que sont : la vapeur, la chaleur, la lumière, l'électricité, les rayons X, l'uranium, le radium, etc., répondent, pour chacun d'eux : *c'est de l'énergie.* Nous dirons, nous : *ce sont des manifestations de la vie.*

La vie est partout, la mort nulle part : tout se transforme, tout évolue, tout se perfectionne.

L'atome, dernière division de la matière, a une force propre incommensurable. On admet qu'il jouit de propriétés électriques et qu'il sert de support à des particules électriques désignées sous le nom d'*ions* ou d'*électrons ;* mais l'on est disposé à croire que les *ions* existent sans support matériel, et que l'atome n'est qu'un agrégat de particules électriques, les unes positives, les autres négatives. L'atome serait donc simplement un composé de tourbillons électriques, et les radiations que nous connaissons, des particules provenant de la dissociation de l'atome.

De l'observation de ces phénomènes, il résulte que l'atome est un réservoir d'énergie qui, dans certaines conditions données, devient libre en amenant la destruction de l'atome.

On croyait jadis que la matière ne restituait que l'énergie reçue du dehors, mais on sait maintenant qu'elle est une source de production d'énergie.

Libérera-t-on un jour la puissance que recèlent les atomes dans leur sein? Peut-être...

Nous verrons plus loin que, dans certaines conditions favorables, ces phénomènes de dissociation de la matière se sont produits en présence de savants autorisés, qui n'ont pu expliquer ce fait que par l'intervention d'intelligences n'appartenant pas à notre plan physique.

Si nous n'admettions que la matière qui frappe nos sens, nous serions bien bornés; soyons persuadés qu'il existe des matières de moins en moins denses, des matières que non seulement nos sens, mais même les appareils de physique les plus sensibles ne peuvent enregistrer que dans certaines conditions accidentelles.

Mais, comme les savants de tous les pays étudient ces énergies, ces puissances, nous ne désespérons pas qu'ils arrivent, dans un avenir plus ou moins éloigné, à trouver le *modus operandi* pour pouvoir, à volonté, produire des faits supranaturels qui déconcertent le chercheur.

Le possible ne peut être borné.

La psychologie positive est née de la méthode expérimentale, et la science ne doit reculer devant aucune investigation, lors même que les faits avancés sont en désaccord complet avec les opinions régnantes.

Pour servir le progrès, on doit scrupuleusement et

15

consciencieusement étudier tous les phénomènes qui se présentent à l'observation, et ce serait agir anti-scientifiquement de laisser de côté les plus troublants, les plus merveilleux.

Ne renonçons jamais à notre droit de contrôle, et prenons les plus méticuleuses précautions pour ne pas être trompé, ne pas nous tromper et ne point tromper les autres.

La suggestion mentale est le premier stade des phénomènes psychiques : le sujet vaut la peine d'être étudié.

Nier la transmission de la pensée est aussi peu logique que de nier la chaleur, la lumière, l'électricité, et la cause qui la produit n'est pas plus mystérieuse que celle qui fait germer un grain de blé.

Dans l'état actuel de nos connaissances, croit-on qu'on peut expliquer le pourquoi de toute chose... On trouve des mots qui ne contiennent aucune explication. Le savant, dans bien des cas, est aussi ignorant que l'enfant qui vient de naître : le *fini* ne pouvant concevoir et encore moins expliquer l'*infini*.

Cherchons et tâchons de comprendre les vérités, et cette compréhension nous amènera à des découvertes certaines qui élèveront nos idées et nous permettront d'entrevoir nos destinées futures.

La suggestion mentale ne s'établit pas avec tous les somnambules magnétiques ou hypnotiques ; mais si l'on veut bien se rappeler ce que nous avons dit dans la première partie de ce livre, si on a la patience et la ténacité indispensables pour provoquer un sommeil profond chez les sujets qui y sont prédisposés, ce phénomène se manifestera plus souvent. Néanmoins, on peut le rencontrer chez des personnes éveillées douées d'une impressionnabilité particulière ; mais alors les faits sont moins patents, moins concluants.

Le professeur Ochorowicz, dans son ouvrage la *Suggestion mentale*, dit :

« Mais si je n'avais eu d'autres preuves que le témoignage du père Surin, de M. Poucet et de M^mo Guyon, croyez-vous que j'aurais publié un livre sur la suggestion mentale, ou même fait une mention quelconque de l'existence de ce phénomène ? — Jamais. Je ne l'aurais pas nié, non plus, assurément, parce que je nie jamais une chose que je ne connais pas ; mais de là à une déclaration scientifique d'un fait aussi étrange, il y a encore loin.

« Voici pourquoi je me suis gardé de commencer, comme c'est la coutume, par l'histoire du sujet, et par conséquent par des témoignages lointains ; mais maintenant les choses ont changé. *J'ai vu, bien vu moi-même*, je peux donc ajouter foi au témoignage de ceux qui ont vu la même chose que moi, et il ne serait pas juste que je cache au lecteur les observations qui ne me sont pas personnelles. Au contraire, je vais les citer toutes, c'est-à-dire toutes celles qui ont un aspect véridique, qui ont été bien constatées, *et qui présentent une analogie évidente avec ce que j'ai observé moi-même*. On excusera cette dernière réserve, car, sans cela, je serais obligé de citer des choses incroyables, pour le moment au moins, et il est toujours prudent d'avancer lentement sur un terrain obscur et inconnu. »

Pour donner une idée exacte du phénomène de la suggestion mentale, et pour appuyer ce que nous avons déjà dit sur la façon d'endormir le sujet, nous ne saurions mieux faire qu'en empruntant au docteur Ochorowicz l'observation suivante. Cette observation

est assurément un peu longue, mais nous pensons que
le lecteur saura en tirer tout l'enseignement qu'elle
comporte.

« Je donnais mes soins à une dame atteinte d'hys-
téro-épilepsie, et dont la maladie, déjà ancienne, fut
aggravée par des accès de manie du suicide.

« Mme M..., âgée de 27 ans, forte et bien constituée, a apparence d'une santé parfaite. (Exp. hy. :
insensibilité et contracture presque instantanée du
bras entier.) Attaques convulsives de la grande hystérie datant presque de l'enfance. Influences héréditai-
res très fortes. Depuis quelque temps, outre les attaques classiques à plusieurs périodes, accès de folie
avec congestions des lobes antérieurs et anémie des
lobes postérieurs ; évanouissement nerveux paralytique et accès épileptique formes de courte durée.
Contractures et amblyopie passagères, plus fortes du
côté gauche. Un seul point *hystérogène* au-dessous de
la clavicule gauche. Un point *délirogène* à l'occiput
droit correspondant à la fosse occipitale supérieure.
Pas d'anesthésie. La pression ovarienne arrête l'attaque momentanément. Sensible à l'étain, mais aussi à
d'autres métaux, à des degrés différents et inconstants.
Tempérament actif et gai uni à une extrême sensibilité
morale, *intérieure*, c'est-à-dire sans signes extérieurs.
Caractère véridique par excellence, bonté profonde,
tendance au sacrifice. Intelligence remarquable, plusieurs talents, sens de l'observation. Par moment,
manque de volonté, indécision pénible, puis une fer-
meté exceptionnelle. La moindre fatigue morale, une
impression inattendue de peu d'importance, aussi bien
agréable que pénible, se répercute sur les vaso-moteurs,
quoique lentement et insensiblement, et amène une
attaque, un accès ou un évanouissement nerveux.

« Un jour, ou plutôt une nuit, son attaque étant terminée (y compris la phase du délire), la malade s'endort tranquillement. Subitement réveillée et nous voyant toujours auprès d'elle, son amie et moi, elle nous prie de nous en aller, de ne pas nous fatiguer pour elle inutilement. Elle insiste tellement que, pour éviter une crise nerveuse, nous partons. Je descends lentement l'escalier (elle demeurait au troisième) et je m'arrête plusieurs fois en prêtant l'oreille, troublé par un mauvais pressentiment (elle s'était blessée plusieurs fois quelques jours auparavant). Déjà dans la cour, je m'arrête encore une fois, en réfléchissant si je dois partir ou non. Tout à coup, la fenêtre s'ouvre avec fracas et j'aperçois le corps de la malade se pencher au dehors dans un mouvement rapide. Je me précipite vers le point où elle pouvait tomber, et, machinalement, sans y attacher aucune importance, je concentre ma volonté dans le but de m'opposer à la chute. C'était insensé, et je ne faisais qu'imiter les joueurs de billard qui, prévoyant un carambolage, essayent d'arrêter la bille par des gestes et des paroles.

« Cependant, la malade, déjà penchée, s'arrête et recule lentement par saccades.

« La même manœuvre recommence cinq fois de suite, et enfin la malade, comme fatiguée, reste immobile, le dos appuyé contre le cadre de la fenêtre toujours ouverte.

« Elle ne pouvait pas me voir, j'étais dans l'ombre et il faisait nuit. En ce moment Mlle X..., l'amie de la malade, accourt et l'attrape par les bras. Je les entends se débattre et je monte vite l'escalier pour venir à son secours. Je trouve la malade dans un accès de folie. Elle ne nous reconnaît pas ; elle nous prend pour des brigands. Je ne réussis à la détacher de la fenêtre

qu'en appliquant la pression ovarienne qui la fait
tomber à genoux. A plusieurs reprises, elle essaye de
me mordre, et ce n'est qu'avec grand'peine que je
réussis enfin à la remettre dans son lit. En continuant
d'une main la pression ovarienne, je provoque la contracture des bras et je l'endors enfin.

« Une fois en somnambulisme, son premier mot
fut :

— « Merci et pardon. »

« Alors elle me raconta qu'elle voulait absolument
se jeter par la fenêtre, mais que, chaque fois, elle se
sentit « soulevée par en bas ».

— « Comment cela ?

— « Je ne sais pas...

— « Vous vous doutiez de ma présence ?

— « Non, c'est précisément parce que je vous croyais
parti que je voulais accomplir mon dessein. Cependant, il m'a semblé par moments que vous étiez à côté
ou derrière moi, et que vous ne vouliez pas que je
tombasse. »

« Cette expérience, ou plutôt cet accident, ne suffisait pas, évidemment, pour prouver une action à
distance. Mais il m'a suggéré l'idée d'une étude nouvelle de la question. Puisqu'il y avait une apparence
d'action, rien n'était plus simple que de la soumettre
à un examen expérimental. Mais pour rester dans les
conditions nettes, je n'ai soufflé mot à personne de
mes projets, et j'ai même résolu d'attendre quelques
jours pour bien préparer l'expérience.

« J'avais l'habitude d'endormir la malade tous les
deux jours et de la laisser dans un sommeil profond
(l'état aïdéique) pendant que je prenais mes notes. Je
pouvais être certain, d'après une expérience de deux
mois, qu'elle ne bougerait pas avant que je m'appro-

che d'elle, pour provoquer le somnambulisme proprement dit. Mais ce jour-là, après avoir pris quelques notes et sans changer d'attitude (je me tenais à plusieurs mètres de la malade, en dehors de son champ visuel, mon cahier sur les genoux et la tête appuyée sur la main gauche), je feignis d'écrire, en faisant crier la plume comme tout à l'heure, mais intérieurement, je concentrais ma volonté sur un ordre donné.

« Le 2 décembre

1) *Lever la main droite.*
Je regarde la malade à travers les doigts de ma main gauche appuyée sur le front.

1re minute : action nulle :
2e minute : *une agitation dans la main droite.*
3e minute : *agitation augmente*, la malade fronce les sourcils et *lève la main droite.*

J'avoue que cette expérience m'émut plus qu'aucune autre. Je recommence :

2) *Se lever et venir à moi.*

Elle fronce les sourcils, s'agite, se lève lentement et avec difficulté, *vient à moi* la main tendue.

Je la reconduis à sa place sans rien dire.

3) *Retirer le bracelet de la main gauche et me le passer.*

Action nulle.
Elle étend sa main gauche, se lève et se dirige vers Mlle X..., puis vers le piano.
Elle s'assied, épuisée.
Elle *retire son bracelet* (semble réfléchir).
Elle me le donne.

Je touche son bras droit et probablement je le pousse un peu dans la direction de son bras gauche, en concentrant ma pensée sur l'ordre donné.

4) *Se lever, approcher le fauteuil de la table et s'asseoir à côté de nous.*

Elle fronce les sourcils, *se lève* et marche vers moi.

Je dois faire quelque chose, dit-elle.

Elle cherche... touche le tabouret, déplace un verre de thé.

J'arrête sa main qui faisait fausse route.

Elle recule, *prend le fauteuil, le pousse vers la table,* avec un sourire de satisfaction, et *s'assied* en tombant de fatigue.

On me dit d'apporter et on ne me dit pas quoi... pourquoi *parle-t-on* si indistinctement ?

5) *Donner la main gauche.*

Elle s'agite.

Donne la main droite.

Essaye de se lever.

(Reste assise !)
(Donne la gauche !)

Elle se rassied.

Agite la main gauche, mais ne me la donne pas.

Se lève et passe sur le canapé.

(Donne la gauche !)
(Pas celle-ci ! l'autre !)

Elle donne la main droite.

Elle donne la main *gauche.*

« Il est à remarquer que la malade se trompe souvent de côté, même à l'état de veille.

« Pendant cette dernière expérience, le *somnambulisme actif* s'est déclaré, elle cause avec nous en plaisantant. Elle ne m'obéit plus. « Je vais dormir maintenant », dit-elle.

« Elle s'endort.

« Quelques traces d'une attaque dans le sommeil, enfin elle paraît se réveiller.

— « J'ai un tic-tac dans la tête qui ne me laisse pas

dormir. Je ne veux plus dormir; asseyez-vous auprès de moi.

— « Etes-vous toujours en somnambulisme?

— « Oui. (Cette malade avait le sens assez rare de se rendre compte de chaque phase de son état avec une exactitude étonnante. Je feignais souvent de ne pas reconnaître son état, pour qu'elle me le décrivît elle-même.)

— « Et si vous vous endormez dans cet état, est-ce la même chose qu'à l'état de veille?

— « Oh non! car maintenant ce sont les jambes et le corps qui s'endorment les premiers, de sorte que je peux bien savoir si j'ai bien dormi ou non, tandis qu'en m'endormant à l'état de veille, je m'endors de la tête et je ne sais plus rien. Et puis, quand je cause étant magnétisée, *je me repose tout de même*, et je peux causer ainsi toute la nuit tandis que si je causais à l'état de veille, j'aurais la tête fatiguée et somnolente.

« *Le 3 décembre.*

« Mme M... est endormie par le regard et retombe dans un sommeil très profond (aïdéie paralytique).

6) *Réponds, si tu m'entends!* | Action nulle.

« Je pose la même question de vive voix. Elle n'entend pas. Un moment après, elle s'agite un peu.

— « Vous ne m'avez pas entendu tout à l'heure? — Non. — Pourquoi? — Parce que mon sommeil était trop profond. — Y aura-t-il une attaque ce soir? — Non. »

« Je laisse donc la malade à elle-même et quelques minutes après, je recommence les expériences.

7) *Donne la main droite!* | Froncement des sourcils.

(Donne la main !)	$= 0$
(N'importe laquelle !)	*Elle donne la main* gauche.

« Si je lui parle en ce moment en la touchant, elle me répond ; si je lui parle sans la toucher, elle n'entend que des sons incompréhensibles.

« Je lui dis que je suis obligé de m'absenter pour un quart d'heure, mais une fois dehors j'essaye de l'appeler mentalement.

Viens à moi !	Froncement des sourcils.
	Une agitation générale.

« En ce moment l'expérience est interrompue par un accident curieux. L'action à distance provoque chez elle un hyperesthésie générale et dans cet état « elle se sent incommodée par quelque chose à sa droite », une « odeur insupportable l'épouvante », un « bruit imaginaire, provoqué par l'irritation et la congestion cérébrale, l'empêche de m'entendre ». Il m'a semblé, dit-elle, que je devais me lever et circuler : mais cette atmosphère horrible m'étouffait. « *Cela* m'empêchait... *cela* ne vous aime pas, mais *cela* a honte de l'avouer. »

— « Qu'est-ce donc ? — Je ne sais pas, mais délivrez-moi de *cela*... »

« Elle fait des gestes répulsifs à droite.

« Mais nous ne voyons rien d'extraordinaire dans cette direction.

« Enfin, je remarque que, sur le guéridon des fleurs, se trouve une plante nouvelle. Je l'enlève.

— « Ah ! enfin, dit la malade, merci, j'ai failli avoir une attaque.

« Cette plante a été apportée le jour même par une de ses amies qu'elle aime beaucoup à l'état normal, mais qu'elle ne peut pas supporter en somnambulisme, même à une distance de plusieurs mètres. Je le savais

déjà, car j'ai assisté à une attaque épouvantable provoquée uniquement par la présence de cette personne,
mais je ne pouvais pas m'imaginer qu'un *objet* lui
ayant appartenu aurait la même influence. J'ai cru
d'abord à l'action de l'odeur de cette plante, mais elle
n'en avait guère. Alors j'ai fait plusieurs expériences
avec des objets provenant de cette personne et mêlés
aux autres. Je plaçai par exemple à côté de la malade,
mais assez loin, sur le canapé, un rouleau de musique
apporté par cette même personne. Dès qu'elle l'eut
effleuré de sa main, en faisant un geste, elle s'en éloigna vivement en demandant qu'est-ce qui lui faisait
tant de mal. De même pour tous les autres objets.
Elle n'a jamais deviné ce que c'était, mais elle ressentait toujours une influence antipathique. Même une
carte, provenant de cette personne et mêlée à plusieurs autres, fut rejetée comme « désagréable ».

« Je dois ajouter que cette jeune personne aimait
beaucoup Mme M... et qu'elle était jalouse de l'influence que j'exerçais sur mon sujet.

« *Le 5 décembre.*

8) Un essai dans l'état de *somnambulisme actif gai.*	Action nulle. (Elle est à moitié réveillée.) Où est-elle, Marie ?

— « Elle doit faire un travail ennuyeux. Je crois
qu'elle ne pense à rien, *car je ne la sens pas.*

« (Notre malade, en s'éveillant, passe momentanément par un état monoïdéique transitoire, et alors
elle sent toujours bien l'état mental des personnes qui
l'entourent. Elle dit : « Pourquoi avez-vous plus de
confiance aujourd'hui ? Pourquoi est-elle si inquiète

— ou contente ? » etc. Une fois réveillée complètement, elle n'a plus cette sensation.)

« En voulant m'asseoir derrière la table, je faillis
tomber, à cause de la chaise, qui était plus basse que
je m'y attendais. La malade pousse un cri. Je lui
demande :

— « Qu'y a-t-il ?

— « Il m'a semblé que quelque chose s'effondre
sous moi.

« Si l'on me pince, elle s'en plaint, sans cependant
savoir que c'est moi qui souffre. Je l'informe que je
désire lui poser quelques questions. — «Alors, endor-
mez-moi un peu plus », dit-elle. Je fais quelques passes
devant ses yeux. Elle est en ce moment dans le *somnambulisme passif,* c'est-à-dire qu'elle répond facilement et largement à toutes les questions posées par
moi (et seulement par moi), mais ne parle pas d'elle-
même.

— « Pouvez-vous me dire à quel degré du sommeil
très profond vous subissez l'action de mes pensées
(pour la malade, chaque partie du corps peut être
endormie ou réveillée séparément) et quand je ne
puis penser par moi-même.

— « Mais alors, si je vous ordonne de vous lever,
vous ne pourrez pas le faire ?

— « Toute seule, non, mais si vous le voulez fortement, quelque chose va me soulever.

— « Savez-vous par avance ce que j'exige de vous ?

— « Non, mais ça me pousse, aussi j'aime mieux
quand vous divisez votre pensée... Je ne peux pas la
saisir tout entière ; je n'entends pas les mots, je crois
que vous pourriez penser dans n'importe quelle langue, je sens seulement une impulsion qui m'envahit
et finit par me dominer.

« En ce moment, je donne quelques explications à Mlle Marie.

— « Avez-vous entendu ce que je viens de dire ?

— « Je vous ai entendu parler, mais je n'ai rien saisi, car vous n'avez pas eu l'intention d'être entendu par moi.

— « Si je ne vous adresse pas la parole, que faites-vous mentalement ? Pensez-vous à quelque chose ?

— « Lorsque je dors légèrement comme à présent, je peux bien penser, *si vous êtes près de moi;* — mais si vous vous éloignez, il se fait un revirement dans ma tête, comme si vous me laissiez dans une chambre obscure.

— « Et si je vous endormais plus fort.

— « Alors je ne saurais plus rien et si vous me quittiez, je resterais comme cela, sans en souffrir.

— « Quel est donc l'état dans lequel, d'après votre avis, l'action de la pensée est la plus facile ?

— « Il faut pour cela *que le sommeil soit très fort, mais que je vous entende tout de même.*

— « A vrai dire, je vous entends toujours, ou au moins je le crois (évidemment la somnambule ne pouvait pas savoir si elle m'entendait dans l'état complet d'aïdéisme), seulement quelquefois je n'entends que des mots détachés, par exemple : vous me posez la question : « M'entendez-vous en ce moment ? » Et je n'entends, moi, que : « entendez... moment », ou bien encore j'entends tous les mots, mais *chaque mot isolé,* de sorte que, quand vous êtes au bout d'une phrase, *j'en ai déjà oublié le commencement.* Les premiers mots se sont enfuis (monoïdéisme). Et puis aussi, quelquefois, je vous entends et vous comprends bien, mais je n'ai pas la force de répondre.

— « Et dans l'état où vous êtes en ce moment, pourriez-vous saisir ma pensée?

— « Non. (Expérience.)

| *Réveillez-vous !* | Action nulle. |

« Mais, quelques minutes après, elle me dit d'elle-même: « Réveillez-moi » — et alors j'ai pu la réveiller à distance. (Une simple assertion ne lui a jamais suffi pour le réveil.)

« *Le 7 décembre.*

« La malade est dans l'état d'*aïdéic* en partie *tétanique* (les bras contracturés, les jambes un peu raides).

« *Se lever, aller au piano, prendre une boîte d'allumettes, me les apporter, allumer l'une d'elles, retourner à sa place.*	*Elle se lève* avec difficulté. S'approche de moi.
(Va au piano !)	*Elle va au piano.* Mais passe devant.
(Retourne !)	*Elle revient.*
(Encore en arrière !)	Elle s'avance vers la porte.
Je l'arrête par la main.	*Elle revient au piano.* Cherche trop haut.
(Plus bas !)	= 0
(Plus bas !)	*Sa main s'abaisse.*
(Prends la boîte !)	*Elle touche la boîte,* puis recule.
(Prends la boîte !)	*Elle la touche de nouveau et la prend.*
(Viens à moi !)	*Elle vient à moi.*
(Allume !)	Elle veut me passer la boîte.
(Allume !)	*Elle retire une allumette.*
(Allume !)	*Elle l'allume.*
(Retourne à ta place !)	*Elle retourne à sa place.*
11) *Rapprocher la main droite de mes lèvres.*	Sa main droite s'agite.

(Lève-la !)	= 0.
(Lève-la !)	*Elle lève la main.*
(Donne à embrasser !)	Elle rapproche sa main de son visage — retire sa cravate.
(C'est pas çà ! à ma bouche !)	*Elle rapproche sa main droite de ma tête.*
(Aux lèvres !)	*Elle l'approche de mes lèvres.*

« *Le 9 décembre.*

« La malade dort bien ! l'état *aïdéique* avec tendances aux contractures.

12) *Se coucher sur le côté droit.*	= 0. Elle se soulève et s'arrête contracturée de tout le corps, peut-être sous l'influence du regard, car je la regardais fixement.
Je supprime la contracture à l'aide d'un léger massage. Je tiens sa main, et à un moment donné j'essaye mentalement de :	
13) *Provoquer la contracture dans le bras gauche.*	*Le bras gauche se raidit presque instantanément.*
14) *Couche-toi !*	Action nulle.

« *En ce moment il a y une hyperacousie*, le moindre bruit l'irrite, puis elle retombe de nouveau dans l'immobilité générale.

— « Je n'entends pas bien vos pensées, dit-elle subitement, *parce que je dors ou de trop, ou pas assez.*

« L'ouverture de l'œil gauche provoque la catalepsie dans le bras droit, puis dans les deux.

« L'ouverture de l'œil droit ne provoque rien du tout.

15) *Se gratter les joues.*	Action nulle.

« En ce moment, une allumette, allumée vivement devant un œil ouvert exprès, ne provoque aucun réflexe. La contraction de la pupille même n'est pas aussi sensible que d'habitude, tandis que, tout à l'heure, la contraction a été presque normale et la malade disait voir « un peu de clarté ». Maintenant elle affirme ne rien voir. Je la réveille, elle paraît assez bien, mais peu à peu une attaque se déclare. Je l'arrête en magnétisant de nouveau.

« *Le 11 décembre.*

« (Expériences en présence de M. l'ingénieur Sosnowski).

« La malade se porte bien. Je l'endors en deux minutes et démontre les trois états principaux :

« 1° L'aïdéie (sans pensée, sommeil le plus profond) ;

« 2° La monoïdéie (une seule idée possible) ;

« 3° La polyïdéie (somnambulisme proprement dit).

« Puis, à l'aide de quelques passes devant les yeux, j'approfondis le sommeil jusqu'au degré transitoire entre l'aïdéie et le monoïdéisme. En ce moment, elle m'entend même sans attouchement, mais elle reste tout à fait paralysée et insensible.

16) *Viens à moi !*	*Elle se lève et vient directement à moi.*
Je change de position et je me cache aussi loin que possible.	
17) *Donne la main à M. S...* (L'expérience proposée par M. S...)	*Elle étend la main droite et la donne à M. S...*

« En ce moment l'ouverture des yeux ne provoque pas la catalepsie.

« L'attouchement de M. S .., comme de toute autre

personne étrangère, lui est très désagréable. Elle ne permet même pas de s'approcher d'elle, à moins d'un demi-mètre de distance. Elle a les yeux bandés. Mes mains provoquent toujours une attraction ; ayant les jambes contracturées et étant attirées par moi, elle tombe en arrière, puis se lève, également attirée à distance...

« *Le 18 décembre.*

18) Un essai dans l'état de *somnambulisme actif,* avant l'accès.	Action nulle. Quelques minutes après l'accès éclate. Alors, je l'endors fortement pour toute la nuit.

« Elle se réveille tout à fait bien le lendemain.

« *Le 27 décembre.*

« En endormant la malade, *je prolonge les passes plus longtemps que d'habitude,* car sans les passes elle s'endormait difficilement. Le sommeil devient très profond. Elle ne m'entend plus du tout. Le pouls est faible et inégal, 80 pulsations. La respiration courte, intermittente. Je la calme par l'imposition de la main sur le creux de l'estomac.

19) *Aller à table prendre un gâteau et me le passer.* (Voyant que le sommeil est trop profond, je « réveille » les bras *et les oreilles,* elle m'entend alors sans que je la touche.) Je l'arrête. (Etends le bras !)	$= 0.$ *Elle se lève.* Vient à moi. Reste hésitante au milieu de la chambre. *Elle s'approche de la table.* $= 0.$

16

(Etends le bras!)	*Elle étend le bras.*
	Elle cherche à côté.
(Plus bas !)	*Elle touche les gâteaux* et tressaille.
(Prends et donne !	Elle prend un gâteau et me le donne.

« Elle est visiblement fatiguée ; ses paupières clignotent.

— « Pourquoi avez-vous pris un gâteau et pas autre chose ?

— « Parce que tous les autres objets étaient *étrangers* — tandis que les gâteaux m'ont paru bien *connus*. Mais je ne savais pas que c'était des gâteaux ; je sentais seulement que c'était quelque chose de moins repoussant que les autres objets *étrangers...* Je ne dormais pas assez (*somnambulisme actif*), *il ne faut pas me réveiller les oreilles*.

« Quelques minutes après a eu lieu une expérience d'autant plus curieuse qu'elle fut tout à fait imprévue. J'étais absorbé dans une pensée personnelle qui m'inquiétait dans la journée. Malgré son caractère intime, je suis obligé de la dévoiler ici, pour qu'on puisse comprendre l'expérience.

« Le traitement de Mme M..., absorbant mon temps, me fit négliger plusieurs affaires, de sorte que ce jour-ci j'étais fort embarrassé pour une question d'argent. Le traitement était gratuit et je ne voulais pas que Mme M... se doutât en quoi que ce soit de mon embarras. Ne pouvant pas la quitter à cause de la gravité de son état (il y avait toujours des accès de manie de suicide), ma pensée revenait tout le temps à cette affaire.

« Je cause avec la malade en plaisantant, mais probablement ma voix trahit l'inquiétude et à un moment donné, je vois qu'elle devine mes pensées. Elle s'arrête dans la conversation et devient pensive. Une longue observation me permet de deviner à mon tour l'idée qui la préoccupe.

« Après avoir réfléchi, elle se dit intérieurement : Il est embarrassé, il faut lui venir en aide, mais si on me réveille j'oublierai tout... Comment faire?...

« Elle cherche et trouve le moyen. Elle s'ôte une bague du doigt (comme elle avait l'habitude de le faire quand elle voulait se rappeler quelque chose) et son visage trahit l'intention de ne pas oublier la signification de cette manœuvre.

— « Il ne faut pas penser à cela, lui dis-je.

— « Si, je le veux, vous ne m'en empêcherez pas...» et elle simule l'indifférence pour m'échapper.

« Quelques minutes après, j'aperçois un nouveau travail intérieur sur son visage. Le sommeil est devenu moins profond, elle revient à son idée et essaye encore une fois d'esquiver mon influence, en demandant que je la réveille le plus lentement possible « pour éviter une attaque ».

« Je la réveille tout doucement, en suggérant la gaîté au réveil.

« Une fois remise, elle devient pensive, elle se frotte le front.

— « Il me semble, dit-elle, que je devais me rappeler quelque chose..., mais je ne sais quoi.(Elle examine sa bague à plusieurs reprises.) Non! je ne me souviens de rien...

« Elle est gaie et cause librement avec nous.

« Encore deux expériences *à l'état de veille.*

— « 20) Qu'est-ce que je désire en ce moment?

— « C'est vrai, vous désirez quelque chose...

« Elle cherche autour d'elle, puis me regardant dans les yeux :

— « Vous voulez un peu de vin pour votre thé. (C'était juste.)

— « 21) Et maintenant? (Je voulais qu'elle prenne un gâteau.)

— « Non, je ne sais plus rien, je ne sens rien.

« *Le 28 décembre.*

« Endormie le matin, elle retrouve son souvenir d'hier, et essaie encore une fois de le graver dans sa mémoire ; elle trouve pour cela un nouveau moyen. Tout à coup, lorsque je ne m'y attendais pas, elle s'écrie en prononçant une phrase, qui ne pouvait pas être comprise par nous, mais qui, rappelée au réveil, devait lui susciter dans la pensée le projet conçu la veille ; puis, pour éviter mon influence, elle se bouche les oreilles et se met à marmotter pour ne pas m'entendre.

« 22) Je lui ordonne mentalement d'oublier. Elle se croit victorieuse et demande à être réveillée lentement.

« Je la réveille. On lui répète la phrase mnémotechnique.

— « Qu'est-ce que cela veut dire ?

« Je n'y comprends rien...

« Et elle n'y pense plus.

« Dans la soirée, un faible accès de délire se déclare... Elle a l'hallucination d'une personne morte. L'accès se termine par une contracture générale. Je supprime la contracture. Elle retombe sur les coussins et reste inerte.

23) *Lève-toi et viens à moi!* | Un peu d'agitation.
| = 0.

« Elle dormait en ce moment d'un ·sommeil très profond (aïdéie paralytique). *Elle ne m'entend pas sans attouchement.*

24) *Je veux que tu m'entendes!*

Elle entend le « bruit » de ma voix, mais ne comprend pas.

25) *Idem.* J'excite un peu les oreilles par des mouvements des doigts qui provoquent habituellement une hyperacousie.

Même effet incomplet, je ne pense pas arriver à être compris.

Enfin, après plusieurs minutes, *elle m'entend bien.*

26) *Faire entendre la voix de* Mlle *X... qu'elle n'entend jamais d'elle-même.* (Expérience de Puységur.)

= 0.

= 0.

Je touche la main de Mlle X... qui parle.

Elle entend la voix, comme un chuchotement ou plutôt un bruit assez fort, mais incompréhensible.

Elle l'entend sans que je touche Mlle X...

Elle n'entend rien malgré l'attouchement.

« Ces expériences ont été probablement gênées par l'état inconstant et pathologique de la malade. (Quelques minutes après.)

27) *Donne l'autre main!* (Je tiens sa main gauche).

Agitation dans la main droite, qui est contracturée.

Elle se soulève un peu.

Elle dirige sa main droite vers moi, avec une grande difficulté, car elle est raide.

Elle me la donne, puis retombe très fatiguée.

28) *Demande ce que je veux* (sans attouchement).

— Qu'y a-t-il ? Que voulez-vous dire! (A haute voix.)

= 0.

— Hum...

— Quelque chose me pous-

| 29) *Ouvre les yeux et réveille-toi !* | sait à faire une question... mais je ne sais laquelle... j'ai déjà oublié... tout est embrouillé dans ma tête.
= 0.
Elle remue la tête à droite et à gauche, puis le bras droit, mais ne se réveille pas. |

« Elle était en ce moment absorbée par une *rêverie somnambulique* qui diminuait la sensibilité. J'essaye de la réveiller par ordre verbal, mais je n'obtiens qu'une somnolence fatigante, et, au bout de plusieurs minutes, je suis obligé de recourir aux passes.

« Le 31 décembre.

« La malade se trouve bien. Je provoque facilement les états voulus, je m'arrête à une phase intermédiaire entre la léthargie aïdéique et le monoïdéisme. Elle m'entend, mais moi seulement, et elle est incapable de répondre autrement que par des signes ou des mots détachés.

| 30) *Lève-toi, va à ton frère et embrasse-le !* | *Elle se lève.*
Elle s'avance vers moi, puis recule vers *son frère.*
Elle tâte en l'air en cherchant sa tête.
S'arrête devant lui en hésitant.
Elle se rapproche lentement et l'embrasse sur le front, en tressaillant. |

— « Pourquoi tressaillez-vous ?

— « Parce que c'est quelque chose *d'étranger*... (Elle aime beaucoup son frère.)

« Il y a eu un accès très grave dans la soirée, elle

s'est blessée plusieurs fois avec un couteau à la tempe. J'arrive à temps pour prévenir le suicide et je l'endors avec beaucoup de difficultés, sans qu'elle me reconnaisse. Elle me demande pardon en somnambulisme, tout en se plaignant de ce que le couteau n'ait pas été assez tranchant.

« L'état normal ne revient qu'après deux heures de sommeil. Les attaques hystéro-épileptiques ne se renouvellent plus, mais les accès de folie et les évanouissements sont encore fréquents.

« *Le 6 janvier.*

« La malade reste sur le canapé et n'entend rien. Je sors tout doucement pour faire une expérience à distance.

31) *Lève-toi et reste assise en attendant mon retour.*	Elle fronce les sourcils, sa respiration devient haletante, mais elle ne bouge pas.

« J'agissais à peine depuis dix minutes, quand on est venu me déranger.

« Elle n'est pas très bien ; par conséquent, j'interromps les expériences pour m'occuper de son état.

« *Le 10 janvier.*

« J'endors Mme M... par des passes à distance, c'est-à-dire sans la toucher. Puis, j'essaye de :

32) *Provoquer le sommeil naturel profond dans le somnambulisme artificiel.*	Quelques secondes après le commencement de l'action mentale, *j'entends un ronflement, les lèvres s'ouvrent et restent ouvertes.*

« Quelques minutes après, cet état cesse. Je recommence :

33) *Idem.*	*Mêmes signes,* moins l'ouverture de la bouche.
(Ouvre la bouche !)	*Elle ouvre la bouche* et dort bien en soufflant.
34) *Ferme la bouche !*	Action nulle, probablement à cause de la profondeur du sommeil.

« Elle dort bien toute la nuit.

« *Le 11 janvier.*

« Etat de léthargie aïdéique (avec tendance aux contractures) :

35) *Etends le bras droit.*	*Agitation dans le bras droit.*
	Même phénomène sept fois de suite.
	Un petit mouvement du bras gauche.
	Le corps se soulève un peu. Retombe.
	Elle étend le bras droit.

« En ce moment, elle m'entend, mais elle éprouve de la difficulté à me répondre.

« Elle reconnaît un objet m'appartenant parmi quatre semblables, en le désignant comme le mieux connu. (Elle voit pour la première fois, mais c'est ainsi qu'elle nomme toujours ce qui m'appartient, ce que j'ai touché, ou sur quoi j'ai concentré ma pensée.) Elle rejette un objet parmi cinq semblables ; l'objet rejeté appartenait à Mlle X..., dont la présence lui est insupportable. Trois doigts différents la touchent, elle reconnaît le mien, etc. Elle demande à boire, on lui approche un verre d'eau de ses lèvres, mais elle ne sent rien et demande toujours à boire ; si c'est moi

qui tiens ce verre, elle le reconnaît tout de suite, et
boit avec plaisir. (Ce phénomène se répétait tous les
jours.)

« *Le 14 janvier.*

« Mme M... s'endort difficilement, mais d'un sommeil excessivement profond. Elle ne m'entend pas
encore une demi-heure plus tard. Il n'y a pas de contracture. La tête n'est pas très chaude. Les membres
ne sont pas froids. Le pouls est assez régulier, 80
pulsations. De temps en temps, quelques petits tremblements des doigts. L'hyperexcitabilité neuro-musculaire n'existe pas. Les membres gardent l'attitude imprimée. Par conséquent, c'est un état d'*aïdéie cataleptique*.

36) *Je veux que tu m'en-* *tendes*.)	Action nulle. Une mi- nute après, plusieurs éva- nouissements se déclarent.

« A cause de l'état pathologique, on ne doit tirer
aucune conclusion de cet échec dans l'état d'aïdéie
cataleptique. Peu à peu, elle passe d'elle-même dans le
délire somnambulique. Une heure après, agissant plus
fort, j'obtiens un *somnambulisme* calme.

37) *Dors bien toute la nuit!*	Elle dort bien toute la nuit.

« Elle se réveille tout à fait bien, sauf une amblyopie passagère.

« *Le 18 janvier.*

« L'amélioration de la santé de Mme M... me permet
de faire quelques nouvelles expériences. Je l'endors
comme d'habitude. Ensuite, j'endors son frère, qui
reste immobile dans un fauteuil au milieu de la cham-

bre. Il est dans un état d'aïdéie paralytique légère, facile à dissiper, mais d'où il ne peut sortir par lui-même. Mme M... reste sur le canapé au fond de la chambre, en somnambulisme passif. A l'aide de quelques passes, je rends le sommeil plus profond (un peu trop profond même) et je m'éloigne pour commencer les expériences.

38) *Se lever et puis se mettre à genoux au milieu de la chambre.*	= 0. *Elle s'agite.* (Elle a raconté qu'elle dormait très bien, lorsque quelque chose la réveilla.) *Elle se lève et marche vers le milieu de la chambre,* où elle rencontre son frère endormi. Cette fois-ci, *elle ne tressaille point,* au contraire, elle le tâte avec une certaine satisfaction et un peu d'étonnement.
Je la prends par la main.	Puis elle retourne sur le canapé et s'assied.
Mets-toi à genoux !	Après deux minutes d'hésitation, *elle s'agenouille.*

« Elle raconte ensuite que c'est son frère endormi qui l'avait dépistée.

« Je ne savais que faire, je vous sentais là et là. Ça m'a troublée... Il y avait « un autre vous » au milieu de la chambre...

— « Comment, un autre moi ?

— « *Quelque chose qui était vous...* Je ne sais pas... mais ça m'a troublée...

« *Le 24 janvier.*

« Elle est endormie sur le fauteuil (*aïdéie,* puis *monoïdéisme*).

30) *Souffler une bougie sur le piano.*

Elle se tient si près de la bougie que je la souffle moi-même de peur que sa robe ne prenne feu.
(Donne la bougie !)

40) *Donne la main gauche !*
(Je la tiens par la main droite.)

41) *Viens à moi !*
Cette expérience a été faite avec beaucoup de précaution ; la somnambule ne savait pas que j'étais parti et j'agissais à distance de plusieurs mètres, du fond du couloir.

Elle se lève.
Se dirige vers moi, puis vers le piano.
Touche la musique en tâtant.
Retire la bobêche.

Retire la bougie et me l'apporte.
Elle lève la main gauche et me la donne.

Froncement des sourcils.
Elle se lève.
Étend le bras droit, s'avance, ouvre la porte et va directement dans le couloir, où je me précipite à sa rencontre.

« Elle manifeste une satisfaction en recontrant ma main, puis retourne lentement au salon.

« J'ai fait ce soir encore deux expériences, pour vérifier l'action magnétique personnelle. J'ai déjà mentionné que, chaque fois que la malade touchait un objet ou une personne « étrangère », c'est-à-dire en dehors de mon influence, il y avait un tressaillement et une répulsion instinctive. C'est ce que j'ai voulu vérifier. J'ai invité son frère à s'asseoir insensiblement non loin d'elle et un peu en arrière ; puis, en exerçant une action attractive sur un bras de la malade, je l'ai dirigé de façon à toucher par hasard le bras de son frère. Il y eut un tressaillement répulsif, et cette expérience répétée a donné toujours le même résultat... Ensuite j'ai endormi le frère à la même place, à l'insu du sujet, et j'ai recommencé l'attraction. Elle était forcée de toucher son frère plusieurs fois, *mais la répulsion ne se manifesta plus.*

« *Le 4 février.*

« En se réveillant, elle manifeste, comme d'habitude, sa sensibilité vis-à-vis les états psychiques des assistants.

— « Je suis toute colère contre Marie.

— « Pourquoi cela ?

— « Parce que tout le temps elle a cherché un moyen de m'arrêter encore, et il faut absolument que je parte. (C'était exact.)

« *Le 5 février.*

« Le point hystérogène sous la clavicule gauche n'existe plus. Mais elle ne sent pas encore la chaleur de ma main derrière la tête (point délirogène). Cependant, en somnambulisme, la sensibilité est déjà normale. La magnétisation arrête un commencement d'accès de délire. Aïdéie, 82 pulsations. Après trente minutes de cet état, la tête se refroidit. Quelques minutes après, le somnambulisme passif se déclare, puis le somnambulisme actif. Alors elle demande que je lui réveille « tout le corps, sauf le devant de la tête ». Dans cet état, elle manifeste une sensibilité très grande. Elle sent tout, mais éprouve une difficulté à réfléchir.

« *Si on me pince ou frappe, cela lui fait mal.* Elle décrit parfaitement mon état mental, ou plutôt mes sensations. L'attouchement d'une personne étrangère est encore désagréable. Je me pince moi-même.

— « Je n'aime pas cela, dit-elle.

« En général, elle n'est pas obéissante dans cet état; malgré la transmission des sensations, elle est pour

cela trop irascible. Elle subit l'influence de mes sensations, mais non de ma volonté. Le souvenir persiste
ou à peu près.

« Une heure après, cet état se dissipe, et elle s'endort de son sommeil normal.

. . . .

« Je m'arrête là. L'histoire de cette malade a été des
plus instructives pour moi. J'ai sur elle un volume
entier de notes, prises sur le vif, et ayant trait à plusieurs autres questions, parmi lesquelles la question
thérapeutique occupe le premier rang.

« Puis vient celle de la suggestion mentale, celle
de l'action physique, celle des phases hypnotiques et
quelques autres de moindre importance.

« J'ai omis à dessein tout ce qui n'avait pas de
rapport direct avec la transmission psychique, pour
ne pas compliquer la tâche du lecteur, qui en aura
assez s'il veut bien examiner les détails donnés, avec
l'attention nécessaire.

« Je n'ai rien omis, au contraire, de ce qui avait
trait à notre sujet principal. J'ai cité *toutes* les expériences, même celles qui devaient manquer forcément
ou qui ne pouvaient réussir qu'en partie, à cause des
circonstances accidentelles. Aussi l'aspect général de
ce récit sera moins concluant pour le lecteur qu'il ne
l'est pour moi. « J'ai enfin eu *l'impression personnelle*,
si longtemps recherchée, d'une action vraie, directe,
indubitable. J'étais bien sûr qu'il n'y avait là ni coïncidence fortuite, ni suggestion par attitude, ni autre
cause d'erreur possible. Là où ces influences s'ajou-
taient momentanément, je les ai indiquées, et le lecteur
saura les apprécier lui-même, d'après les principes
exposés ci-dessus. Mais ce qui a pu échapper au lecteur, précisément à cause de la façon toute objective

de cet exposé, c'est qu'à partir de la deuxième
semaine, j'étais déjà maître du phénomène, et que si,
parmi les expériences postérieures, il y a encore eu
des échecs, c'est uniquement parce que j'ai voulu
vérifier l'impossibilité ou la difficulté de réussir dans
certaines phases hypnotiques. Dès que j'avais provoqué par avance la phase du sommeil, favorable à ces
essais, ils réussissaient toujours. Le lecteur ne sera
pas étonné de la satisfaction profonde que me pro-
cura cette découverte. Pour moi, un phénomène n'est
pas un fait scientifique si on est obligé de l'accepter
purement et simplement comme un accident, bien vu,
bien contrôlé, mais qui est venu on ne sait comment,
et qui ne se renouvelle pas, on ne sait pourquoi. »

« Le vrai moment de la suggestion mentale, dit
Ochorowicz, *c'est la limite entre l'état aïdéique et le
monoïdéisme passif.* »

Voici ce que cet auteur entend par ces mots :

État aïdéique : sommeil profond durant lequel le
sujet se trouve dans une sorte d'inertie psychique,
c'est-à-dire sans aucune idée.

Monoïdéisme passif : sommeil moins profond dans
lequel l'activité psychique n'est caractérisée que par
une *seule* idée suggérée.

En 1869, le docteur Dusart, ancien interne des hôpitaux de Paris, fit, sur une de ses clientes, des expériences curieuses, publiées dans *la Tribune médicale*
(n⁰ˢ des 16 et 30 mai 1875).

« Il s'agit d'une jeune fille de quatorze ans, à laquelle
M. Dusart fut appelé, en 1869, à donner des soins
pour des troubles hystériques graves ; paralysie de la
vue et de l'odorat, perversion du goût, abolition des
mouvements et de la sensibilité dans le bras droit et
dans les deux jambes, œsophagisme, rachialgie, tèn-

dance au suicide. Voici comment M. Dusart eut l'idée
d'endormir sa malade : « Le spasme de l'œsophage
était tel qu'il fallait la nourrir à la sonde ; mais domi-
née par des idées de suicide, elle engage, chaque fois
avec nous, une lutte acharnée pour s'opposer à l'introduction de tout aliment. Nous devons être trois, souvent quatre, pour triompher de sa résistance. Les ali-
ments introduits, la malade fait des haut-le-corps, des
efforts de vomissements, crache d'une façon continue
et pousse des hurlements pendant plusieurs heures. —
Les parents, dont l'intelligence est au-dessous de la
moyenne et qui sont imbus de préjugés, s'opposent à
l'emploi des stupéfiants et de tout agent susceptible
d'apporter du calme. Dans de telles conditions, la
malade dépérit rapidement et nous donne de vives
inquiétudes. Cette lutte pour l'alimentation dure
depuis les premiers jours de juin jusqu'à la fin d'octobre. C'est alors que je proposai à la famille un
moyen, auquel je songeais depuis quelque temps, *le
sommeil magnétique.* — Toutes mes notions sur le
magnétisme se bornaient aux quelques souvenirs que
j'avais conservés lors de mon passage comme interne
dans le service d'Azan. J'avais souvent vu ce médecin
endormir une hystérique et je me disais que j'amélio-
rerais sans doute beaucoup la situation de Mlle J...
si je pouvais assurer sa digestion en provoquant après
chaque repas un état de sommeil, ou, tout au moins,
de calme suffisant. » M. Dusart essaya donc de l'endormir au moyen de passes, comme il avait vu faire
Azan ; il réussit et put facilement alimenter sa malade.
C'est en se demandant comment se produisait ce sommeil qu'il fut amené à observer les phénomènes suivants : « J'ai observé que quand, en faisant des passes, je me laissais distraire par la conversation des

parents, je ne parvenais jamais à produire un sommeil suffisant, même après un long espace de temps.
Il fallut donc faire une large part à l'intervention de
ma volonté » (et de la distraction du sujet). « Mais
celle-ci suffisait-elle sans le secours d'aucune manifestation extérieure ? Voilà ce que je voulus savoir.
— A cet effet, j'arrive un jour avant l'heure fixée la
veille pour le réveil et, sans regarder la malade, sans
faire un geste, je lui donne mentalement *l'ordre de
s'éveiller* : je suis aussitôt obéi. A ma volonté, le délire
et les cris commencent. Je m'assieds alors devant le
feu, le dos au lit de la malade, laquelle avait la face
tournée vers la porte de la chambre, je cause avec les
personnes présentes, sans paraître m'occuper des cris
de Mlle J..., puis, à un moment donné, sans que personne
se fût aperçu de ce qui se passait en moi, je donne *l'ordre mental* du sommeil, et celui-ci se produit. Plus de
cent fois l'expérience fut faite et variée de diverses
façons : l'ordre mental était donné sur un signe que me
faisait le Dr X... et toujours l'effet se produisait. Un jour
j'arrive lorsque la malade était éveillée et en plein
délire ; elle continue, malgré ma présence, à crier et à
s'agiter, je m'assieds et j'attends que le Dr X... me
donne le signal. Aussitôt celui-ci donné et l'ordre
mental formulé, la malade se tait et s'endort. —
« Vous saviez que j'étais là depuis quelque temps ? —
Non, Monsieur, je ne me suis aperçue de votre présence qu'en sentant le sommeil me gagner ; *j'ai eu
alors conscience que vous étiez devant le feu.* »

« Je donnais chaque jour, avant de partir, l'ordre
de dormir jusqu'au lendemain à une heure déterminée. Un jour, je pars, oubliant cette précaution, j'étais
à 700 mètres quand je m'en aperçus. Ne pouvant
retourner sur mes pas, je me dis que peut-être mon

ordre serait entendu malgré la distance, puisque, à un ou 2 mètres, un ordre mental était exécuté. En conséquence, je formule l'ordre de *dormir jusqu'au lendemain huit heures*, et je poursuis mon chemin. Le lendemain, j'arrive à 7 heures et demie, la malade dormait. « Comment se fait-il que vous dormiez encore ? — Mais, Monsieur, je vous obéis. — Vous vous trompez ; je suis parti sans vous donner aucun ordre. — C'est vrai ; mais, cinq minutes après, je vous ai *parfaitement entendu* me dire de dormir jusqu'à 8 heures. Or, il n'est pas encore 8 heures. Cette dernière heure était celle que j'indiquais ordinairement. Il était possible que l'habitude fût la cause d'une illusion et qu'il n'y eût ici qu'une simple coïncidence. Pour en avoir le cœur net et ne laisser prise à aucun doute, je commandai à la malade de dormir jusqu'à ce qu'elle reçût l'ordre de s'éveiller. — Dans la journée, ayant trouvé un intervalle libre, je résolus de compléter l'expérience. Je pars de chez moi (*7 kilomètres de distance*) en donnant l'ordre du réveil. Je constate qu'il est deux heures. J'arrive et trouve la malade éveillée ; les parents, sur ma recommandation, avaient noté l'heure exacte du réveil. C'était rigoureusement celle à laquelle j'avais donné l'ordre. Cette expérience, plusieurs fois renouvelée, à des heures différentes, eut toujours le même résultat. »

« Le 1er janvier, je suspendis mes visites et cessai toute relation avec la famille. Je n'en avais plus entendu parler, lorsque, le 12, faisant des courses dans une direction opposée et me trouvant à *10 kilomètres* de la malade, je me demandai si, malgré la distance, la cessation de tous rapports et l'intervention d'une tierce personne (le père magnétisant désormais sa fille), il me serait encore possible de me faire obéir.

17

Je défends à la malade de se laisser endormir; puis, une demi-heure après, réfléchissant que si, par extra-ordinaire, j'étais obéi, cela pourrait causer préjudice à cette malheureuse fille, je lève la défense et cesse d'y penser. — Je fus fort surpris lorsque, le lendemain, à 6 heures du matin, je vis arriver chez moi un exprès portant une lettre du père de Mlle J... Celui-ci me disait que la veille, 12, à 10 heures du matin, il n'était arrivé à endormir sa fille qu'après une lutte prolongée et très douloureuse. La malade, une fois endormie, avait déclaré que, si elle avait résisté, c'était sur mon ordre et qu'elle ne s'était endormie que quand je l'avais permis. Ces déclarations avaient été faites vis-à-vis des témoins auxquels le père avait fait signer les notes qui les contenaient. J'ai conservé cette lettre, dont M... me confirma plus tard le contenu, en ajoutant quelques détails circonstanciés.

Voilà de remarquables expériences.

Le professeur Ch. Richet, pendant qu'il était interne à l'hôpital Beaujon, eut l'occasion d'expérimenter un sujet apte à ces phénomènes.

« Un jour, raconte M. Richet, étant avec mes collè-gues à la salle de garde, à déjeuner, notre confrère M. Landouzy, alors interne comme moi à l'hôpital Beaujon, était présent; — j'assurai que je pouvais endormir une malade à distance, et que je la ferais venir à la salle de garde où nous étions, rien que par un acte de ma volonté ! Mais, au bout de dix minutes, personne n'étant venu, l'expérience fut considérée comme ayant échoué. — En réalité, l'expérience n'a-vait pas échoué, car, quelque temps après, on vint me prévenir que la malade se promenait dans les couloirs *endormie,* cherchant à me parler et ne me trouvant pas; et en effet, il en était ainsi, sans que je puisse de sa part obtenir d'autre réponse pour expliquer son sommeil et cette promenade vagabonde, sinon qu'elle désirait me parler.

« Une autre fois, dit encore le même auteur, j'ai répété cette expérience en la variant de la manière suivante : je priai deux de mes collègues de se rendre dans la salle, sous le prétexte d'examiner une malade quelconque ; en réalité, afin d'observer comment se comporterait le nᵒ 11, que j'aurais, à ce moment, l'intention d'endormir. Quelque temps après, ils vinrent me dire que l'expérience avait échoué. Cependant, cette fois encore, elle avait réussi, car on s'était trompé en désignant à la place du nᵒ 11 la malade voisine, qui naturellement était restée éveillée, tandis que le nᵒ 11 s'était effectivement endormi. »

Le docteur Héricourt cite les faits ci-dessous :

« L'observation que je rapporte ici (c'est M. le Dʳ Héricourt qui parle) date de l'année 1878, époque à laquelle je l'ai communiquée à mon ami M. Charles Richet, qui l'a gardée fidèlement et prudemment dans ses cartons, pour des raisons faciles à comprendre. Il s'agit d'une jeune femme de vingt-quatre ans, d'origine espagnole, veuve et mère d'une petite fille de cinq ans. Mᵐᵉ D... est petite, maigre, très brune, a le système pileux très développé. L'examen le plus minutieux n'a pu faire découvrir chez elle *aucune trace hystérique personnelle ou héréditaire.* — Quand j'essayai de produire *l'hypnotisme* (il s'agit du *magnétisme*) chez Mᵐᵉ D..., elle n'avait été soumise auparavant à aucune expérience de cette nature. La première tentative réussit d'ailleurs pleinement, après une dizaine de minutes passées à la regarder fixement et à lui tenir fortement les pouces à pleine main. Par la suite, le même résultat était obtenu, mais seulement en la regardant ou en lui touchant la tête ou la main pendant quelques secondes à peine, et puis, enfin, en faisant moins encore, comme on va voir tout à l'heure. — L'état de Mme D... était alors d'emblée celui du somnambulisme lucide; la conversation était facile, l'intelligence du sujet était vive, sa sensibilité paraissait exaltée, et sa mémoire remarquable, toute image évoquée provoquait une hallucination, mais ce phénomène n'apparaissait jamais spontanément. » (C'était donc un *état polyïdéique*, avec tendance au *monoïdéisme passif*.) « En même temps, il y avait une insensibilité complète à la douleur, et les membres, qui étaient le siège d'une hyperexcitabilité musculaire très nette, étaient mis en catalepsie par le simple attouchement sans que l'état psychique fût en rien modifié. » (C'est là un phénomène très commun en magnétisme et qui prouve : 1º qu'il n'est pas nécessaire d'ouvrir les yeux du sujet pour provoquer la catalepsie, et 2º que la catalepsie peut exister en somnambulisme, et que, par conséquent, il est impropre de considérer ces deux états comme deux phases distinctes. En général, toutes les classifications basées uniquement sur les caractères extérieurs doivent être nécessairement défectueuses, car *tous* les caractères extérieurs peuvent être provoqués dans tous les états hypnotiques et même à l'état de veille. Il n'y a que les caractères psychiques, qui peuvent servir de base pour une classification sérieuse. Le somnambulisme est avant tout un phénomène *cérébral* et, par conséquent, il n'y a pas lieu de chercher ailleurs les caractères différentiels de ses phases. On peut seulement dire par exemple : aïdéie ou polyïdéie cataleptique ou simplement paralytique, suivant les deux cas où les membres restent flasques ou conservent l'attitude

imprimée.) « Au réveil, que je provoquais en promenant les doigts sur les paupières supérieures, la
mémoire de ce qui venait de se passer était complètement perdue; mais, dans l'état second, elle faisait une
chaîne ininterrompue des faits de son état de veille et
de ceux de son état de sommeil. — J'ai dit que j'endormais Mme D... avec une facilité chaque jour plus
grande. En effet, après quinze jours environ de cet
entraînement spécial, je n'avais plus besoin, pour obtenir ce résultat, ni du contact, ni du regard; il me suffisait de *vouloir*, tout en m'abstenant de toute espèce
de gestes qui pût trahir mon intention. Était-elle en
conversation animée au milieu de plusieurs personnes,
tandis que je me tenais dans quelque coin, dans l'attitude de la plus complète indifférence, que je la voyais
bientôt à mon gré, lutter contre le sommeil qui l'en-
vahissait, et le subir définitivement; ou reprendre le
cours de ses idées, selon que moi-même je continuais
ou cessais d'appliquer ma pensée au résultat à obtenir. Et même *je pouvais regarder fixement mon sujet,
lui serrer les pouces ou les poignets, et faire toutes les
passes imaginables des magnétiseurs de profession, si
ma volonté n'était pas de l'endormir, il restait parfaitement éveillé, et convaincu de mon impuissance.* »

« Bientôt ce ne fut plus seulement d'une extrémité
à l'autre d'une chambre que je songeai à exercer mon
action; d'une pièce à une autre, d'une maison à une
autre maison, située dans une rue plus ou moins éloignée, le même résultat fut encore obtenu. — Les circonstances dans lesquelles j'exerçai ainsi pour la première fois cette action à longue distance méritent
d'être rapportées avec quelques détails. Étant un jour
dans mon cabinet (j'habitais alors Perpignan) l'idée
me vint d'essayer d'endormir Mme D..., que j'avais

tout lieu de croire chez elle, et qui habitait dans une rue distante environ de *300 mètres* de la mienne. J'étais d'ailleurs bien éloigné de croire au succès d'une pareille expérience. Il était trois heures de l'après-midi, je me mis à me promener de long en large, en pensant très vivement au résultat que je voulais obtenir; et j'étais absorbé par cet exercice, quand on vint me chercher pour voir des malades. Le cas étant pressant, j'oubliai momentanément Mme D..., que je devais d'ailleurs rencontrer vers quatre heures et demie sur une promenade publique. M'y étant rendu à cette heure, je fus très étonné de ne l'y point voir, mais je pensai qu'après tout mon expérience avait bien pu réussir; aussi vers cinq heures, pour ne rien compromettre et rétablir les choses en leur état normal, dans le cas où cet état eût été effectivement troublé, par acquit de conscience, je songeai à réveiller mon sujet, aussi vigoureusement que tout à l'heure j'avais songé à l'endormir. Or, ayant eu l'occasion de voir Mme D... dans la soirée, voici ce qu'elle me raconta, d'une manière absolument *spontanée*, et sans que j'eusse fait la moindre allusion à son absence de la promenade. Vers trois heures, comme elle était dans sa chambre à coucher, elle avait été prise subitement d'une envie invincible de dormir, ses paupières se faisaient de plomb, et ses jambes se dérobaient — jamais elle ne dormait dans la journée — au point qu'elle avait eu à peine la force de passer dans son salon, pour s'y laisser tomber sur un canapé. Sa domestique, étant alors entrée pour lui parler, l'avait trouvée, comme elle le lui raconta plus tard, pâle, la peau froide, sans mouvement, *comme morte*, selon ses expressions. Justement effrayée, elle s'était mise à la secouer vigoureusement, mais sans parvenir cependant à autre chose qu'à lui faire ouvrir les yeux. A ce moment, Mme D... me dit qu'elle n'avait eu conscience que d'éprouver un violent mal de tête qui, paraît-il, avait subitement disparu vers cinq heures.

« C'était précisément le moment où j'avais pensé à la réveiller. Ce récit ayant été spontané, je le répète, il n'y avait plus de doute à conserver ; ma tentative avait certainement réussi. Afin de pouvoir la renouveler dans des conditions aussi probantes que possible, je ne mis pas Mme D... au courant de ce que j'avais fait, et j'entrepris toute une série d'expériences dont je rendis témoins nombre de personnes, qui voulurent bien fixer les conditions et contrôler les résultats. Parmi ces personnes je citerai le médecin-major et un capitaine de bataillon des chasseurs dont j'étais alors l'aide-major. Toutes ces expériences se ramènent en somme au type suivant. Etant au salon avec Mme D..., je lui disais que j'allais essayer de l'endormir d'une pièce voisine, les portes étant fermées. Je passais alors dans cette pièce, où je restais quelques minutes avec la pensée bien nette de la laisser éveillée. Quand je revenais je trouvais en effet Mme D... dans son état normal, et se moquant de mon insuccès. Un instant plus tard, ou un autre jour, je passais dans la même pièce voisine sous un prétexte quelconque, mais cette fois avec l'intention bien arrêtée de produire le sommeil, et, après une minute à peine, le résultat le plus complet était obtenu. On n'invoquera ici aucune suggestion autre que la suggestion mentale, puisque l'*attention expectante*, mise en jeu dans toute sa force, lors de l'expérience précédente, avait été absolument sans action. Les conditions de ces expériences, qui se contrôlent réciproquement, sont d'une simplicité et d'une valeur sur lesquelles j'attire l'attention, parce qu'elles constituent une sorte de schéma à suivre pour la démonstration. »

Les expériences du Dr Gibert, du Havre, et de Pierre Janet, faites dans cette ville, appuyent nos affirmations sur l'action de la volonté de l'opérateur et prouvent encore la réalité de la suggestion mentale.

Nous extrayons du travail du Dr Janet, paru en 1885, dans le *Bulletin de la Soc. psych. phys.* et dans la *Revue scientifique* du 8 mai 1886, ce qui suit ;

« M. Gibert tenait un jour la main de Mme B... pour l'endormir ; mais il était visiblement préoccupé et songeait à autre chose qu'à ce qu'il faisait : le sommeil ne se produisit pas du tout. Cette expérience, répétée par moi de diverses manières, nous a prouvé que, pour endormir Mme B..., *il fallait concentrer fortement sa pensée sur l'ordre du sommeil* qu'on lui donnait, et que plus *la pensée de l'opérateur était distraite, plus le sommeil était difficile à provoquer.* Cette influence de la pensée de l'opérateur, quelque extraordinaire que cela paraisse, est ici tout à fait prépondérante, à un tel point *qu'elle peut remplacer toutes les autres.* Si on presse la main de Mme B... sans songer à l'endormir, on n'arrive pas à provoquer le sommeil; au contraire, si l'on songe à l'endormir sans lui presser la main, on y réussit parfaitement. En effet nous laissâmes Mme B... assise au bout de la chambre, puis, sans la toucher et sans rien dire, M. Gibert, placé à l'autre bout, pensa qu'il voudrait la faire dormir ; après trois minutes le sommeil léthargique se produisit. J'ai répété la même expérience plusieurs fois avec la plus grande facilité ; il me suffisait, en me tenant, il est vrai, dans la même chambre, de penser fortement que je voulais l'endormir, un jour, malgré elle et quoiqu'elle fût dans une grande agitation, mais il me fallut cinq minutes d'efforts.

« Il m'est arrivé plusieurs fois, en attendant M. Gibert, de rester près de Mme B... dans la même attitude méditative, dans le même silence, sans penser à l'endormir, et le sommeil ne commençait pas du tout. Au contraire, dès que, sans changer d'attitude, je songeais au commandement du sommeil, les yeux du sujet devenaient fixes, et la léthargie commençait bientôt. En second lieu, si l'attitude des personnes présentes eût suggéré le sommeil, je ne m'expliquerais pas pourquoi la personne seule qui avait provoqué le sommeil par la pensée pouvait provoquer, pendant la léthargie, les phénomènes caractéristiques de la contracture et de l'attraction. »

M. le professeur Ch. Richet [1] cite un phénomène curieux, que d'autres opérateurs avaient et ont produit depuis : il réveillait mentalement un sujet endormi hypnotiquement, alors qu'il était interne dans le service de M. Le Fort, à l'hôpital Beaujon (1873). M. le professeur Boirac a produit maintes fois, en notre présence et en présence d'un assez grand nombre d'autres personnes, le sommeil et le réveil chez son sujet Gustave P..., par le seul effet de sa pensée et de sa volonté. Nous-même avons produit assez souvent ce phénomène sur deux sujets.

Les expériences suivantes, faites à distance sur Mme B..., fortifient notre opinion. Écoutons encore M. Pierre Janet.

a) « Sans la prévenir de son intention, M. Gibert s'enferme dans une pièce voisine, à une distance de six ou sept mètres, et là, essaie de lui donner mentalement l'ordre du sommeil. J'étais resté, dit M. Janet,

---

1. *Bull. de la Soc. de psych. phys.* 1885. Un fait de somnambulisme à distance, par Ch. Richet.

auprès du sujet et je constatai qu'au bout de quelques instants les yeux se fermèrent et le sommeil commença. Mais ce qui me semble particulièrement curieux, c'est que, dans la léthargie, elle n'est pas du tout sous mon influence. Je ne pus provoquer sur elle ni contraction ni attraction, quoique je fusse resté auprès d'elle pendant qu'elle s'endormait. Au contraire, elle obéissait entièrement à M. Gibert, qui n'avait pas été présent; enfin, ce fut M. Gibert qui dut la réveiller, et cela prouve qu'il l'avait endormie. Cependant, ici encore, un doute peut subsister, Mme B... n'ignorait certainement pas la présence de M. Gibert dans la maison; elle savait également qu'il était venu pour l'endormir ; aussi, quoique cela me paraisse bien peu vraisemblable, on peut supposer qu'elle s'est endormie elle-même par suggestion, au moment précis où M. Gibert le lui commandait de la salle voisine.

b) « Le 3 octobre 1885, je suis entré chez M. Gibert à onze heures et demie du matin et je l'ai prié d'endormir Mme B... par un commandement mental sans se déranger de son cabinet. Cette femme n'était alors prévenue en aucune façon, car nous ne l'avions jamais endormie à cette heure-là; elle se trouvait dans une autre maison, à *500 mètres* au moins de distance. Je me rendis *aussitôt après* auprès d'elle pour voir le résultat de ce singulier commandement. Comme je m'y attendais bien, elle ne dormait pas du tout; je l'endormis alors moi-même en la touchant, et, dès qu'elle fut entrée en somnambulisme, avant que je lui aie fait aucune question, elle se mit à parler ainsi : « Je sais bien que M. Gibert a voulu m'endormir... Mais, quand je l'ai senti, j'ai cherché de l'eau et *j'ai mis mes mains* dans l'eau froide... Je ne veux pas que l'on m'endorme ainsi... je puis être à causer... cela me dérange et me donne l'air bête. » Vérification faite, elle avait réellement mis ses mains dans de l'eau froide avant mon arrivée. J'ai rapporté cette expérience, quoiqu'elle ait échoué, parce qu'elle me semble curieuse à différents points de vue. Mme B... semble donc avoir conscience, même à l'état de veille, de cette influence qui s'empare d'elle : *elle peut résister au sommeil en mettant ses mains dans l'eau froide;* enfin, elle ne se prêtait pas complaisamment à ces expériences, ce qui peut être considéré comme une garantie de sa sincérité.

c) « Le 9 octobre, je passai encore chez M. Gibert et le priai d'endormir Mme B..., non pas immédiatement, mais à midi moins vingt. Je me rendis *immédiatement* auprès d'elle, et sans M. Gibert, qui ne peut, j'en suis sûr, avoir eu aucune communication avec elle. Je comptais l'empêcher de mettre ses mains dans l'eau froide si elle l'essayait encore. Je ne pus la surveiller comme j'en avais l'intention, car elle était enfermée dans sa chambre depuis un quart d'heure et je jugeai inutile de l'avertir en la faisant descendre. A midi moins un quart, je montai chez elle avec quelques autres personnes qui m'accompagnaient : Mme B... était renversée sur une chaise, dans une position fort pénible, et profondément endormie. Le sommeil n'était pas un sommeil naturel; car elle était complètement insensible et on ne pouvait absolument pas la réveiller. Remarquons encore que ni moi ni aucune des personnes présentes nous n'avions d'influence sur elle et que nous ne pouvions nullement provoquer la contracture. Voici les premières paroles qu'elle prononça dès que le somnambulisme se déclara spontanément : « Pourquoi les avoir envoyés ainsi ? Je vous défends de me faire des bêtises pareilles...

Ai-je l'air bête !... Pourquoi m'endort-il de chez lui,
M. Gibert? Je n'ai pas eu le temps de mettre mes mains
dans ma cuvette. Je ne veux pas. » Comme je n'avais
aucune influence sur elle, il me fut impossible de la
réveiller et comme on ne pouvait la laisser ainsi, il
fallut aller chercher M. Gibert. Dès qu'il fut arrivé, il
provoqua tous les phénomènes que je ne pouvais
provoquer ce jour-là, et enfin il la réveilla très facilement. Peut-on croire que, dans cette circonstance, ma
présence dans la maison et la connaissance que j'avais
de l'heure choisie par moi où le sommeil devait se
produire ait pu avoir quelque influence sur elle et
l'endormir ? Je ne le pense pas, mais enfin la supposition était encore possible. Nous résolûmes de faire
l'expérience d'une autre manière.

d) « Le 14 octobre, M. Gibert me promit d'endormir
Mme B... à distance, à une heure quelconque de la
journée qu'il choisirait lui-même ou qui lui serait
désignée par une tierce personne, mais que je devais
ignorer. Je n'arrivai au pavillon où se trouvait
Mme B... que vers 4 heures 1/2; elle dormait déjà
depuis un quart d'heure et par conséquent je n'étais
pour rien dans ce sommeil, que je ne fis que constater. Même insensibilité et mêmes caractères que précédemment, si ce n'est que la léthargie paraissait
encore plus profonde, car il n'y eut pas du tout d'accès de somnambulisme. Il se produisit cependant ce
jour-là d'autres phénomènes, mais ils se rattachent à
un autre ordre d'idées dont je parlerai tout à l'heure.
M. Gibert n'arriva qu'à cinq heures 1/2; il me
raconta alors que, sur la proposition de M. B..., il
avait songé à l'endormir vers 4 heures 1/4 et qu'il
était alors à Graville, c'est-à-dire à deux kilomètres au
moins de Mme B... D'ailleurs il lui fut facile de provo-

quer la contracture et de réveiller le sujet. Il aurait
été bon de répéter cette expérience plusieurs fois, et
il est fâcheux que le départ de Mme B... nous ait empê-
chés de recommencer. Cependant, elle me paraît décisive, si l'on songe qu'elle ne fait que compléter les
expériences précédentes et qu'elle se rattache à d'autres faits du même genre qu'il nous reste à exposer.

e) « Le 14 octobre, ce même jour où Mme B... avait
été endormie depuis Graville, j'observais, pendant son
sommeil, les phénomènes suivants : à 5 heures précises,
Mme B..., tout en dormant, se met à gémir et à trembler, puis murmure ces mots : « Assez... assez... ne
faites pas cela... vous êtes méchant. » Elle se lève sur
son séant et, tout en gémissant, se met debout et fait
quelques pas, puis, en éclatant de rire, elle se rejette
en arrière sur le fauteuil et se rendort profondément.
A 5 h. 5, la même scène se reproduit exactement ; elle
commence de nouveau à être troublée, tremble et
gémit ; elle se soulève, se met debout et semble vouloir marcher ; au bout de quelques instants, elle rit
encore en disant : « Vous ne pouvez pas... si peu, si
peu que vous soyez distrait je me rattrape », et de
fait elle se recouche et se rendort. Même scène encore
à 5 h. 10. Quand M. Gibert arriva, à 5 h. 1/2, il me
montra une carte qui lui avait été remise par une
tierce personne, M. D... ; il n'avait pu avoir *aucune*
communication avec Mme B... depuis l'instant où on
lui avait remis la carte. On lui proposait de comman-
der à Mme B... différents actes assez compliqués de
cinq en cinq minutes depuis 5 heures. Ces actes, évidemment trop compliqués, n'avaient pas été exécutés ; mais, au moment même où M. Gibert les ordon-
nait de Graville, j'avais vu sous mes yeux, à deux kilomètres de distance, l'effet que ces commandements

produisaient, et un véritable commencement d'exécution. Il semble réellement que Mme B... ait senti ces ordres, qu'elle y ait résisté et qu'elle n'ait pu désobéir que par une sorte de distraction de M. Gibert. Nous avons recommencé cette expérience en nous mettant alors près d'elle pendant le sommeil léthargique. Il est singulier de remarquer que le résultat *n'a pas été plus considérable*, comme on aurait pu s'y attendre. Par un commandement mental, la personne qui a endormi Mme B... ne tarde pas, comme elle le dit, « à se rattraper » et à tomber en arrière. L'ordre donné mentalement a une influence qui paraît immédiate; mais, autant que nous avons pu le voir, cette influence ne semble pas plus considérable de près que de loin.

« Depuis, dans une nouvelle série d'expériences, *après une assez longue éducation du sujet*, je suis parvenu à reproduire moi-même, à volonté, ce curieux phénomène. Huit fois de suite, j'ai essayé d'endormir Mme B...de chez moi, en prenant toutes les précautions possibles, pour que personne ne fût averti de mon intention, et en variant chaque fois l'heure de l'expérience, et *toutes les fois* Mme B... s'est endormie du sommeil *hypnotique* quelques minutes après l'heure où j'avais commencé à y penser. »

Voici des expériences plus anciennes, faites le 4 novembre 1820, à l'Hôtel-Dieu de Paris, par le baron du Potet :

« Nous étions tous rendus dans la salle ordinaire des séances, la malade exceptée. M. Husson, médecin de cet hospice, me dit : « Vous endormirez la malade sans la toucher, et cela très promptement. Je voudrais que vous essayiez d'obtenir le sommeil sans qu'elle vous vît et sans qu'elle fût prévenue de votre arrivée

ici. » Je répondis que je voulais bien essayer, mais
que je ne garantissais pas le succès de l'expérience,
parce que l'action à distance, à travers des corps intermédiaires, dépendait de la susceptibilité particulière
de l'individu. »

« Nous convînmes d'un signal que je pourrais
entendre. M. Husson, qui tenait alors des ciseaux à la
main, choisit le moment où il les jetterait sur la table.
On m'offrit d'entrer dans un cabinet séparé de la pièce
par une forte cloison et dont la porte fermait solidement à clef. Je ne balançai pas à m'y enfermer, ne
voulant éluder nulle difficulté et ne laisser aucun
doute aux hommes de bonne foi, ni aucun prétexte à
la malveillance.

« On fit venir la malade, on la plaça le dos tourné
à l'endroit qui me recélait, et à trois ou quatre pieds
environ. On s'étonna avec elle de ce que je n'étais pas
encore venu. On conclut de ce retard que je ne
viendrais peut-être pas; que c'était mal à moi de me
faire ainsi attendre; enfin, on donna à mon absence
prétendue toutes les apparences de la vérité.

« Au signal convenu, quoique je ne susse pas où et
à quelle distance était placée Mlle Sanson, je commençai à magnétiser en observant le plus profond silence,
et évitant de faire le moindre mouvement qui pût
l'avertir de ma présence. Il était alors neuf heures
trente-cinq minutes; trois minutes après, elle était
endormie, et, dès le commencement de la direction
de ma volonté agissante, on vit la malade se frotter
les yeux, éprouver les symptômes du sommeil et finir
par tomber dans son somnambulisme ordinaire.

« Je répétai cette expérience le 7 novembre suivant
devant M. le professeur Récamier. Celui-ci prit toutes

les précautions possibles, et le résultat fut en tout conforme à notre premier essai. »

« Voici les détails de cette expérience : Lors de mon arrivée, à neuf heures un quart, dans le lieu de nos séances, M. Husson vint me prévenir que M. Récamier désirait être présent et me voir endormir la malade à travers la cloison. Je m'empressai de consentir à ce qu'un témoin aussi recommandable fût admis sur-le-champ. M. Récamier entra et m'entretint en particulier de sa conviction touchant les phénomènes magnétiques. Nous convînmes d'un signal: je passai dans le cabinet où l'on m'enferma. On fait venir la demoiselle Sanson ; M. Récamier la place à plus de six pieds de distance du cabinet, ce que je ne savais pas, et y tournant le dos. Il cause avec elle et la trouve mieux ; on dit que je ne viendrai pas, elle veut absolument se retirer.

« Au moment où M. Récamier lui demande *si elle digère la viande* (c'était le mot du signal convenu entre M. Récamier et moi), je commence de la magnétiser. Il est neuf heures trente-deux minutes ; trois minutes après, M. Récamier la touche, lui lève les paupières, la secoue par les mains, la questionne, la pince, et nous acquérons la preuve qu'elle est complètement endormie. »

Ces expériences étranges furent répétées plusieurs fois, en changeant les heures et les circonstances accoutumées, afin de ne laisser aucun doute dans l'esprit de ces éminents observateurs. Mais écoutons encore Du Potet :

« Pour détruire toute espèce d'incertitude sur le résultat de cette action prodigieuse, voici ce qu'on m'ordonna de faire:

« M. Bertrand, docteur en médecine de la Faculté

de Paris, avait assisté aux séances. Il avait dit qu'il ne trouvait pas extraordinaire que la magnétisée s'endormît, le magnétiseur étant placé dans le cabinet; qu'il croyait que le concours particulier des mêmes circonstances environnantes amènerait, sans ma présence, un semblable résultat; que, du reste, la malade pouvait y être prédisposée naturellement. Il proposa donc l'expérience que je vais décrire.

« Il s'agissait de faire venir la malade dans le même lieu, de la faire asseoir sur le même siège et à l'endroit habituel, de tenir les mêmes discours à son égard et avec elle; il lui semblait certain que le sommeil devait s'en suivre. Je convins, en conséquence, de n'arriver qu'une demi-heure plus tard qu'à l'ordinaire. A neuf heures trois quarts, on commença à exécuter vis-à-vis de la demoiselle Sanson ce que l'on s'était promis. On l'avait fait asseoir sur le même fauteuil où elle se plaçait ordinairement et dans la même position; on lui fit diverses questions; puis on la laissa tranquille; on simula les signaux employés précédemment, comme de jeter des ciseaux sur la table, et l'on fit enfin une répétition exacte de ce qui se pratiquait ordinairement. Mais on attendit vainement l'état magnétique qu'on espérait voir se produire chez la malade; celle-ci se plaignit de son côté, s'agita, se frotta le côté, changea de place et ne donna aucun signe de besoin de sommeil, ni naturel, ni magnétique.

« Le délai expiré, je me rends à l'Hôtel-Dieu; j'y entre à dix heures cinq minutes. La malade déclare n'avoir aucune envie de dormir, elle remue la tête, et se trouve endormie dans l'espace d'une minute et demie, mais ne répond qu'une minute après. »

Nous-même, nous avons, sur deux sujets, Casimir

M..., d'Avignon, et Mme A..., de Vichy, répété les expériences de Du Potet, de MM. Gibert et Janet, de M. d'Héricourt, etc., avec le plus grand succès. Nous avons nombre de témoins, lesquels ordonnaient les expériences, en indiquant le jour et l'heure et, toujours, nous le répétons, nous avons obtenu plein succès. Nous devons ajouter que ces deux sujets avaient été souvent endormis par nous et que, comme M. P. Janet, nous pensons qu'un long entraînement est nécessaire pour obtenir ces phénomènes.

Les deux cas qui suivent ont été pourtant produits en dehors même de ces conditions.

Chez Mme la comtesse D...,, dans son château de Rochegude (Drôme),nous avons fait venir, d'une pièce dans l'autre, Mlle D..., alors qu'elle y pensait le moins. Il est vrai que Mlle D... était un sujet hypnotique remarquable ; douée d'une grande sensibilité, nous l'avions somnambulisée souvent. Mais il n'en est pas moins certain que nous agissions toujours à son insu et que le phénomène ne mettait que de quelques secondes à une minute à se produire.

Le fait suivant, comme le précédent, paraît plutôt être dû à la suggestion mentale, le sujet ayant été endormi souvent.

Nous étions en villégiature à Nyons (Drôme). — M. B..., négociant bien connu, grand partisan du magnétisme animal, nous pria de vouloir bien, afin de convaincre quelques incrédules, donner une séance chez lui. Nous accédâmes à son désir et voici le fait étrange que nous produisîmes ce soir-là sur Mlle E..., une de ses voisines.

Le sommeil nerveux se produisit rapidement chez cette jeune fille — jusque-là rien de surprenant — mais, après avoir fait diverses expériences sur elle et l'ayant réveillée, elle quitta furtivement la maison pour rentrer chez elle. Mme E..., une des invitées et tante de la jeune fille, l'ayant vue s'enfuir, car elle s'enfuyait réellement, lui demanda pourquoi elle quittait ainsi la société.

— Ce monsieur me fait peur, lui dit-elle, et je ne veux plus qu'il m'endorme.

Pendant ce temps, la conversation roulait sur les expériences que nous venions de faire et, sauf Mme E..., personne ne s'était aperçu du départ du sujet; ce n'est qu'après une vingtaine de minutes environ qu'on constata son absence.

La tante de la jeune fille, qui avait sans doute lu Alexandre Dumas père, nous demanda si nous ne pourrions pas la forcer à revenir chez M. B... Curieux de tenter l'épreuve, nous l'appelâmes mentalement pendant quelques minutes, pensant bien ne pas réussir. Mais, stupéfaction générale! une dizaine de minutes environ après, Mlle E... arriva en courant dans le salon où nous étions et, se précipitant vers nous, elle nous demanda ce que nous voulions!... Elle n'était pas endormie, mais elle paraissait être dans une sorte d'état hypnotique, *l'état second peut-être de l'Ecole de Nancy*.

Cette expérience avait produit une certaine émotion dans l'assistance, aussi nous nous empressâmes de dégager le sujet: Mlle E..., interrogée, nous dit que, à peine rentrée chez elle, — la distance qui sépare sa maison de celle de M. B... est d'environ 300 mètres — elle était rentrée dans sa chambre avec l'intention de se coucher, mais qu'au moment où elle allait commencer à se déshabiller, elle avait éprouvé comme une sensation de chaleur lui monter à la tête, sensation remplacée presque immédiatement par un « quelque

chose » qui lui disait de venir vers nous et que, malgré son ferme désir de rester chez elle, elle avait été
forcée de venir à nous.

Nous pourrions aisément multiplier les faits qui
sont en faveur de la suggestion mentale, mais nous
pensons que notre énumération est suffisante pour
éclairer et intéresser le lecteur.

CHAPITRE X

Nous avons déjà dit que, pour obtenir le phénomène de double-vue, il est indispensable d'endormir profondément le sujet et de produire, en quelque sorte, le *réveil* dans le *sommeil*.

Nous avons vu également dans le chapitre précédent que, pour réussir dans la suggestion mentale, il fallait placer le somnambule dans l'état intermédiaire d'aïdéisme et de monoïdéisme. Avec un peu d'attention et de persévérance, il est facile d'obtenir cet état.

Lorsque le sommeil est profond, que le sujet n'entend plus les bruits extérieurs, que la voix seule de l'opérateur est perçue, on peut interroger le somnambule et tenter les expériences. Si elles réussissent, si l'effet cherché est manifeste, il ne faut pas fatiguer le dormeur, ne pas abuser de ses facultés au début : on pourrait détraquer l'instrument.

Dans le cas contraire, il faut ou magnétiser encore ou dégager légèrement la tête du patient : souvent il indiquera lui-même ce qu'il convient de faire : *ne rien brusquer au début*.

Il faut considérer l'être dans cet état comme un instrument d'une sensibilité extrême qu'un rien peut déranger ; mais, avec du tact, de la douceur et de la patience, on arrive aisément à former un sujet remarquable.

Mais si, comme les hypnotiseurs, on se contente d'un sommeil superficiel, si on ne sait, en un mot, préparer l'instrument, le mettre au point, rien ne se produit; c'est ainsi que les continuateurs de Braid repoussent une importante vérité.

Tous ceux qui ont fait du magnétisme ont pu observer cet état surprenant, bien propre à troubler les idées de ceux qui le voient la première fois, car il paraît absolument surnaturel, si l'on peut toutefois qualifier ainsi tout phénomène qui se produit en dehors des lois naturelles connues. Ce qui est certain c'est que la vue sans le secours des yeux existe, *que tout le monde peut produire ce phénomène*, et qu'il a été étudié par tous les magnétiseurs.

Nous engageons cependant les expérimentateurs à ne pas se fourvoyer, à ne pas faire comme beaucoup de magnétiseurs.

Que l'expérimentation ait un but purement scientifique, et qu'on se garde bien de prendre un « voyant » pour un être infaillible.

Il est incontestable que, dans certains cas, un somnambule lucide peut rendre des services, mais il ne faut pas toujours le suivre aveuglément.

Nous savons très bien qu'un sujet qui possède cette faculté (tous les sujets magnétiques ne la possèdent pas, loin de là) mis en contact avec un malade *peut*, *assez souvent*, décrire sa maladie et lui prescrire des remèdes appropriés ; nous conseillons pourtant, en ces matières, une grande circonspection.

Nous avons connu des gens qui cherchaient des trésors ; d'autres qui comptaient faire fortune au jeu ; d'autres, enfin, qui prétendaient pouvoir tout connaître

avec leurs somnambules. Les uns n'ont réussi qu'à
se ruiner et les autres qu'à perdre la tête.

Du Potet a dit — qu'on nous permette une répétition : — « Le magnétisme, par le somnambulisme,
nous ouvre une porte sur l'inconnu. »

Eh bien, c'est à ce point de vue que nous devons
étudier ce phénomène, c'est-à-dire psychiquement, ce
qui n'empêche pas de profiter des circonstances dans
lesquelles il peut physiquement rendre des services.

Les aptitudes psychiques des sujets sont très différentes, et nous ne pensons pas que, dans le même
état, deux somnambules aient des facultés absolument identiques. Les uns voient d'une façon, les
autres d'une autre, mais, dans les grandes lignes,
on retrouve cependant chez tous les effets du même
ordre : il s'agit de développer ces effets.

Les observations qui suivent instruiront mieux le
lecteur que toutes les considérations qui pourraient
être données.

En 1888, nous avions à notre service une jeune
hystérique, Mlle E..., qui, à la première séance, présenta ce phénomène de double-vue.

Dans nos expériences, E... étant endormie, nous
collions sur ses yeux des bandes de papier gommé,
de manière à les obturer entièrement : *nous ne laissions
pas le moindre interstice.* Par-dessus ces bandes, nous
placions des tampons de ouate hydrophile, maintenus
par un épais bandeau sur lequel un observateur appliquait ses mains.

Nous pouvions alors présenter à la voyante n'importe quoi : la faire lire dans un livre ouvert, lui
donner une carte de visite ou bien une écriture ma-
nuscrite; elle lisait couramment, mieux même qu'à
l'état normal.

Mais, chose bizarre, si on lui présentait une carte de visite à l'envers, si on lui donnait un livre fermé ou si on voulait lui faire lire une lettre retournée, elle ne voyait plus, les objets n'étant pas présentés normalement.

« Comment, disait-elle, voulez-vous que je lise dans un livre fermé, ou que je traduise une carte à l'envers, une lettre retournée ?... Est-ce que vous pourriez lire vous ?... Moi non plus... »

Dans son sommeil magnétique, E... voyait exactement comme étant éveillée.

Il est curieux de remarquer que ce sujet voyait parfaitement le mode de présentation des objets.

Beaucoup de nos amis ont connu cette jeune fille et ont fait des expériences avec elle. Dernièrement, pour prouver à un de nos amis, très sceptique, la véracité du fait, nous avons écrit à l'un de ces témoins, M. Clovis Hugues, pour lui demander s'il se souvenait de ces expériences. Voici le mot qu'il nous adressa le 19 janvier dernier :

« Mon cher ami,

« Excusez mon silence occasionné par la maladie. Mais je me rappelle fort bien et je vois encore votre bonne possédant le don de double-vue.

« Quand le diable y serait, elle lisait les yeux hermétiquement fermés.

 « Bien à vous
 « Clovis Hugues. »

En ce moment, un savant de nos amis, dont nous ne pouvons donner le nom, à cause de sa situation officielle, possède un sensitif avec lequel il fait des expériences semblables. Son sujet étant endormi, il lui adapte un masque qu'il a fait faire spécialement. Ce

masque est agencé de telle sorte que le sujet peut respirer librement, quoiqu'il encapuchonne toute la tête.
Ce somnambule voit, par les extrémités digitales, tous
les objets qu'on soumet à son observation ; de même
il lit toutes sortes d'écritures.

Pour détruire l'hypothèse de l'hyperexcitabilité tac-
tile ou de la suggestion mentale, le savant dont nous
rapportons les expériences s'est entouré d'ingénieuses
précautions. Il se place dos à dos avec son sujet ; il se
met en contact avec lui par son coude gauche, pendant que ses doigts de la main droite sont promenés,
par une tierce personne, sur les lignes d'un écrit quelconque, l'opérateur fermant les yeux et tournant la
tête du côté opposé, afin de ne point voir l'écrit. Dans
ces conditions, le magnétisé lit, sans hésitation, les
mots sur lesquels glissent les doigts de l'expérimentateur.

Nous avons eu des somnambules qui lisaient par
diverses régions de leur corps, ce qui porterait à croire
que ce qui voit en nous s'extériorise et se porte sur
tel ou tel point.

Ne nous arrêtons pas aux théories hypothétiques,
les faits seuls ont de l'importance et doivent être rete-
nus ; aussi, glanant un peu partout, nous allons en
donner de si concluants que, nous l'espérons, ils dé-
sarmeront le scepticisme le plus enraciné.

Voici d'abord quelques cas pris dans *l'Art de
magnétiser*, de Ch. Lafontaine :

« Mme de Loyauté (chanoinesse) fut magnétisée par
moi dans une soirée, chez le duc de Luxembourg. En
huit minutes, elle fut plongée dans le sommeil, et
vingt minutes après la lucidité apparut dans tout son
éclat. Nous ne pûmes cependant pas en jouir, car
chacun voulut faire des expériences banales pour se

convaincre de cette lucidité. Ainsi, cinq personnes changèrent les aiguilles de leurs montres sans regarder où elles les arrêtaient. On présentait une montre au-dessus de la tête ; la somnambule répondait : telle heure, tant de minutes ; on présentait une montre derrière le sujet, même résultat. Un autre gardait sa montre dans la main, et Mme de Loyauté indiquait toujours exactement l'heure aux montres de chacun.

« Une de ses amies, Mme la marquise de ***, la pria de se transporter chez elle. Aussitôt Mme de Loyauté annonça que la chambre des enfants était toute bouleversée, qu'elle voyait des paquets, des caisses. Cette dame se récria, prétendant que cela n'était pas possible, qu'elle n'y concevait rien. Comme la demeure de la marquise n'était pas très éloignée, on y envoya quelqu'un, qui revint dire que c'était la plus grande exactitude, que la femme de chambre préparait des paquets pour un voyage qui devait s'effectuer dans deux jours.

« En 1842, à Paris, je produisis le somnambulisme sur Mme Vully de Candolle, qui offrit des phénomènes de clairvoyance positifs. Le journal *les Feuilles publiques*, du 24 septembre 1842, s'exprime ainsi :

« M. Lafontaine avait annoncé qu'il existait chez Mme de V... un genre de clairvoyance qui lui permettait de distinguer différents objets placés au-dessus de sa tête, entre autres l'heure que marquait une montre. Cette expérience pourrait prouver sans réplique qu'il y avait une transmission du sens de la vue au sommet de la tête. En effet, après avoir demandé à Mme de V... si elle pouvait reconnaître les objets qui lui seraient présentés, et sur la réponse affirmative qu'elle fit d'abord avec effort, M. Lafontaine prit une montre qu'il lui plaça sur la tête et la pria d'indiquer l'heure. Après quelque hésitation, que devait nécessairement produire l'impression d'une première expérience, Mme de V... annonça neuf heures un quart; puis on déplaça les aiguilles deux fois de suite, et deux fois l'heure fut indiquée avec la plus grande exactitude. Cette première expérience terminée, M. Lafontaine prit un autre objet, le plaça au-dessus de la tête de Mme de V... et lui demanda quelle en était la couleur, la forme et la nature ; elle répondit alors aussitôt : *C'est vert, c'est carré ;* enfin *c'est un portefeuille ;* ce dernier mot fut dit avec un léger mouvement d'impatience.

« On lit dans *la Gazette de Lyon,* du 30 juillet 1847, journal sérieux et religieux, un long article sur une séance de magnétisme dont j'extrais ce passage :

« Une seconde épreuve va commencer, celle-ci est plus importante à l'endroit de la clairvoyance. Il s'agit de lire dans une lettre fermée, sinon de longs passages, du moins quelques lignes bien tracées, et alors il n'est pas besoin que la somnambule conserve des tampons sur les yeux. A l'appel de M. Lafontaine, des lettres pleuvent de toutes parts sur la table placée devant le somnambule. Celui-ci les rassemble, les sépare, les rassemble encore pour les examiner les unes après les autres, il les porte contre ses lèvres, et surtout et souvent contre ses narines pour les flairer. Cette épreuve paraît lui coûter de grands efforts ; il serait presque tenté d'y renoncer ; cependant, il s'arrête à l'une de ces lettres, dont la dimension surpasse celle des autres; et se met à en transcrire le contenu sur un carré de papier qui est devant lui. La lettre est alors ouverte pour la confronter avec la transcription ; ces deux pièces sont en tout point conformes, sauf la substitution d'un *d* à un *t*. Elle contenait ce vers d'un fameux sonnet: *Grand Dieu! tes jugements sont remplis d'équité*. Et la transcription énonçait: *Grand Dieu! des jugements sont remplis d'équité*. Cette légère erreur ne diminue en rien pour nous l'importance de l'épreuve.

« C'est M. de *Moidière* qui avait écrit le vers précité, et l'on sait qu'il n'est pas homme à favoriser les roueries des charlatans. »

On ne lira peut-être pas non plus sans intérêt l'extrait suivant du *Courrier d'Indre-et-Loire*, du 17 avril 1840:

« Ceux qui ont assisté aux réunions particulières et à la soirée que M. Lafontaine a donnée mardi ont pu se convaincre combien cet agent, que l'on nomme *magnétisme*, est mystérieux, délié, insaisissable. Les plus incrédules se taisent aujourd'hui devant les faits, et n'osent plus parler qu'avec une extrême réserve de cette puissance occulte qui se révèle dans le sujet qu'elle domine, par un travail prodigieux du cerveau et un instinct d'esprit et de cœur qu'on ne peut ni exprimer, ni définir. Pour nous, nous n'avons ici qu'à rapporter les faits.

« Mardi, avant la séance publique, M. Lafontaine réunit à l'hôtel de Londres quelques personnes, parmi lesquelles se trouvaient plusieurs médecins de notre ville; en deux ou trois minutes, il a endormi la jeune fille dont il a fait, depuis qu'il est à Tours, le sujet de ses expériences. Peu d'instants après, elle était à l'état de somnambulisme, et sa clairvoyance était telle qu'elle a pu lire sans hésitation, dans un journal qui lui a été présenté, ces mots: *Avis et Demandes*, bien qu'elle eût un bandeau sur les yeux et qu'un des assistants, qui certes n'était pas compère, appuyât fortement des doigts sur le bandeau.

« La somnambule a joué ensuite une partie de dominos et ne s'est trompée qu'une fois. »

« Voici un autre exemple de vue à distance :

« En 1839, à Bruxelles, je magnétisai la sœur de Mlle Jawureck, artiste de l'Opéra ; pendant son somnambulisme, elle m'avait prié de la laisser se transporter à Mons. Tout à coup elle s'écria : « Du sang ! du sang ! » et elle eut une convulsion qu'il me fallut calmer. Revenue à elle, elle retourna à Mons, et, au milieu de sanglots, de mots entrecoupés, je compris qu'un officier qu'elle connaissait, et qui se trouvait en garnison à Mons, venait d'avoir un duel, dans lequel il avait été blessé d'un coup d'épée par un de ses intimes amis, officier comme lui dans le même régiment.

« Le lendemain, cette dame recevait une lettre de Mons, qui lui annonçait le duel, et dans laquelle on la priait de partir sur-le-champ pour cette ville.

« Blanche, à Orléans, dès la première séance dans laquelle elle fut mise en somnambulisme, voyait, dans une pièce éloignée, le docteur Lhuilier se lavant les mains, puis se baissant devant le feu pour les chauffer. Lorsqu'il revint dans le salon, les autres médecins lui demandèrent ce qu'il avait fait, et il dit exactement ce que la somnambule avait annoncé.

« J'ai vu cette somnambule et plusieurs autres lire des lettres dans les poches des personnes qui les avaient, même quand elles n'étaient pas décachetées, et dont, par conséquent, les personnes ignoraient le contenu. »

Alexis Didier fut peut-être le plus remarquable sujet du siècle dernier. Endormi d'abord par M. Marcillet, magnétisé ensuite par Du Potet, par Lafontaine et par d'autres expérimentateurs, il pouvait même, dans des séances publiques, devant un grand nombre de spectateurs, manifester ses facultés de voyance, ce qui est extrèmement difficile.

Le cas suivant, extrait de *la Suggestion mentale* d'Ochorowicz, est des plus intéressants :

« Le docteur Comet, connu comme rédacteur de journaux de médecine et écrivain distingué, était fort incrédule en matière de somnambulisme, et avait souvent égayé ses lecteurs en ridiculisant les prodiges de lucidité, racontés par les magnétistes. En 1839, sa femme, étant tombée malade, eut des accès de *somnambulisme naturel et devint lucide*. M. Comet, dont le témoignage a d'autant plus de poids qu'il s'agissait de faits qu'il avait regardés comme impossibles, envoya à l'Académie de médecine un rapport détaillé sur les choses merveilleuses qui se passaient sous ses yeux, et le publia dans le journal *l'Hygie*. Mme Comet désignait entre autres chaque petit objet enfermé dans la main et devinait les pensées *qui se rapportaient à elle*.

« Je passe sur d'autres faits qui se rattachent à une autre question, celle de clairvoyance, c'est-à-dire quand le sujet voit ou devine les choses qui ne peuvent pas être connues des assistants.

« Après avoir cité la description de ces faits étranges, d'après le rapport du Dr Comet, un autre médecin, M. Frappart, ajoute : « Vraiment elle a dû coûter beaucoup à son auteur ; car, naguère encore, il était un des plus fougueux opposants du magnétisme... »

« Mais M. Comet n'y est pas allé par quatre chemins, et voici ce qu'il écrivait lui-même dans son rapport :

« La malheureuse affection de ma femme porte avec elle une consolation, car elle fera juger souverainement une question qui a été l'objet de grandes discussions dans le sein de cette académie et dans la presse

où j'ai pris une part active. Je veux parler de la lucidité et de la clairvoyance des somnambules, des prodiges qu'ils réalisent, et auxquels, il y a trois mois, je
ne croyais pas, et qu'aujourd'hui je regrette d'avoir
taxés publiquement de manœuvres frauduleuses, de
jongleries intéressées.

« Avis aux hypnotiseurs qui font la même chose
aujourd'hui.

« Mais quant à l'espoir que nourrissait le Dʳ Comet,
croyant que l'Académie profitera de l'occasion pour
juger souverainement une question aussi grave pour
les progrès de la science... quelle illusion !

« L'Académie ne pouvait pas refuser à un confrère
estimé la nomination d'une commission. Cette commission est même venue deux fois faire visite à
Mᵐᵉ Comet ; mais, après avoir remarqué qu'il s'agit
de choses extraordinaires, dans lesquelles on peut
compromettre ou sa perspicacité ou sa renommée, ils
hésitèrent de continuer.

« Je les ai tous avertis ce matin, écrivait M. Comet,
et je compte sur eux ce soir. » (Il s'agissait de vérifier
une prédiction de la malade.) « Le fait intéresse assez
la science et l'humanité pour qu'ils le constatent. »

— « Détrompez-vous, répondait le Dʳ Frappart,
aucun ne viendra, ni ce soir, ni demain, ni plus tard,
parce que l'homme évite avec soin la vérité qui le
blesse. »

« En effet, aucun membre de la commission n'est
venu. »

Le paragraphe 24 du rapport lu par M. Husson en
1831 à l'Académie de médecine dit :

« Nous avons vu deux somnambules distinguer, *les
yeux fermés*, les objets que l'on a placés devant eux ;
ils ont désigné, *sans les toucher*, la couleur et la valeur

des cartes ; *ils ont lu des mots tracés à la main ou quel-*
ques lignes de livres que l'on a ouverts au hasard, le
phénomène a eu lieu, alors même qu'avec les doigts on
fermait exactement l'ouverture des paupières. »

Chardel raconte dans son livre intitulé : *Psychologie*
physiologique, un grand nombre d'exemples de vue
sans le secours des yeux. En voici un pris au hasard :

« La somnambule revenue à elle (elle venait d'avoir
une syncope) me demanda de l'eau ; j'allai sur la cheminée prendre une carafe ; elle se trouva vide, je
l'emportai pour la remplir dans la salle à manger, où
j'avais remarqué une fontaine filtrante ; je tournai le
robinet, et je me servis d'un rotin que je fendis :
l'eau n'arriva pas davantage ; je supposai alors que le
conduit aérien du réservoir était obstrué, et, comme
il était fort étroit, il fallait de nouveau fendre le rotin
pour l'introduire, mais je n'eus pas plus de succès. Je
pris enfin le parti de revenir avec ma carafe pleine
d'eau non filtrée. Ma somnambule était encore dans
l'attitude où je l'avais laissée. Elle m'avait constamment vu, elle avait suivi tous mes mouvements, et me
les raconta sans omettre une circonstance ; cependant
il se trouvait entre elle et moi le salon et les deux
murs, et ma conduite contenait une foule de détails
qu'on ne pouvait imaginer. »

Francœur, mathématicien distingué, lut, en 1826, à
la Société philomatique, un mémoire qui contenait des
faits de somnambulisme des plus curieux.

Le docteur Despine, alors médecin en chef de l'établissement d'Aix-les-Bains, décrit, dans ses ouvrages,
un grand nombre de faits semblables qui lui sont personnels.

Le docteur Delpit, dans un mémoire curieux sur
deux affections nerveuses, dit : « L'une des malades

lisait, et lisait très distinctement, lorsque ses yeux étaient entièrement fermés à la lumière, en promenant ses doigts sur les lettres. Je lui ai fait lire ainsi, soit au grand jour, soit dans l'obscurité la plus profonde, les caractères imprimés, en ouvrant le premier livre qui me tombait sous la main, et, quelquefois, des caractères écrits, lui remettant des billets que j'avais préparés exprès, avant de me rendre chez elle ; était-ce le sens du toucher qui suppléait alors à celui de la vue ? Je l'ignore, mais j'affirme qu'elle lisait très couramment en promenant ses doigts sur les lettres [1]. »

Les docteurs Fouquier et Sbire firent, à l'hôpital de la Charité, à Paris, des expériences à peu près semblables, et elles furent absolument concluantes. Aussi, ces messieurs, d'expérimentateurs qu'ils étaient, devinrent-ils des magnétiseurs convaincus.

Le baron de Strombeck et les docteurs Schmidt et Marcand, après avoir assisté à des expériences de lucidité et fait toutes les épreuves et contre-épreuves possibles et imaginables, s'inclinèrent devant la vérité et ne craignirent pas de publier leurs observations, en se déclarant fervents partisans du magnétisme.

On trouve, dans les ouvrages du docteur Pététin, une quantité innombrable de phénomènes absolument identiques.

Voici les réflexions que fait, à ce sujet, le docteur Bertrand : « Si Pététin n'a pas menti, il faut franchement reconnaître que les malades, dont il a consigné l'histoire, avaient la faculté d'acquérir, sans le secours des yeux, la connaissance de la forme et de la couleur

---

1. Nous fîmes, il y a quelques années, au Cercle de la rue des Moulins, à Saint-Étienne, des expériences de ce genre sur un jeune avocat de la ville, et cela en présence de plus de cinq cents personnes. Elles réussirent merveilleusement.

des corps ; et, si les faits qu'il atteste ne sont pas vrais, non seulement il faut qu'il ait menti, lui en particulier, mais on est obligé de faire la même supposition relativement aux parents de ses malades, à leurs amis et aux médecins, d'abord incrédules, et qui ont fini par se déclarer convaincus. Or, je ne crains pas de le dire, le concours d'un aussi grand nombre de témoins choisis parmi des personnes graves, éclairées, et qui n'avaient aucun intérêt à vouloir tromper, ce concours, dis-je, pour attester des faits qui ne seraient que d'insipides mensonges, offrirait le plus singulier phénomène moral : car l'ouvrage de Pételin renferme l'histoire de sept somnambules qui toutes ont présenté les mêmes phénomènes, et, par conséquent, il aurait fallu que ce merveilleux concours pour une imposture inutile et pleine d'effronterie se fût sept fois renouvelé, *et cela est impossible à supposer*. »

Le docteur Fillassier rapporte le fait suivant :

« Je pris ma montre avec la plus grande précaution, je l'appliquai, cachée dans la paume de ma main sur le front de la somnambule ; de l'autre main, je lui tenais les yeux fermés. — « Qu'ai-je dans la main ? — Une montre. — Voyez-y l'heure. — Je ne puis. — Voyez-la. — La grande aiguille est sur six heures et demie. » Cette expérience fut répétée avec le même résultat après avoir déplacé les aiguilles. »

Voici une expérience à peu près semblable, que fit le célèbre Broussais, chez le docteur Foissac, et à la suite de laquelle cessa son incrédulité.

Après avoir vu lire Paul Villegrand, dont les paupières étaient bien closes, M. Broussais écrivit dans un coin un petit billet : il appliqua ensuite ses doigts sur les paupières du somnambule, donna le billet à M. Frappart et lui dit de le présenter à Paul Villegrand.

Celui-ci lut, sans hésitation, les trois lignes écrites. Le professeur Broussais tint à conserver ce billet, *comme un monument de la victoire remportée sur son incrédulité.*

Le docteur Hamard, dans sa thèse sur le magnétisme, dit :

« Je tins, à la dérobée, une montre près de l'occiput de Juliette, qui était en état de somnambulisme, et je lui demandai. — Qu'est-ce que je vous présente? — Quelque chose de rond et de plat, blanc d'un côté... C'est une montre. — Quelle heure est-il? — *Huit heures sept minutes.* Ce qui était exact. Cette expérience eut lieu en présence de MM. Julien, avocat, Briard, Delcroix, Jouane et Berna, médecins. »

Le docteur Godineau, de Rochefort, magnétisa, le 3 mars 1836, un sous-officier du 14° Léger et il obtint tous les phénomènes cités plus haut. Ce fait fut attesté par MM. Bouffard, Giral, Derussat, Braud, Brillon, Achermann, Guillardon, Fouquet, Thibault, tous membres du cercle de Rochefort.

Le Courier belge du 8 juin 1838 contient le récit d'expériences faites, à Verviers, chez MM. Houget et Teston, ingénieurs, sur le fils de M. Houget, par M. Jobard, de Bruxelles, expériences qui furent couronnées de succès.

Le docteur Florent Cunier écrit de Vichy, en septembre 1839, une lettre à un de ses amis, pour lui raconter un certain nombre de faits magnétiques. Il lui fait part, entre autres, du suivant :

« M. Carles, médecin à Carcassonne, magnétisait un enfant atteint de chorée; celui-ci devint somnambule. Un jour, ce médecin, après lui avoir fermé les yeux, lui présenta, à l'épigastre, le tome III du *Journal de médecine et de chirurgie pratiques.* L'enfant lut : « M. Breschet, chirurgien à l'Hôtel-Dieu, avait fait prendre à un malade, etc. »

Le docteur Defer, de Metz, a publié, en 1838, l'histoire d'une somnambule magnétique, qui était insensible aux décharges électriques les plus fortes. Laissons parler ce médecin :

« Elle restait insensible et immobile aux coups de fusil tirés près de son oreille. Quoique ses yeux fussent recouverts d'une feuille de coton, et par-dessus, d'un bandeau plié en plusieurs doubles, elle jouait aux dominos avec une admirable précision : on remarqua que lorsqu'elle était obligée de chercher dans les dominos restants, ce qu'on appelle vulgairement *piocher*, elle prenait toujours le domino qu'il lui fallait et le plaçait comme il devait être sans le retourner. »

M. Jobard, de Bruxelles, déjà cité, fit insérer dans les journaux la proposition suivante : « Que l'Académie de médecine de Paris envoie à l'Académie de Bruxelles un tube de porcelaine ou de métal fait d'une seule pièce, et dans lequel on aura mis un objet quelconque d'une forme déterminée et dont le nom soit connu. Cet étui sera en outre recouvert de cachets ; il me sera remis, et je le rendrai intact après avoir désigné ce qu'il renferme. »

M. Ricard, de Bordeaux, fit la même proposition à l'Académie de médecine, mais cette société refusa les expériences que proposaient ces messieurs.

M. Chardel, conseiller à la Cour de cassation et ancien député de la Seine, rapporte des faits de lucidité extraordinaires, qui se sont produits dans la maison d'un conseiller à la Cour royale.

« Je pourrais, dit M. Chardel, citer plusieurs autres faits semblables qui me sont personnels. »

Le docteur Paul Gaubert fit insérer dans *le Moniteur*

Parisien du 27 juillet 1839, deux cas de vision de la nature de ceux observés par M. Chardel et qu'il serait trop long de rapporter en entier.

Le premier cas fut observé par M. Encontre, docteur en médecine et professeur à la faculté théologique de Montauban, et par les docteurs Roux et Reynaud.

Le second se passa à Aaran, chez Mercier, et fut observé par les docteurs Gaubert, de Cloye, Ropton, de Courtalain, et Salis, de Vendôme. Ces messieurs affirment que toutes les expériences ont été *plus que concluantes*.

EXPÉRIENCES DU DOCTEUR ALFRED BACKMAN, DE KALMAR (SUÈDE).

Ces expériences, en quelque sorte récentes, ne manquent pas d'intérêt et d'enseignement. Nous regrettons de ne pouvoir les faire connaître toutes, mais les quelques-unes que nous empruntons aux *Annales des sciences psychiques*, année 1892, suffiront à édifier le lecteur, et, s'il désire avoir d'autres preuves, il n'aura qu'à consulter ces documents.

« La première fois que j'essayai une expérience pour constater la réalité de la clairvoyance, ce fut avec une petite fille de 14 ans, Anna Samuelsson, fille d'un ouvrier. Je l'avais traitée pour une grave maladie organique du cœur et j'avais obtenu un très heureux résultat, qui dure encore depuis deux ans et demi. J'avais fait avec elle plusieurs expériences de transmission mentale, où elle m'avait dit, plusieurs fois de suite, les nombres, les mots, etc., qu'une personne présente avait écrits, sur un papier plié que ni elle ni moi n'avions vu. Eveillée, elle devinait les questions qui m'étaient faites par écrit, tandis que moi, bien entendu, je ne l'aidais ni par un mot ni par un geste.

« Une fois, elle et d'autres malades ayant été hypnotisés au camp du régiment de Kalmar, à environ 13
milles de la ville de Kalmar, à ma question : « Y êtes-
vous? » elle répondit : « Oui » et peu à peu elle décrivit une grande ville où il y avait deux grands bâti-
ments dont l'un avait plusieurs clochers (tours) —
l'église et le château. — La maison que j'habitais était
une maison jaune à deux étages, et j'habitais le premier étage. Elle entra alors dans l'appartement, traversa l'antichambre et une chambre, et arriva à une
autre pièce où elle admira « tant de belles peintures,
surtout une qui était si grande ». Elle entra ensuite
dans une troisième chambre et fut bien étonnée en
voyant les choses qui étaient pendues au mur : elles
devaient être en bois. (Il y avait sur les murs une
grande quantité d'assiettes de porcelaine ancienne.)
Dans cette chambre, elle vit une dame que je reconnus, par sa description, pour ma femme, et un petit
garçon; mais il y avait quelque chose de singulier
pour ce dernier, elle le voyait double (un couple de
jumeaux, de garçons, se ressemblant extrêmement).
Jusque-là, je n'étais pas surpris, parce que, pour
donner ces renseignements, elle n'avait qu'à se servir
de sa faculté de lire les pensées, mais ensuite mes
pensées et ses constatations commencèrent à différer.
Il y avait chez moi une vieille dame, et, m'attendant à
ce que le sujet la verrait aussi, je lui demandai si
elle ne pourrait voir une autre dame, à quoi elle me
répondit qu'elle en voyait bien une autre, une jeune
fille, et elle me la décrivit si exactement que je reconnus miss H. W... Après quoi elle me dit que ma
femme s'était habillée, était sortie, était entrée dans
une boutique et avait acheté quelque chose. L'expérience s'arrête-là.

« J'écrivis aussitôt à ma femme et je lui demandai si miss H. W... avait été chez nous ce jour-là (en juin 1888) et si, après sa visite, ma femme était allée dans une boutique acheter quelque chose. Quelques officiers du régiment, qui connaissaient le cas, attendaient anxieusement, comme moi, la réponse qui arriva par retour du courrier, et je la leur communiquai. Ma femme y exprimait sa grande surprise (je n'avais pas dit le moyen par lequel j'avais appris les faits) et elle me disait qu'il était parfaitement vrai qu'elle avait vu miss H. W... ce jour-là et à cette heure, et qu'elle était ensuite allée dans une boutique, dans la même rue, pour acheter quelque chose ; seulement miss H. W... n'était pas allée chez nous, mais à Ryssby, à 20 kilomètres de Kalmar, et avait parlé à ma femme par le téléphone.

« J'ai déjà publié dans la revue allemande *Sphinx* (août 1889) un compte-rendu d'une autre expérience faite avec le même sujet. Cette fois je pris des notes, les voici :

« NOTES SUR QUELQUES EXPÉRIENCES PSYCHOLOGIQUES

« Ces expériences furent faites le 20 juin 1888, à 11 heures du matin. Une fille nommée Anna Samuelsson, âgée de 14 ans, de Hultsfred Hals, était le sujet, et l'opérateur était le docteur Backman, assisté de MM. O. Ahlgren, capitaine de réserve du régiment royal de Kalmar, le lieutenant E. Hagens, le sous-lieutenant A. Meyerson, le quartier-maître C. Ericsson, tous appartenant à ce même régiment. Les expériences furent faites dans le cabinet du docteur Backman, à l'hôpital de l'État, à Hultsfred

« Le soussigné Ericsson, ayant entendu parler des

merveilleux résultats de l'hypnotisme, et ayant rencontré le docteur Backman dans le camp, lui demanda la permission d'assister à sa séance d'hypnotisme. A cette demande, le docteur B... ne s'attendait pas du tout, mais néanmoins il y accéda immédiatement, et, alors, lui et deux de nous (Ericsson et Meyersson) nous allâmes à l'hôpital. Nous fûmes rejoints par Hagens, qui a signé aussi ci-dessous, et Ahlgren vint quand la séance était commencée.

« Une femme nommée L... avait été hypnotisée, et l'on avait fait plusieurs expériences de transmission mentale avec elle, lorsqu'on lui demanda de dire à la jeune Anna de monter. A peine le docteur B... avait-il émis cet ordre qu'Anna entrait de son propre mouvement. Elle s'assit en face du docteur B... ; il lui dit de fermer les yeux, mais de ne pas dormir. Le quartier-maître Ericsson fut prié de dire quelles expériences il désirait faire, le docteur B... faisant la remarque que la jeune fille pouvait aussi bien voir à l'état de veille qu'étant hypnotisée. Comme Ericsson ne suggérait rien, le docteur B... dit à Anna d'entrer (c'était son expression) dans les poches d'Ericsson et dans sa bourse, et de dire combien de pièces elle contenait. Elle dit qu'il y en avait cinq, ce qui fut vérifié tout à fait exact, bien que ni le docteur B... ni moi, ni Ericsson nous ne connûmes ce nombre de pièces. Après quelques autres expériences et quelques minutes de conversation, le dialogue suivant s'engagea à peu près en ces termes : — Docteur B... « Anna, je désire maintenant que vous alliez chez le quartier-maître du côté de l'entrée ; y êtes-vous ? » Anna : « Oui. » Docteur B...: « Maintenant, entrez dans la pièce à droite de l'entrée ; y êtes-vous ? » Anna : « Oui » Docteur B...: « Y a-t-il quelqu'un dans cette pièce ? » Anna : « Oui. » Doc-

teur B...: « Est-ce un homme ou une femme ? » Anna :
« C'est un homme. » « Jeune ou vieux ? » « Vieux. »
« Qui est-ce ? » « Le sous-quartier-maître. » Docteur
B... (d'un air de doute) : « Que fait-il dans la chambre
du quartier-maître ? » « Il écrit. » « Qu'écrit-il ? »
« Je ne puis voir. » « Il faut regarder avec toute votre
attention ; maintenant qu'est-ce ? » « Il écrit des
chiffres. » Docteur B... (faisant allusion aux armes
pendues aux murs chez Ericsson) : « Y a-t-il quelque
chose de pendu au mur près de la porte ? » « Oui. »
« Qu'est-ce ? » « Je ne puis le dire. » « Est-ce en
métal ou en bois ? » « En bois. » « Qu'est-ce donc ? »
« Un grand bâton. » « Le sous-quartier-maître est-il
encore là ? » « Oui. » « Que fait-il maintenant ? » « Il
s'en va. » « Où cela ? » « Vers la plaine. » « De ce côté
ou bien dans la direction des baraques ? » « Du côté
des baraques ? » « Y a-t-il quelqu'un avec lui ? » « Oui,
une personne. »

« A ce moment, nous, Ahlgren et Ericsson, nous
allâmes directement chez le quartier-maître, et en
entrant dans l'appartement du sous-quartier-maître
(qui se trouvait à gauche du même passage) nous le
trouvâmes chez lui. Nous lui demandâmes ce qu'il
avait fait, s'il avait écrit ; il répondit qu'en effet il
avait écrit, et que c'étaient des chiffres. Il y avait des
vêtements pendus au mur, à gauche de la porte, et,
appuyé contre le même mur, dans un coin, il y avait
un bâton d'environ deux yards de long qui, suivant
le sous-quartier-maître, avait été mis là sans raison
particulière. Le sous-quartier-maître me dit plus tard,
à moi Ericsson, qu'à ce moment, en l'occasion en
question, deux caporaux étaient venus le trouver et
qu'il avait été question de les accompagner au maga-
sin, près des baraques, pour leur donner certaines

choses. Il avait eu d'abord envie de les accompagner, puis il y renonça ; sur quoi les deux caporaux le quittèrent.

« Que le récit ci-dessus est vrai, que toute supposition de fraude ou de tromperie serait absolument sans base et que tout est arrivé exactement comme il vient de l'être raconté brièvement, voilà ce que nous soussignés nous certifions, chacun pour la part qui le concerne, et nous l'affirmons sur notre honneur et en toute conscience.

« *Ont signé :* C. E. ERICSSON, OSCAR AHLGREN, E. HAGENS, A. MEYERSSON. »

« Dans l'hiver de 1889-90, l'événement suivant arriva. Je l'appris à la fois par les journaux et par Anna, qui me fit le même récit. Dans le voisinage de l'endroit qu'elle habitait, un jeune homme avait disparu et l'on supposait qu'il était tombé sous la glace, dans un assez grand lac, près de là. On dragua partout pour trouver le corps, mais sans succès, et enfin on essaya une expérience avec Anna, qui fut hypnotisée dans ce but par un médecin du voisinage. Endormie, elle décrivit un endroit du lac où elle dit que le corps devait être cherché ; il se trouvait à un certain nombre de pieds du bord et un certain nombre de pieds à gauche. L'endroit fut dragué et on ne trouva rien, mais l'idée vint, quelques jours plus tard, que la clairvoyante, cette fois encore, avait confondu la droite avec la gauche. Le lac fut dragué à la place indiquée, mais à droite, et le corps fut trouvé.

« Le sujet que je considère comme doué de la lucidité la plus remarquable s'appelle Alma Radberg. C'est une servante, qui a maintenant environ 26 ans. Elle eut une enfance et une jeunesse maladives et délica-

tes ; mais maintenant, après avoir été traitée par l'hypnotisme, elle est pleine de santé, forte et vigoureuse.
Elle a bien voulu me permettre, à moi et à quelques
autres, de faire d'innombrables expériences avec elle,
et elle est extrêmement suggestible, à l'état de veille
aussi bien qu'endormie.

« Les expériences telles que la stigmatisation et
bien d'autres ont été faites avec succès, dans l'état de
veille ou de sommeil. Je puis, en passant, citer un
exemple qui me semble remarquable. Au milieu d'une
expérience, je mis une goutte d'eau sur son bras en
lui suggérant que c'était une goutte de cire à cacheter
brûlante, et qu'il se produirait une ampoule qui cependant serait guérie au bout de trois jours. Pendant
le cours de l'expérience, je répandis par mégarde un
peu d'eau sur sa peau et m'empressai de l'essuyer.
L'ampoule apparut le lendemain ; elle s'étendait aussi
loin que l'eau s'était répandue, absolument comme si
c'eût été un acide corrosif, et le mal se guérit pendant
la nuit du troisième jour.

« Le but de la plupart des expériences faites avec
Alma a été de décrire aux assistants l'appartement de
telle ou telle personne ; or, les cas où elle a décrit la
situation des pièces du mobilier, des peintures, etc.,
avec une exactitude parfaite, sont si nombreux que je
ne puis en donner que quelques exemples, car je ne
puis les raconter tous.

« En octobre 1888, le capitaine O... et sa femme,
qui se trouvaient à Kalmar, chez le maître d'Alma, le
baron von Rosen, capitaine du pilotage, demandèrent
la permission d'assister à une séance de ce genre. On
la leur accorda. Alma fut hypnotisée et on lui dit
d'aller à Stockholm, à l'endroit où vivait la belle-mère
du capitaine O..., d'entrer dans son appartement et

de dire ce qu'elle pouvait voir. Elle décrivit très exactement — comme on le constata par la suite — les
chambres et quelques objets remarquables se trouvant dans les chambres, objets inconnus à tous les
assistants, excepté au capitaine et à Mme O... Entre
autres choses elle décrivit minutieusement une ancienne armoire avec de remarquables sculptures sur
les portes et du métal brillant en-dessous (il y avait
en réalité une glace sous les sculptures), un buste,
une fenêtre, un groupe de fleurs près d'une porte, des
portraits, etc., chaque chose en détail et avec une
exactitude parfaite. Interrogée sur ce que faisait la
belle-mère du capitaine O..., elle dit qu'elle était assise dans une des chambres parlant à une jeune fille
qui cependant n'était ni sa fille, ni sa petite-fille,
comme nous le supposions tous, mais une toute autre
personne. Nous apprîmes, quelques jours après, que
cette dame s'était trouvée en effet dans la chambre et
parlait à sa femme de chambre. Sur le désir du capitaine O..., on demanda à Alma si la belle-mère du capitaine avait reçu une lettre ce jour-là. « Oui, répondit-
elle, la lettre contenait une clef et parlait de vêtements. »
Le capitaine O.. nous dit qu'il avait en effet envoyé
une malle, contenant des vêtements, à sa fille qui
demeurait chez sa belle-mère, et qu'il avait écrit à sa
belle-mère, au sujet de cette malle, une lettre où il
avait mis la clef. En s'éveillant, Alma donna au capitaine O..., sur l'appartement, une quantité de détails
qu'elle n'avait pas mentionnés tout d'abord et qui
étaient en général corrects.

« Une autre fois elle fut hypnotisée par mon honorable ami le baron von Rosen. Voici comment il
raconte ce qui arriva :

« Un jour, en septembre 1888, l'après-midi, Alma

Radberg fut hypnotisée par moi sur mon bateau *le Kalmar*, à Krakelund, sur la côte est de la Suède, où nous étions à l'ancre pour passer la nuit. Étaient présents le directeur général du pilotage Ankarcrona (qui a bien voulu que son nom fût publié), le capitaine Smith, commandant le pilotage à Norrkoping, ma femme et moi. Je dis à Alma de trouver la maison du directeur général à Stockholm et de décrire son appartement, où ni elle, ni ma femme, ni moi n'avions jamais été. Elle décrivit alors l'antichambre : très sombre, oblongue, avec une table près du mur, un tapis sur le parquet; — le salon : une très grande pièce avec les tables, les sofas, les chaises comme elles étaient, une quantité de bibelots partout; dans un coin, plusieurs plantes, dont elle remarqua que quelques-unes étaient artificielles, un magnifique chandelier, et, sur un mur, quelque chose d'étrange qu'elle trouva difficile à écrire : c'était comme des tables, depuis le plancher jusqu'au plafond, recouvertes de peluche, et sur ces tablettes se trouvaient des plaques où il y avait quelque chose d'écrit (des témoignages et des inscriptions). Elle fit aussi correctement la description d'une grande peinture, un paysage, et d'un grand portrait du roi Oscar, placé sur un chevalet orné d'une draperie rouge. La salle à manger était sombre, avec un haut buffet et une cheminée de couleur foncée ; il y avait des objets anciens sur le buffet; près d'une porte quelque chose de très singulier fait en bois, et pointu par en haut (cet objet dont elle ne pouvait trouver le nom, c'était une paire de souliers pour la neige, en bois sculpté, placés près de la porte); enfin un chandelier de couleur foncée et deux grandes vieilles chaises. Dans le cabinet du directeur général, elle décrivit le tapis sur le parquet, le sofa, deux tables et un grand bouquet dans un coin, et dit qu'il y avait beaucoup de peintures. Comme on demandait où était la femme du directeur général, elle répondit : Dans une petite chambre, dans le cabinet; elle est assise et lit un journal. — « Quel journal? » lui dit-on. Après de grands efforts elle répondit : « *Svenska Dag-bla-det.* » Elle dit que la dame portait une robe de brocart noir et épais. A cette question : « Mme A... a-t-elle été chez elle toute la journée?» Alma répondit : « Non » et continua en disant que Mme A... avait fait une visite, tout près, chez un jeune ménage, et elle décrivit une de leurs chambres et dit comment la jeune femme, qui portait une matinée bleu foncé, jouait avec un bébé de quelques mois; elle donna aussi une description de son mari et d'une servante. « Reconnaissez-vous la jeune dame, Alma? » « Non. » « Si. » « Ah! oui, je me rappelle. C'est Mme R... » et elle dit le nom d'une jeune dame qu'elle n'avait vue qu'un moment, une année auparavant, quand elle passa par Kalmar. A la demande du capitaine Smith, je dis à Alma de visiter sa maison à Norrkoping. Elle obéit, quoique avec peine, et décrivit correctement la salle à manger et la chambre à coucher, où Mme Smith se trouvait, donnant une médecine à une petite fille qui toussait et dont elle était inquiète; il y avait aussi dans la chambre une servante d'un certain âge.

« Je réveillai alors Alma; elle avait l'air très bien et très gaie. Elle décrivit encore plus nettement les deux maisons du directeur général et du capitaine Smith. D'après un renseignement donné plus tard verbalement, et aussi par écrit, par le directeur général, la description qu'Alma fit de sa maison était merveilleusement exacte; même exactitude pour la robe de sa femme, la visite qu'elle fit, le jeune ménage, et même, contrairement à ce que nous supposions, le journal qu'elle lisait.

Le capitaine Smith affirma aussi que tout ce qu'elle avait dit de sa maison était exact. La petite était tombée gravement malade ce même jour, ce qui l'avait fait arriver un peu tard à Krakelund, avec son bateau pilote, mais il n'en avait dit la raison à aucune des personnes présentes.

« Je soussigné certifie que tout cela est vrai et correspond bien aux faits.

« Baron Robert von Rosen,
« Capitaine du pilotage, Kalmar. »

« J'ai essayé plusieurs fois de faire lire à mes sujets sans le secours des sens (comme l'on dit) et ils y sont très bien arrivés. Je n'ai jamais remarqué de différence dans les résultats, quand l'hypnotiseur connaissait les mots et quand ils étaient tout à fait inconnus à toutes les personnes présentes. Rarement ils ont lu textuellement ; ordinairement ils donnaient seulement le sens général. Je citerai quelques expériences dont quelques-unes ont été faites comme ceci : les sujets mettaient l'écrit bien enfermé dans une enveloppe parfaitement opaque sous leur oreiller, et essayaient de lire pendant leur sommeil naturel. »

« Au mois d'octobre 1888, les environs de Kalmar furent mis en émoi par un crime épouvantable commis dans la paroisse de Wissefjarda, à environ 50 kilomètres de Kalmar, à vol d'oiseau. Un fermier nommé P.-J. Gustafsson avait été tué d'un coup de feu, tandis qu'il conduisait sa voiture, que des pierres placées sur la route l'avaient forcé d'arrêter. Le meurtre avait été commis dans la soirée, et on soupçonnait un certain vagabond, que Gustafsson, en sa qualité de magistrat, avait arrêté, et qui avait subi plusieurs années de travaux forcés.

« C'était tout ce que le public et moi savions de l'affaire, le 1er novembre de la même année; l'endroit où le meurtre avait eu lieu et les personnes impliquées m'étaient complètement inconnues, ainsi qu'à la clairvoyante.

« Le même 1er novembre, ayant quelques raisons de croire qu'une telle épreuve pourrait réussir, au moins en partie, je fis une expérience avec une clair-voyante, Agda Olsen, afin de tenter, s'il était possible, de recueillir, de cette manière, quelque information sur cet événement.

« Le juge des environs, qui avait promis d'être présent, fut malheureusement empêché de venir. La clairvoyante fut hynoptisée en présence de ma femme; puis on lui ordonna « de chercher l'endroit où le meurtre avait été commis, et de voir toute la scène, de suivre le meurtrier dans sa fuite, de le décrire, lui et sa demeure, ainsi que les motifs du crime ». Agda Olsen parla comme il suit, avec beaucoup d'émotion, et en faisant parfois des gestes violents. J'ai pris note exacte de ses paroles que je reproduis ici en entier :

« C'est entre deux villages, — je vois une route — dans un bois — maintenant cela vient — le fusil — le voilà qui approche, il conduit sa voiture — le cheval a peur des pierres — arrêtez le cheval ! arrêtez le cheval ! Oh ! il le tue — il était agenouillé pour tirer — du sang ! du sang ! — le voilà qui court dans le bois — arrêtez-le ! il court dans une direction opposée au cheval en faisant de nombreux circuits — il évite les sentiers. Il a un bonnet et des vêtements gris clair — il a de longs et gros cheveux qui n'ont pas été coupés depuis longtemps, — des yeux d'un gris bleu, l'air faux — une grande barbe brune — il a l'habitude de travailler à la terre. Je crois qu'il s'est coupé la main droite. Il a une cicatrice ou une raie entre le pouce et l'index. Il est soupçonneux et poltron.

« La maison du meurtrier, située un peu en arrière de la route, est en bois peint en rouge. Au rez-de-chaussée, une chambre qui conduit dans la cuisine et ouvre aussi dans le couloir. Il y a aussi une pièce plus grande qui ne communique pas avec la cuisine. L'église de Wissefjorda est située obliquement, à droite, quand on se tient dans le couloir.

« Son motif fut la haine ; on dirait qu'il avait acheté quelque chose — pris quelque chose — un papier. Il avait quitté sa maison au point du jour, et le meurtre a été commis dans la soirée. »

On réveilla alors Alga Ogden, et, comme tous mes sujets, elle se souvenait parfaitement de ce qu'elle avait vu : cela avait fait sur elle une impression profonde. Elle ajouta plusieurs choses que je n'ai pas écrites.

Le 6 novembre (un lundi), je rencontrai Agda Olsen, qui, très émue, me dit qu'elle venait de voir dans la rue le meurtrier de Wissefjorda. Il était accompagné d'un homme plus jeune que lui, et, suivi de deux policemen, se rendait du bureau de police à la prison. Je lui dis de suite que je croyais qu'elle se trompait en partie parce que les gens de la campagne sont généralement arrêtés par la police de la campagne, et parce qu'ils sont toujours conduits directement en prison. Mais, comme elle insistait et soutenait que c'était l'homme qu'elle avait vu alors qu'elle était endormie, j'allai au bureau de police.

Je m'enquis si quelqu'un avait été arrêté au sujet du crime en question ; un constable me répondit que

oui, et que, comme ils avaient été amenés à la ville
un dimanche, on les avait gardés au poste pendant la
nuit et qu'ensuite ils avaient été obligés d'aller à pied
à la prison, accompagnés par deux constables. Le
constable F.-A. Ljung a eu la complaisance de faire
le récit suivant de ce qui se passa pendant ma visite
au bureau de police.

« A la requête du Dr Backman, je fais ici le compte-
rendu de la circonstance dans laquelle il vint au
bureau de police et demanda à me parler sachant que
j'avais aidé à l'arrestation de l'ancien fermier Niklas
Jonasson et de son fils, Per August Niklasson, à Lassamola, paroisse de Wissefjorda, accusés d'avoir
assassiné le fermier Peter Johan Gustofsson, à Buggehult. Le Dr Backman me dit qu'en hypnotisant une
femme il avait obtenu d'elle des renseignements sur
le meurtre.

« P.-J. Gustofsson avait été tué le 24 octobre, probablement vers 4 heures de l'après-midi, sur la grande
route entre les villages de Buggehult et de Lassamola.
Le 4 novembre, les personnes susdites, fortement
soupçonnées d'être les meurtriers, furent arrêtées par
G. Mahnberg, surintendant de la police à Kalmar,
moi présent :

« Le 6 novembre de la même année, le Dr Backman
vint au bureau de police, désirant parler au surintendant; mais ce dernier n'étant pas là, il s'adressa à
moi au sujet d'un memorandum qu'il avait apporté
et qu'il me lut. Il me posa plusieurs questions sur
l'endroit où le meurtre avait été commis, l'habitation
des personnes soupçonnées, etc. Le Dr Backman décrivit très exactement l'aspect de la maison, ses meubles, la situation des chambres, l'endroit où les hommes qu'on soupçonnait vivaient et fit une description

très fidèle de Nikles Jonasson. Le docteur me demanda
si j'avais remarqué que Jonasson avait une cicatrice
à la main droite. Je ne l'avais point remarquée, mais
depuis je me suis assuré qu'il en était ainsi et Jonasson dit qu'elle provient d'un abcès.

« L'une des assertions du Dr Backman — qu'on pouvait, de la maison des meurtriers présumés, voir l'église
de la paroisse ou d'une autre paroisse — ne concor-
dait pas avec les faits.

« Je suis convaincu que le Dr Backman n'a pu se procurer ces informations d'une manière ordinaire, et je
sais qu'à cette époque le sujet hypnotisé n'avait pas vu
la paroisse de Wissefjorda, et ne pouvait, par conséquent, avoir la moindre idée de l'aspect de cet endroit.

« Sur mon honneur et ma conscience, j'affirme la
vérité de ce récit.

> « *Signé et scellé* : T.-A. LJUNG.
> « Constable à Kalmar.

« Kalmar, 27 juin 1889. »

« Le procès fut long, et montra que Gustofsson avait
promis d'acheter pour Jonasson, mais à son propre
nom, la ferme de ce dernier mise en vente aux enchè-
res, à cause de ses dettes. (C'est ce qu'on appelle un
marché de voleur.) Gustofsson acheta la ferme, mais la
garda pour lui. Le récit des accusés fut très vague ; le
père avait préparé un alibi avec grand soin, mais il
ne suffisait pas pour le temps prouvé nécessaire à
l'accomplissement du crime. Le fils essaya de prouver
un alibi au moyen de deux témoins, mais ceux-ci
avouèrent avoir donné un faux témoignage qu'il leur
avait arraché, alors qu'ils étaient en prison avec lui
pour une autre affaire. »

RECHERCHES DU PROFESSEUR GRÉGORY

Les faits de Willam Grégory, professeur à l'Université d'Edimbourg, montrent bien que la lecture sans le secours des yeux peut se produire même à l'état de veille chez des sujets entraînés.

« Il faut observer, dit-il, que le clairvoyant peut souvent percevoir des objets enveloppés dans du papier ou enfermés dans des boîtes ou autres réceptacles opaques. Ainsi, j'ai vu des objets décrits dans leur forme, leur couleur, leurs dimensions, leurs marques, etc., alors qu'ils étaient enfermés dans du papier, dans du coton, des boîtes en carton, en bois, en papier mâché (*sic*) et en métal. J'ai en outre la connaissance de lettres, minutieusement décrites, l'adresse, les empreintes postales, le cachet et même le contenu, déchiffrés, bien que les lettres fussent enfermées dans des enveloppes épaisses ou dans des boîtes. Aucun fait n'est mieux attesté que celui-ci. Le major Buckley, qui semblerait posséder à un degré peu ordinaire le pouvoir de produire chez des sujets cette forme particulière de la clairvoyance, a mis, je crois, 140 personnes, dont beaucoup sont très instruites et d'un rang élevé, *et 89 de celles-ci, même pendant l'état de veille*, en état de lire avec une exactitude presque invariable, bien qu'avec des erreurs accidentelles, des devises (*mottoes*) imprimées enfermées dans des boîtes ou des coques de noix. »

Voici quelques détails supplémentaires donnés dans une autre partie de l'ouvrage, qui ne manquent pas d'intérêt :

« Le major Buckley a ainsi produit la clairvoyance consciente (à l'état de veille) chez 89 personnes dont 44 ont été capables de lire des devises contenues dans des coques de noix achetées par d'autres personnes

en vue de ces expériences. La devise la plus longue
ainsi lue contenait 98 mots. Beaucoup de sujets lisaient
devise après devise *sans aucune faute*. De cette façon
les devises contenues dans 4860 coques de noix ont été
lues, quelques-unes sans doute en état de sommeil
magnétique, mais la plupart *par des personnes en état
conscient* (état de veille) *dont plusieurs même n'avaient
jamais été endormies*... Toute précaution avait été
prise. Les noix enfermant les devises, par exemple,
avaient été achetées chez 40 fabricants différents et
cachetées avant d'être lues. On doit ajouter que des
44 personnes qui ont lu des devises à l'état de veille,
42 appartiennent à la plus haute classe de la société;
et les expériences me semblent admirablement con-
duites, et je ne vois aucune raison quelconque de
douter de l'entière exactitude des faits. »

Voici une appréciation de M. E. Boirac, au sujet des
expériences du Prof. Grégory :

« En ce qui regarde cette forme particulière de la
clairvoyance (lectures de devises enfermées dans des
noix), je ferai observer, d'abord, qu'une certaine proportion de sujets possède seulement ce pouvoir, de
sorte qu'un sujet pris au hasard ne l'aura probablement pas. Secondement : que le même clairvoyant
peut réussir une fois et échouer une autre. Troisiè-
mement : que ce phénomène se présente plus fréquemment dans l'expérience de certains magnétiseurs
que dans celles d'autres. Le major Buckley, par exemple, les réussit très souvent, *tandis qu'il y a d'autres
magnétiseurs qui ne les produisent jamais*, mais qui provoquent peut-être d'autres phénomènes aussi merveilleux. Personne, par conséquent, n'est autorisé à nier
le fait, parce qu'il n'a pas rencontré le fait dans ses
propres expériences ou dans une expérience donnée. »

Dans *les Phénomènes d'autoscopie* du docteur P. Sollier, nous trouvons quelques cas qui semblent plutôt
prouver *la double vue* que la *représentation*.

D'après cet auteur, le sujet, dans cet état particulier, voit *sans voir* (?); « il se représente un mouvement
musculaire de son bras ou de sa jambe ».

« Toutes les impressions, dit-il, qui partent de nos
viscères aboutissent à l'écorce cérébrale et contri-
buent, avec toutes les autres parties des organes
moteurs et sensoriels, à la constitution de nos états
de personnalité. » C'est de la théorie...

« Après avoir semblé recouvrer complètement leur
sensibilité et leur fonctionnement normal, après avoir
paru tirés d'affaire définitivement et n'avoir plus qu'à
consolider leur état, tout à coup, au cours d'un réveil
cérébral général pour perfectionner tout ce qui peut
encore rester un peu au-dessous de la normale, ils se
mettent (les sujets) à présenter de nouvelles réactions
subjectives, et, en même temps, à décrire certains de
leurs organes d'une façon tout à fait caractéristique,
*non seulement dans leur conformation extérieure, mais
encore dans leur structure la plus intime, même micros-
copique.* »

Avec cette théorie, comment expliquer la vision
des couleurs et le fonctionnement des éléments mi-
croscopiques ?

Dans l'ouvrage cité, le Dr Sollier donne deux observations du docteur Comar, très intéressantes et que
nous rapportons ici.

Une malade de ce médecin voit, dans son intestin
grêle, une épingle avalée depuis longtemps ; elle en
indique exactement la position et, par des mouvements antipéristaltiques qu'elle provoque pendant

l'hypnose, l'expulse, après avoir suivi et décrit le cheminement de ce corps étranger.

Une autre de ses clientes voit également un petit os enkysté dans son appendice, en indique la forme et les dimensions — ce qui fut contrôlé — et, comme la précédente malade, s'en débarrasse de la même manière. Ces phénomènes de représentation nous paraissent avoir de très grandes analogies avec la vue sans le secours des yeux.

« J'ai transcrit textuellement, je le répète, dit le Dr Comar, les paroles de mes deux malades. Toutes deux m'ont, en résumé, dit la même chose. Leurs paroles me semblent fournir une explication du phénomène décrit. Les malades sentent d'abord et interprètent ensuite les phénomènes de sensibilité.

« *Peut-être y a-t-il cependant un phénomène plus complexe qui reste inexpliqué*, et qui a été traduit imparfaitement par ma deuxième malade me parlant, à propos de l'épingle, de l'impression qu'elle a eue de la projection d'une soie noire sur un voile. *Y a-t-il là les éléments d'une autre interprétation de ces phénomènes anormaux ?* »

Si les docteurs Sollier et Comar avaient procédé comme le Dr Backman, ils auraient sans doute obtenu les effets produits par ce dernier ; mais, étant imbus des théories en cours, ils n'ont point songé à tenter ces épreuves, ce qui est regrettable, et voilà comment des expérimentateurs sérieux et instruits passent à côté de la vérité.

Beaucoup de faits de clairvoyance pourraient, à la rigueur, être classés dans la catégorie de ceux de la suggestion mentale, et nous connaissons des expérimentateurs éminents qui, quoique ne niant pas la double vue, rapportent tous ces faits à la suggestion mentale. Ce n'est point notre opinion car, d'accord en cela avec le docteur Backman, nous pensons que, lors même qu'une ou plusieurs personnes présentes aux expériences connaîtraient les écrits ou les objets décrits par les somnambules, l'opérateur ignorant la nature ou le sens de ces choses, le sujet ne pourrait lire dans la pensée des personnes qui lui sont étrangères et non en rapport avec lui. Il faut nous en tenir à la clairvoyance pure et simple, ce que nous pouvons d'ailleurs affirmer avec certitude.

CHAPITRE XI

TÉLÉPATHIE

Cette classe de phénomènes, cette transmission des pensées ou des sentiments, étudiée par des savants autorisés de tous les pays, mais surtout par quelques-uns d'outre-Manche : MM. Gurney, Myers et Podmore, établit réellement le pont entre les faits transcendants du magnétisme animal et ceux du spiritisme proprement dit.

Les chercheurs qui, depuis de longues années, s'occupent de cette question ont rassemblé des milliers de cas scientifiquement contrôlés, qui prouvent que le hasard n'est là pour rien.

Nous savons combien il est difficile d'amener les savants à étudier les faits nouveaux, surtout lorsqu'ils sortent totalement des voies tracées ; néanmoins, quelques-uns, et pas des moindres, laissant de côté les vieux préjugés, n'ont pas hésité à rentrer dans la lice : ce sont les expériences de ceux-là qui vont nous guider et nous aider à contribuer à rendre cette vérité évidente.

Le professeur Ch. Richet, dans sa préface de *les Hallucinations télépathiques*, par *MM. Gurney, Myers et Podmore*, traduit et abrégé des *Phantasms of the Living*, par *L. Marillier*, maître de conférences à l'Ecole de Hautes Etudes, dit :

« Certes, nous avons le droit d'être fiers de notre science de 1890. En comparant ce que nous savons aujourd'hui à ce que savaient nos ancêtres de 1490, nous admirons la marche conquérante que l'homme a faite en quatre siècles. Quatre siècles ont suffi pour créer des sciences qui n'existaient pas, même de nom, depuis l'astronomie et la mécanique jusqu'à la chimie et la physiologie. Mais qu'est-ce que quatre siècles au prix de l'avenir qui s'ouvre à l'homme ? Est-il permis de supposer que nous ayons, en si peu de temps, épuisé tout ce que nous pouvons apprendre ? Est-ce que, dans quatre siècles, en 2290, nos arrière-petits-neveux ne seront pas stupéfaits encore de notre ignorance d'aujourd'hui et plus stupéfaits encore de notre présomption à nier sans examen ce que nous ne comprenons pas ?

« Oui, notre science est trop jeune pour avoir le droit d'être absolue dans les négations ; il est absurde de dire : « Nous n'irons pas plus loin. Voici des phénomènes qui sont absurdes et qu'il ne faut pas même chercher à comprendre, car ils dépassent les bornes de notre connaissance. » Parler ainsi, c'est se limiter au petit nombre des lois déjà établies et des faits déjà connus ; c'est se condamner à l'inaction, c'est nier le progrès, c'est se refuser d'avance à une de ces découvertes fondamentales qui, ouvrant une voie inconnue, créent un monde nouveau ; c'est faire succéder la routine au progrès.

« En Asie, un très grand peuple est resté stationnaire depuis trente siècles pour avoir raisonné ainsi. Il y a en Chine des mandarins très doctes, très érudits, qui passent des examens prodigieusement difficiles et compliqués, où ils doivent faire preuve d'une connaissance approfondie des vérités enseignées par

Confucius et ses disciples. Mais ils ne songent pas à aller au delà, en avant. Ils ne sortent pas de Confucius. C'est leur horizon tout entier, et ils sont à ce point abêtis qu'ils ne comprennent pas qu'il en existe d'autres.

« Eh bien! dans nos civilisations, plus amies du progrès, il règne une sorte d'esprit analogue ; nous sommes tous plus ou moins semblables aux mandarins ; nous voudrions enfermer dans nos livres classiques le cycle de nos connaissances, avec défense d'en sortir. On révère la science, on lui rend, non sans raison, les plus grands honneurs, mais on ne lui permet guère de s'écarter de la voie battue, de l'ornière tracée par les maîtres, de sorte qu'une vérité nouvelle court grand risque d'être traitée d'antiscientifique.

« Et cependant il y a des vérités nouvelles, et, quelque étranges qu'elles paraissent à notre routine, elles seront un jour scientifiquement démontrées. Cela n'est pas douteux. Il est mille fois certain que nous passons, sans les voir, à côté de phénomènes qui sont éclatants et que nous ne savons ni observer ni provoquer. »

A l'instar de la *Society for Psychical Bescarch*, de Londres, une société similaire s'est créée à Paris, pour étendre ces recherches et approfondir ces faits. Nous trouvons à la tête de cette société les noms de Sully-Prud'homme, de l'Académie Française ; G. Ballet, professeur à l'Académie de médecine de Paris ; A. Beaunis, professeur à la Faculté de médecine de Nancy ; Ch. Richet, professeur à la Faculté de médecine de Paris ; le lieutenant-colonel A. de Rochas, ancien administrateur de l'Ecole Polytechnique ; etc. Si ces savants français veulent marcher sur les traces de leurs collègues anglais, avant peu, nous en sommes certain, ils auront accumulé une telle masse de documents que le doute, même scientifique, ne sera plus permis.

Il y a quelques années, Camille Flammarion, l'astronome si connu, fit une enquête à ce sujet et, dans l'espace de quelques mois, il recueillit trois à quatre cents observations. Voir son ouvrage : *l'Inconnu et les problèmes psychiques.*

Ces observateurs se sont entourés des plus méticuleuses précautions ; ils ont expérimenté méthodiquement, scientifiquement et, bien convaincus de l'authenticité des faits, ils les ont publiés : en voici quelques-uns extraits des *Hallucinations télépathiques.*

Télépathie expérimentale. — Cas du Rév. W. Stainton Moses.

« Un soir, au commencement de l'année dernière, je résolus d'essayer d'apparaître à Z..., qui se trouvait à quelques milles de distance. Je ne l'avais pas informé d'avance de l'expérience que j'allais tenter, et je me couchai un peu avant minuit, en concentrant ma pensée sur Z... Je ne connaissais pas du tout sa chambre, ni sa maison. Je m'endormis bientôt, et je me réveillai le lendemain matin sans avoir eu conscience que rien se fût passé. Lorsque je vis Z..., quelques jours après, je lui demandai : « N'est-il rien arrivé, chez vous, samedi soir ? — Certes, oui, me répondit-il, il est arrivé quelque chose. J'étais assis avec M... près du feu, nous fumions en causant. Vers minuit et demi, il se leva pour s'en aller, et je le reconduisis moi-même. Lorsque je retournai à ma place, près du feu, pour finir ma pipe, je vous vis assis dans le fauteuil qu'il venait de quitter. Je fixai mes regards sur vous, et je pris un journal pour m'assurer que je ne rêvais point, mais lorsque je le posai, je vous vis

encore à la même place. Pendant que je vous regardais
sans parler, vous vous êtes évanoui. Je vous voyais,
dans mon imagination, couché dans votre lit, comme
d'ordinaire à cette heure, mais cependant vous m'ap-
paraissiez vêtu des vêtements que vous portiez tous les
jours. C'est donc que mon expérience semble avoir
réussi, lui dis-je. La prochaine fois que je viendrai de-
mandez-moi ce que je veux; j'avais dans l'esprit certaines questions que je voulais vous poser, mais j'attendais probablement une invitation à parler.» Quelques
semaines plus tard, je renouvelai l'expérience avec le
même succès. Je n'informai pas cette fois-là non plus
Z... de ma tentative. Non seulement il me questionna
sur un sujet qui était à ce moment une occasion de
chaudes discussions entre nous, mais il me retint
quelque temps par la puissance de sa volonté, après
que j'eus exprimé le désir de m'en aller. Lorsque le fait
me fut communiqué, il me sembla expliquer le mal
de tête violent et un peu étrange que j'avais ressenti
le lendemain de mon expérience. Je remarquai du
moins alors qu'il n'y avait pas de raison apparente à
ce mal de tête inaccoutumé. Comme la première fois,
je ne gardai pas de souvenir de ce qui s'était passé la
nuit précédente, ou du moins de ce qui semblait s'être
passé.

« M. Moses, nous écrit :

« 21 Birchington Road, N. W., le 27 septembre 1885.

« Ce récit est, autant que je m'en souviens, exact, et
il m'est impossible de le compléter, n'ayant pas de
notes à ma disposition.

« W. Stainton Moses. »

« Le cas suivant est plus remarquable encore parce

que deux personnes ont éprouvé l'hallucination, le
récit a été copié sur un manuscrit de M. S. H. B. ; il
l'avait lui-même transcrit d'un *journal* qui a été perdu
depuis.

« Un certain dimanche du mois de novembre 1881,
vers le soir, je venais de lire un livre où l'on parlait de la grande puissance que la volonté humaine
peut exercer. Je résolus, avec toute la force de mon
être, d'apparaître dans la chambre à coucher du devant, au second étage d'une maison située 22, Hogarth
Rodd, Kensington. Dans cette chambre couchaient
deux personnes de ma connaissance : Mlle L. S. V.
et Mlle C. E. V..., âgées de vingt-cinq et de onze ans.
Je demeurais à ce moment 23, Kildare Gardens, à une
distance de trois milles à peu près de Hogarth Road,
et je n'avais pas parlé de l'expérience que j'allais tenter à aucune de ces deux personnes, par la simple raison que l'idée de cette expérience me vint ce dimanche soir en allant me coucher. Je voulais apparaître à
une heure du matin, très décidé à manifester ma présence.

« Le jeudi suivant, j'allai voir ces dames, et, au
cours de notre conversation (et sans que j'eusse fait
aucune allusion à ce que j'avais tenté), l'aînée me
raconta l'incident suivant :

« Le dimanche précédent, dans la nuit, elle m'avait
aperçu debout près de son lit et en avait été effrayée,
et, lorsque l'apparition s'avança vers elle, elle cria et
éveilla sa petite sœur, qui me vit aussi.

« Je lui demandai si elle était bien réveillée à ce
moment, elle m'affirma très nettement qu'elle l'était.
Lorsque je lui demandai à quelle heure cela s'était
passé, elle me répondit que c'était vers une heure du
matin.

« Sur ma demande, cette dame écrivit un récit de l'événement et le signa.

« C'était la première fois que je tentais une expérience de ce genre, et son plein et entier succès me frappa beaucoup.

« Ce n'est pas seulement ma volonté que j'avais fortement tendue, j'avais aussi fait un effort d'une nature spéciale, qu'il m'est impossible de décrire. J'avais conscience d'une influence mystérieuse qui circulait dans mon corps, et j'avais l'impression distincte d'exercer une force que je n'avais pas encore connue jusqu'ici, mais que je peux à présent mettre en action à certains moments, lorsque je le veux.

« S.-H. B... »

« M. B... ajoute :

« Je me souviens d'avoir écrit la note qui figure dans mon journal à peu près une semaine après l'événement et pendant que le souvenir que j'en avais était encore très frais.

« Voici comment Mlle Verity raconte l'événement :

« Le 18 janvier 1883.

« Il y a à peu près un an qu'un dimanche soir, à notre maison de Hogarth Road, Kensington, je vis distinctement M. B... dans ma chambre, vers une heure du matin. J'étais tout à fait réveillée et fort effrayée; mes cris réveillèrent ma sœur, qui vit l'apparition. Trois jours après, lorsque je rencontrai M. B..., je lui racontai ce qui était arrivé. Je ne me remis qu'au bout de quelque temps du coup que j'avais reçu et j'en garde un souvenir si vif qu'il ne peut s'effacer de ma mémoire.

« L.-S. VERITY »

« En réponse à nos questions, Mlle Verity ajoute :
« Je n'avais eu aucune hallucination.

« Je me rappelle l'événement que raconte ma sœur. Son récit est tout à fait exact. J'ai vu l'apparition qu'elle voyait, au même moment et dans les mêmes circonstances.

« E.-C. Verity. »

Mlle A.-S. Verity dit :

« Je me rappelle très nettement qu'un soir ma sœur aînée me réveilla en m'appelant d'une chambre voisine. J'allai près du lit où elle couchait avec ma sœur cadette, et elles me racontèrent toutes les deux qu'elles avaient vu S.-H. B... debout dans la pièce. C'était vers une heure ; S.-II.B.. était en tenue de soirée, me dirent-elles.

« A.-S. Verity. »

« M. B... ne se rappelle plus comment il était habillé cette nuit-là.

« Mlle E.-C. Verity dormait quand sa sœur aperçut l'apparition ; elle fut réveillée par l'exclamation de sa sœur : « Voilà S... » Elle avait donc entendu le nom avant d'avoir vu l'apparition, et son hallucination pourrait être attribuée à une suggestion. Mais il faut faire remarquer qu'elle n'avait jamais eu d'autre hallucination et qu'on ne pouvait, par conséquent, la considérer comme prédisposée à éprouver des impressions de ce genre. Les deux sœurs sont également sûres que l'apparition était en habit de soirée ; elles s'accordent aussi sur l'endroit où elle se tenait. Le gaz était baissé et l'on voyait plus nettement l'apparition que l'on n'eût pu voir une figure réelle.

« Nous avons examiné contradictoirement les témoins avec le plus grand soin. Il est certain que les demoiselles V... ont parlé tout à fait spontanément de l'événement à M. B... Tout d'abord,elles n'avaient pas voulu en parler, mais quand elles le virent, la bizarrerie de l'affaire les poussa à le faire. Mlle Verity est un témoin très exact et très consciencieux ; elle n'aime nullement le merveilleux et elle craint et déteste surtout cette forme particulière du merveilleux.

« M. S.-H. B... Ce récit est copié sur le manuscrit dont nous avons parlé plus haut.

« Le vendredi 1er décembre 1882, à 9 h. 30, je me retirai tout seul dans une chambre, je m'assis au coin du feu et je m'efforçai avec tant d'intensité de fixer ma pensée sur l'intérieur d'une maison de Kew (Clarence Road), où demeurait Mlle V... et ses deux sœurs qu'il me sembla que je m'y trouvais effectivement. Pendant cette expérience,je dois m'être endormi d'un sommeil magnétique,car je ne perdis pas conscience, mais je ne pouvais remuer mes membres. Il ne me semblait pas avoir perdu la faculté de les mouvoir, mais je ne pouvais faire l'effort nécessaire pour cela. J'eus la sensation que mes mains, posées légèrement sur mes genoux, à peu près à six pouces l'une de l'autre, allaient se rejoindre involontairement, et elles semblaient se rencontrer, quoique j'eusse conscience qu'elles ne remuaient pas.

« A dix heures, un effort de volonté me ramena à mon état normal. Je pris un crayon, et je notai sur une feuille de papier ce que je viens de dire.

« La même nuit, quand j'allai me coucher, je pris la résolution d'apparaître à minuit dans la chambre à coucher située sur le devant de la maison dont nous venons de parler, et d'y rester jusqu'à ce que j'eusse rendu sensible ma présence spirituelle aux habitants de la chambre.

« Le lendemain, samedi,je me rendis à Kew pour y

passer la soirée, et j'y rencontrai une sœur mariée de
Mlle V... (Mme L...). Je n'avais rencontré cette dame
qu'une seule fois, c'était à un bal costumé, deux ans
auparavant ; nous n'avions pas échangé plus d'une
demi-douzaine de mots. Cette dame devait donc avoir
perdu tout vif souvenir de mon extérieur, si même
elle l'avait jamais remarqué.

« Je ne pensai pas une minute à lui poser une
question relative à l'expérience que j'avais tentée,
mais dans le cours de notre conversion elle me raconta
qu'elle m'avait vu distinctement deux fois la nuit précédente. Elle avait passé la nuit à Clarence Road, et
elle avait couché dans la chambre du devant. Vers
9 heures et demie à peu près, elle m'avait vu passer
dans le couloir pour aller d'une chambre à une autre,
et vers minuit, étant parfaitement réveillée, elle me
vit entrer dans sa chambre à coucher, me diriger vers
l'endroit où elle dormait et prendre dans ma main ses
cheveux qui sont très longs. Elle me raconta aussi
que l'apparition lui saisit la main et la regarda avec
beaucoup d'attention, de sorte qu'elle dit : « Vous
ne devez pas regarder les lignes, car je n'ai jamais
eu aucun malheur. » Puis elle réveilla sa sœur,
Mlle V...., qui couchait avec elle, et lui raconta ce qui
venait de se passer. Après avoir entendu son récit, je
sortis de ma poche ce que j'avais écrit la veille ; je le
montrai à quelques-unes des personnes présentes, qui
furent fort étonnées, malgré leur incrédulité.

« Je demandai à Mme L... si elle ne rêvait pas, au
moment de la deuxième apparition, mais elle dit de la
manière la plus nette qu'elle était tout à fait éveillée.
Elle me dit qu'elle avait oublié comment j'étais fait,
mais qu'elle m'avait reconnu tout de suite en me
voyant.

« Mme L... a une imagination très vive. Elle m'a dit qu'elle était sujette depuis son enfance à des impressions, à des pressentiments (*fancies*), etc. Mais la coïncidence étrange, merveilleuse, des heures (qui était exacte) me convainquit que ce qu'elle venait de me raconter n'était pas dû à son imagination seule. Sur ma demande, elle écrivit brièvement ce qu'elle avait éprouvé et le signa.

« S. H.-B... »

« M.B... se trouvait à Southall lorsqu'il fit cette expérience. Il m'a raconté que le récit donné plus haut avait été écrit à peu près dix jours après l'expérience, et qu'il renferme la note qu'il avait écrite dans son journal, la nuit même.

« Voici maintenant le récit de Mme L..., qui fut remis à M. B... « quelques semaines après l'événement » :

« Wordsworth Road, Harrow.

« Le vendredi 1er décembre j'étais en visite chez ma sœur, 21, Clarence Road, Kew. Vers 9 heures et demie, je sortis de ma chambre à coucher pour aller chercher de l'eau dans la salle de bain et alors je vis distinctement M. S. B..., que je n'avais vu qu'une fois auparavant, il y avait deux ans. Il marchait devant moi, se dirigeant vers la chambre à coucher au bout du couloir. Vers 11 heures nous allâmes nous coucher, et vers minuit j'étais encore éveillée. Alors la porte s'ouvrit, M. S. B... entra, se dirigea vers mon lit et se tint debout, un genou appuyé sur une chaise. Il prit ensuite mes cheveux dans sa main, et saisissant la mienne, il en regarda la paume avec une grande attention. « Ah! dis-je (en m'adressant à lui), vous ne devez pas regarder les lignes, car je n'ai jamais eu de malheur. » Puis je réveillai ma sœur. Je n'étais pas nerveuse, mais excitée. J'eus peur qu'elle ne tombât sérieusement malade, car elle était délicate à cette époque, mais elle va mieux à présent.

« H.-L... (*Le nom est donné en toutes lettres.*)

« Mlle Verity corrobore ce récit de la manière suivante :

« Je me rappelle fort bien que Mme L... a parlé avant la visite de M. S.-H. B... de ses deux visions, dont l'une avait eu lieu à 9 heures et demie, l'autre à minuit. *Lorsqu'il vint nous voir*, ma sœur lui raconta ce qui s'était passé. Immédiatement il sortit de sa poche une carte (ou un papier, je ne me le rappelle plus), qui contenait un récit de l'événement de la veille. Je considère mon témoignage comme aussi valable que celui de Mme L..., parce que je me rappelle très exactement ce qui s'est passé ces deux jours-là.

« Ma sœur m'a dit qu'elle n'avait jamais éprouvé une hallucination, sauf dans cette unique occasion.

« L. - S. VERITY. »

« Nous avions fait demander à M. B... de nous prévenir quand il voudrait faire une nouvelle expérience. Le lundi 24 mars, par le premier courrier, nous reçûmes la lettre suivante :

« Cher monsieur Gurney,

« Cette nuit, vers minuit, je veux essayer d'apparaître au numéro 44, Norland Square ; je vous ferai savoir le résultat d'ici quelques jours.

« Sincèrement à vous.

« S.- H. B... »

« Je reçus la lettre ci-dessous dans le cours de la semaine suivante :

« Le 3 avril 1884.

« Cher monsieur Gurney,

« J'ai à vous faire un étrange récit à propos de l'expérience que j'ai tentée à votre instigation et en observant strictement les conditions que vous m'aviez imposées.

« Ayant tout à fait oublié dans quelle nuit j'ai tenté l'expérience, il m'est impossible de dire si j'ai brillamment ou médiocrement réussi jusqu'à ce que j'aie vu la lettre que je vous ai envoyée le soir même.

« Vous ayant envoyé cette lettre, j'ai cru inutile de mettre une note dans mon *journal*. Aussi ai-je oublié la date exacte.

« Si les dates correspondent, le succès est complet pour tous les détails. Je vous ferai voir un récit, signé par les témoins, qu'on m'a donné.

« Hier soir j'ai vu la dame (qui a servi de sujet) pour la première fois depuis l'expérience. Elle m'a fait d'elle-même un récit que j'ai écrit sous sa dictée et qu'elle a signé. La date et l'heure de l'apparition sont spécifiés dans ce récit. A vous de vérifier si elles sont identiques avec celles que je vous ai données dans ma lettre. Je les ai complètement oubliées, mais je pense que ce sont les mêmes.

« S.- H. B... »

« Voici le récit :

« Norland Square. W.

« Samedi soir, le 22 mars, vers minuit, j'eus l'impression distincte que M. B... était présent dans ma chambre. Je le vis distinctement, pendant que j'étais tout à fait éveillée. Il vint vers moi et carressa mes cheveux. Je lui ai donné de moi-même ce renseignement quand il est venu me voir, mercredi 2 avril, et je lui ai dit l'heure et les détails de l'apparition, sans qu'il m'ait rien suggéré. La forme qui m'est apparue semblait être vivante ; il était impossible de ne pas reconnaître M. B...

« L.-S. VERITY. »

« Mlle A.-S. Verity confirme cette déclaration dans les termes suivants :

« Je me souviens que ma sœur m'a dit qu'elle avait vu S.-H. B... et qu'il lui avait touché les cheveux ; elle m'a fait ce récit avant qu'il ne vînt nous voir, le 2 avril.

« A.- S. VERITY. »

« Voici le récit de M. B... lui-même :

« Samedi, le 22 mars, je pris la résolution d'apparaître à minuit à Mlle V..., qui demeurait 44, Norland Square, Notting Hill ; j'avais antérieurement convenu avec M. Gurney de lui envoyer, le soir même où je tenterais l'expérience, une lettre contenant l'heure et les détails de l'expérience. Je lui envoyai donc une note, comme je le lui avais promis.

« Environ 10 jours après, j'allai voir Mlle V..., elle me raconta alors de son propre mouvement que, le 22 mars, à minuit, elle m'avait vu très nettement dans sa chambre (tout en étant parfaitement éveillée), que ses nerfs en avaient ressenti une violente secousse. Elle avait été même obligée de faire venir un médecin le matin.

« S.-H. B... »

Cas de Sparks et Cleave.

« A bord du *Malborough*, Portsmouth.

« Depuis l'année dernière, ou depuis ces quinze derniers mois environ, j'avais l'habitude de magnétiser un de mes camarades. Voici comment je procé-

dais. Je le regardais simplement dans les yeux lorsqu'il était couché à son aise sur son lit. Je réussissais
ainsi à l'endormir. Après quelques essais, je m'aperçus
que le sommeil devenait plus profond en faisant de
longues passes, lorsque le sujet était déjà endormi.
C'est alors que se produisaient les phénomènes remarquables qu'on pouvait observer dans cette espèce particulière de sommeil magnétique.

« M. Sparks décrit alors la faculté que possède son
« sujet » de voir, durant sa crise, les endroits auxquels
il s'intéresse, s'il décide qu'il les verra avant d'être
hypnotisé ; mais rien ne prouve que ces visions ne
sont pas purement subjectives.

« C'est la semaine dernière que j'ai été saisi de surprise par un événement plus extraordinaire que les
autres. Vendredi dernier au soir (15 janvier 1886),
mon ami exprima le désir de voir une jeune fille qui
habitait Wandsworth, et ajouta qu'il essaierait de se
faire voir par elle. Je le magnétisai donc et je continuai de longues passes pendant environ 20 minutes,
en concentrant toute ma volonté sur son idée. Lorsqu'il revint à lui (je le réveillai en lui touchant la
main et en voulant qu'il se réveillât, après un sommeil
d'une heure vingt minutes), il déclara qu'il l'avait vue
dans la salle à manger, et qu'au bout d'un moment
elle était devenue agitée, puis que soudain elle l'avait
regardé et s'était couvert les yeux avec les mains.
C'est juste à ce moment qu'il revint à lui. Lundi dernier au soir (18 janvier 1886), nous recommençâmes
l'expérience et cette fois il déclara qu'il croyait avoir
effrayé la jeune fille, car, après qu'elle l'eut regardé
quelques minutes, elle tomba à la renverse sur sa
chaise dans une sorte de syncope. Son petit frère était
à ce moment dans la chambre. Nous attendions natu-

rellement une lettre après cet incident pour savoir si la vision était réelle. Le mercredi matin mon ami reçut une lettre de cette jeune personne demandant s'il ne lui était rien arrivé ; elle écrivait parce que le vendredi soir elle avait été saisie de frayeur en le voyant debout à la porte de la chambre. Au bout d'une minute il avait disparu, et elle avait pensé que ce pouvait être une vision, mais le lundi soir elle avait été encore plus effrayée en le voyant de nouveau, et cette fois plus distinctement, et elle en avait même était effrayée à un tel point qu'elle avait failli se trouver mal.

« Le récit que je vous envoie est parfaitement exact ; je puis le prouver, car j'ai deux témoins qui se trouvaient dans le dortoir au moment où mon ami a été magnétisé et lorsqu'il est revenu à lui. Le nom de mon sujet est Arthur-II. W. Cleave ; il est âgé de 18 ans. J'ai moi-même 19 ans. A.-C. Darley et A.-S. Turgood, nos camarades, sont les deux témoins dont je viens de parler.

« H. PERCY SPARKS. »

« M. Cleave nous a écrit le 15 mars 1886 :

« A bord du *Malborough*, Portsmouth.

« Sparks et moi nous avions l'habitude de faire des séances de magnétisme dans nos dortoirs pendant ces derniers dix-huit mois. Les deux premiers mois nous n'obtînmes aucun résultat satisfaisant, mais ensuite nous réussîmes à nous endormir l'un l'autre. Je ne pouvais qu'endormir Sparks, tandis qu'il pouvait me faire faire ce qu'il voulait pendant que je me trouvais sous son influence, de sorte que je renonçai à l'endormir, et tous nos efforts tendirent à ce qu'il me magnétisât

complètement. Au bout de peu de temps tout allait si
bien que Sparks amena trois ou quatre autres camarades pour voir ce que je faisais. J'étais insensible à
toute douleur, les camarades m'ayant souvent pincé
les mains et les jambes sans que je le sentisse. Il y a
environ six mois j'essayai si ma force de volonté me
ferait voir, pendant mon état hypnotique, des personnes
auxquelles j'étais très attaché. Pendant quelque temps
je n'obtins aucun succès, je crus cependant une fois
voir mon frère (qui est en Australie), mais je n'eus
aucun moyen de vérifier l'exactitude de la vision.

« Il y a quelque temps, j'essayai de voir une jeune
personne que je connais très bien, et je fus absolument surpris d'avoir si bien réussi. Je pouvais la voir
aussi clairement que je vois maintenant, mais je ne
pouvais me faire voir d'elle, quoique je l'eusse souvent essayé. Après plusieurs expériences, je résolus
d'essayer encore et de me faire voir d'elle, et je communiquai à Sparks mon idée, qu'il approuva. Nous
tentâmes cette expérience pendant cinq nuits succes-
sives sans plus de succès. Nous arrêtâmes nos essais
pendant une nuit ou deux, parce que j'étais assez sur-
mené par ces efforts continuels et que j'avais attrapé
de grands maux de tête. Nous essayâmes encore (un
vendredi) je crois. mais je n'en suis pas sûr, et avec
succès, à ce qu'il me sembla ; mais, comme la jeune
personne ne m'écrivit pas à ce sujet, je crus m'être
trompé, et je dis à Sparks que nous ferions mieux d'y
renoncer. Mais il me supplia de recommencer encore
une fois, ce que nous fîmes le lundi suivant, et nous
obtînmes un tel succès que je me sentis assez inquiet.
(Je dois vous dire que j'ai l'habitude d'écrire à la jeune
personne chaque dimanche, mais je n'écrivis pas cette
semaine, pour la forcer à penser à moi.) Cette expé-

rience fut faite entre 9 h. 30 et 10 h. le lundi soir, et
le mercredi matin suivant je reçus la lettre ci-incluse.
Alors, je vis que j'avais réussi. Je retournai à la maison une quinzaine plus tard, et je vis la jeune fille,
qui paraissait très effrayée, en dépit de mes explications et qui me supplia de ne plus jamais essayer, ce
que je lui promis.

« Je dois maintenant vous décrire notre manière
de magnétiser. Je me couchais sur mon lit, la tête
soulevée par deux oreillers. Sparks était assis en face
de moi sur une chaise à environ trois pieds du lit.
Les lumières étaient baissées, et alors je le regardais
fixement dans les yeux, pensant tout le temps à la
jeune fille que je voulais voir. Au bout de peu de temps
(environ sept minutes), je cessais d'entendre et je
ne voyais plus rien si ce n'est deux yeux, qui au bout
d'un instant disparaissaient, et alors je me trouvais
sans connaissance. (Lorsque nous fîmes nos premières
expériences, je n'allai pas plus loin que cet état, et ce
ne fut qu'après des essais répétés que je parvins à le
dépasser.) Il me sembla voir alors (vaguement au
début) la figure de la jeune fille, qui devint graduellement de plus en plus distincte jusqu'à ce qu'il m'ait
semblé être dans une autre chambre ; j'aurais pu
détailler minutieusement tout ce qui s'y trouvait. Je
racontai à Sparks, lorsque je revins à moi, ce que j'a-
vais vu, je lui dis quelles étaient les personnes qui se
trouvaient avec la jeune fille et ce qu'elle faisait, toutes choses vérifiées par sa lettre.

« A.-H.-W. Cleave. »

« Les deux témoins de la dernière expérience décrite écrivent comme suit :

« J'ai vu le récit que M. Cleave a fait de ses expériences magnétiques, et je puis en garantir toute l'exactitude.

« A.-C. DARLEY. »

« J'ai lu le rapport de M. Cleave et puis en garantir l'exactitude, car j'étais présent lorsqu'il fut magnétisé et j'entendis son récit lorsqu'il revint à lui.

« A.-E.-S. THURGOOD. »

« La lettre suivante est la copie que nous avons faite nous-mêmes de la lettre de la jeune fille, miss A... L'enveloppe portait les cachets de la poste : « Wandsworth, 19 janv. 1886. » « Portsmouth, 20 janv. 1886 » et l'adresse « M. A.-H. W. Cleave H. M. S. *Marlborough*, Portsmouth . »

« Wandsworth, mardi matin.

« Cher Arthur, vous est-il arrivé quelque chose ? Ecrivez-moi s'il vous plait et que je le sache vite : j'ai eu si peur.

« Mardi soir dernier, j'étais assise dans la salle à manger en train de lire, lorsqu'il m'arriva de lever les yeux et j'ai cru vous voir debout à la porte me regardant. Je mis mon mouchoir sur les yeux, et lorsque je regardai de nouveau, vous étiez parti. Je pensais que ce n'était qu'un effet de mon imagination, mais hier soir (lundi), pendant que j'étais à souper, je vous vis de nouveau, comme l'autre fois, et j'eus si peur que je faillis me trouver mal. Heureusement il n'y avait là que mon frère, sinon j'aurais attiré l'attention sur moi. Aussi écrivez-moi de suite et dites-moi comment vous allez. Je ne puis réellement plus rien écrire maintenant.

« (*Signé d'un prénom*). »

Tous les chercheurs doués de volonté ferme, avec

un peu d'entraînement, peuvent répéter les expériences précédentes, à condition toutefois de trouver un
percipient.

Un magnétiseur exercé peut essayer sur des personnes dont il connaît l'impressionnabilité, de produire ce phénomène. Il ne réussira incontestablement
pas chaque fois ; mais, s'il sait se concentrer fortement, s'il veut fermement et s'il s'endort avec cette
idée fixe, il aura bien des chances de réussir.

« *Télépathie spontanée.*

*Cas de M. le Dr Ollivier, médecin à Huelgoat (Finis-
tère).*

« 20 janvier 1883.

« Le 10 octobre 1881, je fus appelé pour service
médical à la campagne, à trois lieues de chez moi. C'était
au milieu de la nuit, une nuit très sombre. Je m'engageai dans un chemin creux, dominé par des arbres
venant former une voûte au-dessus de la route. La
nuit était si noire que je ne voyais pas à conduire mon
cheval. Je laissai l'animal se diriger à son instinct. Il
était environ 9 heures ; le sentier dans lequel je me
trouvais en ce moment était parsemé de grosses pierres
rondes et présentait une pente très rapide. Le cheval
allait au pas très lentement. Tout à coup, les pieds de
devant de l'animal fléchissent et il tombe subitement,
la bouche portant sur le sol. Je fus projeté naturellement par-dessus sa tête, mon épaule porta à terre, et
je me fracturai une clavicule.

« En ce moment même, ma femme, qui se désha-
billait chez elle et se préparait à se mettre au lit, eut
un pressentiment intime qu'il venait de m'arriver un
accident ; un tremblement nerveux la saisit ; elle se

mit à pleurer et appela la bonne : « Venez vite, j'ai peur ; il est arrivé malheur ; mon mari est mort ou blessé. » Jusqu'à mon arrivée, elle retint la domestique près d'elle, et ne cessa de pleurer. Elle voulait envoyer un homme à ma recherche, mais elle ne savait pas dans quel village j'étais allé. Je rentrai chez moi vers une heure du matin. J'appelai la domestique pour m'éclairer et desseller mon cheval. « Je suis blessé, dis-je, je ne puis bouger l'épaule. »

« Le pressentiment de ma femme était confirmé. Voilà, Monsieur, les faits tels qu'ils se sont passés, et je suis très heureux de pouvoir vous les envoyer dans toute leur vérité.

« A. OLLIVIER,
« Médecin à Huelgoat (Finistère). »

Cas du Dr Goodall Jones, 6, Prince Edwin Street, Liverpool.

« Le 28 novembre 1883.

« Mme Jones, femme de M. William Jones, pilote à Liverpool, demeurant alors, 46, Virgil Street (elle habite maintenant 15, Saint-George's Street, Everton) gardait le lit le samedi 27 février 1869. Lorsque j'allai chez elle le lendemain, dimanche 28 février, à 3 heures de l'après-midi, je rencontrai son mari en chemin pour venir me chercher, parce que sa femme avait le délire. Il me raconta qu'à peu près une demi-heure auparavant il était à lire dans la chambre de sa femme. Tout d'un coup elle se réveilla du profond sommeil où elle était plongée, en disant que son frère William Boulands (autre pilote de Liverpool) s'était noyé dans le fleuve (la Mersey). Son mari essaya de la calmer en lui disant que Roulands était à sa station du dehors et qu'il ne pouvait se trouver sur le fleuve à cette heure-là. Mais elle persista à dire qu'elle l'avait *vu* se noyer. Dans la soirée la nouvelle arriva que, vers l'heure indiquée, c'est-à-dire vers 2 heures et demie, Roulands s'était noyé. Il y avait eu un grand coup de vent en mer, le bateau du pilote ne pouvait pas mettre un pilote à bord d'un bâtiment qui voulait entrer. Il devait donc lui montrer la route. Lorsqu'on fut dans le fleuve, en face du phare, sur le rocher, on fit une autre tentative. Mais le petit bateau se renversa, et Roulands et un autre pilote furent noyés. Lorsque Mme Jones fut informée de sa mort, elle se calma et se rétablit aisément. »

Cas du Dr Liébeault, de Nancy.

« 4 septembre 1885.

« Je m'empresse de vous écrire au sujet du fait de communication de pensée dont je vous ai parlé, lorsque vous m'avez fait l'honneur d'assister à mes séances hypnotiques à Nancy. Ce fait se passa dans une famille française de la Nouvelle-Orléans, et qui était venue habiter quelque temps Nancy, pour y liquider une affaire d'intérêt. J'avais fait connaissance de cette famille, parce que son chef, M. G..., m'avait amené sa nièce, Mlle B..., pour que je la traitasse par les procédés hypnotiques. Elle était atteinte d'une anémie légère et d'une toux nerveuse contractées à Coblentz dans une maison d'éducation où elle était professeur. Je parvins facilement à la mettre en somnambulisme, et elle fut guérie en deux séances. La production de cet état de sommeil ayant démontré à la famille G... et à Mlle B... qu'elle pourrait facilement devenir médium (Mme G... était médium spirite), cette demoiselle s'exerça à évoquer, à l'aide de la plume, les esprits,

auxquels elle croyait sincèrement, et au bout de deux
mois elle fut un remarquable médium écrivant. C'est
elle que j'ai vue de mes yeux tracer rapidement des
pages d'écriture qu'elle appelait des messages, et cela
en des termes choisis et sans aucune rature, en même
temps qu'elle tenait conversation avec les personnes
qui l'entouraient. Chose curieuse, elle n'avait nullement conscience de ce qu'elle écrivait; « aussi, disait-
elle, ce ne peut être qu'un esprit qui dirige ma main,
ce n'est pas moi. »

« Un jour, c'était, je crois, le 7 février 1868, vers huit
heures du matin, au moment de se mettre à table pour
déjeuner, elle sentit un besoin, un quelque chose qui
la poussait à écrire (c'était ce qu'elle appelait une
trance), et elle courut immédiatement vers son grand
cahier, où elle traça fébrilement, au crayon, des caractères indéchiffrables. Elle retraça les mêmes caractères sur les pages suivantes, et enfin, l'excitation de son
esprit se calmant, on put lire qu'une personne nommée Marguerite lui annonçait sa mort. On supposa
aussitôt qu'une demoiselle de ce nom, qui était son
amie, et habitait comme professeur le même pensionnat de Coblentz, où elle avait exercé les mêmes fonctions, venait d'y mourir. Toute la famille G..., compris
Mlle B..., vinrent immédiatement chez moi, et nous
décidâmes de vérifier, le jour même, si ce fait de mort
avait réellement eut lieu. Mlle B... écrivit à une demoiselle anglaise de ses amies, qui exerçait aussi les mêmes
fonctions d'institutrice dans le pensionnat en question ; elle prétexta un motif, ayant bien soin de ne pas
révéler le motif vrai. Poste pour poste, nous reçûmes
une réponse en anglais, dont on me copia la partie
essentielle, réponse que j'ai trouvée dans un portefeuille il y a à peine quinze jours, et égarée de nou-

veau. Elle exprimait l'étonnement de cette demoiselle anglaise au sujet de la lettre de Mlle B..., lettre qu'elle n'attendait pas si tôt, vu que le but ne lui en paraissait pas assez motivé. Mais, en même temps, l'amie anglaise se hâtait d'annoncer à notre médium que leur amie commune, Marguerite, était morte le 7 février, vers les huit heures du matin. En outre, un petit carré de papier imprimé était inséré dans la lettre : c'était un billet de mort et de faire part.

« Inutile de dire que je vérifiai l'enveloppe de la lettre, et que la lettre me parut réellement venir de Coblentz. Seulement, j'ai eu depuis des regrets. C'est de n'avoir pas, dans l'intérêt de la science, demandé à la famille G... d'aller avec eux au bureau télégraphique vérifier s'ils n'avaient pas reçu une dépêche télégraphique dans la matinée du 7 février. La science ne doit pas avoir de pudeur ; la vérité ne craint pas d'être vue. Je n'ai comme preuve de la véracité du fait qu'une preuve morale : c'est l'honorabilité de la famille G..., qui m'a paru toujours au-dessus de tout soupçon.

« A.-A. LIÉBEAULT. »

Cas du Dr Collyer, de Londres.

« Le 15 avril 1861.

« Le 3 janvier 1856, le vapeur *Alice*, que commandait alors mon frère Joseph, eut une collision avec un autre vapeur sur le Mississipi en amont de la Nouvelle-Orléans. Par suite du choc, le mât de pavillon ou flèche s'abattit avec une grande violence et, venant heurter la tête de mon frère, lui fendit le crâne. La mort de mon frère fut nécessairement instantanée. Au mois d'octobre 1857, j'allai aux Etats-Unis. Pendant le séjour que je fis à la maison de mon père, à Cam-

dem, New-Jersey, la mort tragique de mon frère
devint naturellement le sujet de notre conversation.
Ma mère me raconta alors qu'elle avait vu, au moment
même de l'accident, mon frère Joseph lui apparaître.
Le fait fut confirmé par mon père et par mes quatre
sœurs. La distance entre Camdem, New-Jersey, et le
théâtre de l'accident est en ligne directe de plus de
1000 milles, mais cette distance s'élève à peu près au
double par la route de poste. Ma mère parla de l'apparition à mon père et à mes sœurs le matin du 4 janvier, et ce ne fut que le 16, c'est-à-dire 13 jours plus
tard, qu'une lettre arriva, qui confirmait les moindres
détails de cette « visite » extraordinaire. Il importe de
dire que mon frère William et sa femme, qui habitent à présent Philadelphie, demeuraient alors près du
lieu du terrible accident. Eux aussi m'ont confirmé
les détails de l'impression produite sur ma mère. »

« Le Dr Collyer cite ensuite une lettre de sa mère,
qui contient le passage suivant :

       « Camden, New-Jersey, Etats-Unis, le 27 mars 1867.

    « Mon cher fils,

« Le 3 janvier 1856, je ne me sentis pas bien et
j'allai me coucher de bonne heure. Quelque temps
après, je me sentis mal à mon aise, et je m'assis dans
mon lit. Je regardai autour de la chambre et, à mon
très grand étonnement, je vis Joseph, debout près de
la porte. Il fixait sur moi des regards très graves et
très tristes : sa tête était entourée de bandages ; il
portait un bonnet de nuit sale et un vêtement blanc,
pareil à un surplis, également sale. Il était tout à fait
défiguré ; je fus tout agitée le reste de la nuit à cause
de cette apparition. Le lendemain matin Mary vint de
bonne heure dans ma chambre. Je lui dis que j'étais

22

sûre de recevoir de mauvaises nouvelles de Joseph. Au
déjeuner je répétai la même chose à toute la famille ;
on me répondit que ce n'était qu'un rêve, que ça n'a-
vait pas de sens. Mais cela ne changea pas mon opinion. Mon esprit était hanté d'appréhensions, et le
16 janvier je reçus la nouvelle de la mort de Joseph.
Chose étrange, William ainsi que sa femme, qui
étaient sur le lieu de l'accident, m'ont affirmé que
Joseph était habillé exactement comme je l'avais vu.

« Votre mère affectionnée,

« ANNE-E. COLLYER. »

« Le docteur Collyer continue :

« On dira sans doute que l'imagination de ma mère
était dans un état maladif, mais cette assertion n'explique pas le fait que mon frère lui ait apparu au
moment exact de sa mort. Ma mère ne l'avait jamais
vu habillé comme il l'était d'après sa description, et ce
ne fut que quelques heures après l'accident que sa
tête fut entourée de bandages. Mon frère William me
raconta que la tête de Joseph était presque fendue en
deux par le coup, que son visage était horriblement
défiguré et que son vêtement de nuit était extrêmement sali.

« Je ne peux être surpris que d'autres restent sceptiques, car les preuves que j'ai obtenues ne pourraient
être acceptées sur le témoignage d'autrui. C'est pour
cela que nous devons être indulgents envers les incrédules.

« ROBERT-H. COLLYER. M. D., F. C. S., etc. »

« Le docteur Collyer a répondu comme suit à la
lettre que nous lui avons écrite:

25 Newington, Causervay, Boroug, S. E. Londres,
le 15 mars 1884.

« En réponse à votre communication, je dois maintenir que, si étranges que soient les faits racontés
dans le *Spiritual Magazine* de 1861, ils sont rigoureusement exacts. Comme je l'ai affirmé dans cet article,
ma mère reçut l'impression spirituelle de mon frère
le 3 janvier 1856. Mon père, qui est un homme de
science, a calculé la différence de longitude entre
Camden, New-Jersey et la Nouvelle-Orléans, et il a
établi que l'impression spirituelle s'est produite au
moment précis de la mort de mon frère. Je puis dire
que je n'avais jamais cru à aucun rapport spirituel, de
même que je n'ai jamais cru que les phénomènes qui
se produisent lorsque le cerveau est excité sont des
phénomènes spirituels. Depuis quarante ans, je suis
matérialiste, et je suis convaincu que toutes les soi-
disant manifestations spirituelles admettent une
explication philosophique basée sur des lois et des
conditions physiques. Je ne désire pas faire de théories, mais, d'après mon opinion il existait entre
ma mère et mon frère, qui était son fils favori, des
liens sympathiques de parenté. Lorsque les liens furent
rompus par sa mort subite, ma mère était à ce moment
dans un état qui devait favoriser la réception du
choc.

« Dans le récit publié dans le *Spiritual Magazine*, j'ai
oublié d'indiquer que, avant l'accident, mon frère
Joseph s'était retiré pour la nuit sur sa couchette ; le
bateau était amarré le long de la levée au moment où
il fut heurté par un autre vapeur qui descendait le
Mississipi. Naturellement, mon frère était en *chemise
de nuit*. Aussitôt qu'on l'appela et qu'on lui dit qu'un
vapeur se trouvait tout près de son propre bateau, il

courut sur le pont. Ces détails me furent racontés par
mon frère William, qui se trouvait à ce moment même
sur le lieu de l'accident. Je ne puis expliquer comment
l'apparition portait des bandages, car on n'a pu en
mettre à mon frère que quelque temps après la mort.
La différence de temps, entre Camden, New-Jersey, et
la Nouvelle-Orléans est à peu près de 15°, ou une
heure.

« Le 3 janvier au soir, ma mère se retira de bonne
heure pour la nuit, vers 8 heures, ce qui donnerait
comme heure de la mort de mon frère 7 heures (heure
de la Nouvelle-Orléans).

« Voici ce que rapporte M. Podmore.

« Je passai chez le docteur Collyer le 25 mars 1884.
Il me dit que son père, sa mère et son frère lui avaient
raconté toute l'histoire en 1857. Ils sont tous morts
maintenant, mais deux sœurs vivent encore et j'ai
écrit à l'une d'elles. Le Dr Collyer était tout à fait sûr
de la coïncidence exacte des deux faits.

« La note ci-après émane d'une des sœurs survi-
vantes :

« Mobile, Alabama, le 12 mai 1884.

« J'habitais à Camden, New-Jersey, à l'époque de la
mort de mon frère. Il habitait la Louisiane. Sa mort
fut causée par la collision de deux vapeurs sur le
Mississipi. Un morceau du mât tomba sur lui, lui fendit le crâne, ce qui causa la mort instantanément. Ma
mère vit l'apparition au pied de son lit. Elle se tint là
quelque temps, la regardant et puis disparut. L'apparition était habillée d'un long vêtement blanc, sa tête
était enveloppée d'un linge blanc. Ma mère n'était pas
superstitieuse et ne croyait pas au spiritisme. Elle
était tout à fait éveillée au moment de l'apparition.

Ce n'était pas un rêve. Lorsque je la vis le lendemain matin elle me dit : « J'aurai de mauvaises nouvelles de Joseph », puis elle me raconta ce quelle avait vu. Deux ou trois jours après, nous apprîmes le triste accident. J'avais un autre frère, qui se trouvait sur le lieu de l'accident, et lorsqu'il revint à la maison, je lui demandai tous les détails et comment notre frère était arrangé. A notre grand étonnement, sa description s'accordait parfaitement avec ce que ma mère avait vu.

« A.-E. COLLYER. »

Cas du Révérend Andrew Jukes.

« Upper Eglinton Road, Woolwich.

« Le lundi 31 juillet 1854, j'étais à Worksop, de passage chez M. Heming, qui était alors chez l'agent du duc de Newcastle. Au moment où je me réveillai ce matin-là (d'aucuns disaient que je rêvais) j'entendis la voix d'un ancien camarade d'école (C. C... mort depuis un ou deu xans au moins) me disant : « Votre frère Mark et Harriet sont partis tous les deux. » Ces paroles résonnaient encore à mon oreille lorsque je me réveillai ; il me semblait les entendre encore. Mon frère et sa femme étaient alors en Amérique et tous deux se portaient bien, d'après les dernières nouvelles reçues ; mais les paroles que j'avais attendues, et qui le concernaient ainsi que sa femme, avaient produit une impression si vive sur mon esprit que je les consignai par écrit avant de quitter ma chambre à coucher. Je les inscrivis sur un vieux morceau de journal, n'ayant pas d'autre papier sous la main dans ma chambre. Le même jour je retournai à Hall, et je racontai l'incident à ma femme. En même temps, je notai le fait, qui m'avait profondément impressionné, sur mon journal que je possède encore. Je suis aussi sûr qu'on peut l'être de quoi que ce soit que ce que j'ai écrit dans mon journal est identique à ce que j'avais noté sur le morceau de journal. Le 18 août (c'était l'établissement de la ligne télégraphique transatlantique), je reçus un mot de ma belle-sœur Harriet daté du 1er août, m'annonçant que son mari était mort du choléra après avoir prêché le dimanche, il avait eu une attaque de choléra le lundi, et le mardi matin il était mort. Elle ajoutait qu'elle-même était malade et elle demandait qu'on amenât ses enfants en Angleterre, au cas où elle viendrait à succomber. Elle mourut deux jours après son mari, le 3 août. Je partis immédiatement pour l'Amérique, d'où je ramenai les enfants.

« La voix que j'avais cru entendre, et qui m'avait semblé un rêve, avait eu un tel effet sur moi que je ne descendis pas pour déjeuner, malgré la cloche qui m'appelait. Pendant cette journée et les jours qui suivirent, je ne pouvais secouer cette idée. J'avais l'impression, la conviction même très nette que mon frère était mort.

« Je devrais ajouter, peut-être, que nous ignorions l'apparition du choléra dans le voisinage de la paroisse de mon frère. Mon impression à la suite de la voix que j'avais entendue fut que lui et sa femme avaient été enlevés par un accident de chemin de fer ou de bateau à vapeur. Il faut remarquer qu'au moment où je crus entendre cette voix mon frère n'était pas mort. Il mourut de bonne heure le matin suivant, soit le 1er août, et sa femme presque deux jours plus tard, le 3 août. Je n'ai pas la prétention d'expliquer ce phénomène, je le constate simplement. Mais l'impression produite sur moi fut profonde, et la coïncidence en elle-même remarquable.

« ANDREW JUKES. »

Cas de l'évêque de Carlisle.

« Mon correspondant, un étudiant de Cambridge, avait arrêté, il y a quelques années, avec un de ses camarades d'études, le projet de se rencontrer à Cambridge à une certaine époque, pour travailler ensemble. Peu de temps avant l'époque de ce rendez-vous, mon correspondant se trouvait dans le sud de l'Angleterre. Se réveillant une nuit, il vit ou crut voir son ami assis au pied de son lit ; il fut surpris de ce spectacle, d'autant plus que son ami était ruisselant d'eau. Il parla, mais l'apparition (car il semble que c'en ait été une) se contenta de secouer la tête et disparut. Cette apparition revint deux fois durant la nuit. Bientôt après vint la nouvelle que, peu de temps avant le moment où l'apparition avait été vue par le jeune étudiant, son ami s'était noyé en se baignant.

« Ayant appris que le correspondant de l'évêque était l'archidiacre Farler, nous nous adressâmes à ce dernier, qui nous écrivit le 9 janvier 1884 :

« Pampisford Vicariage. Cambridge.

« La vision fut racontée le matin suivant à déjeuner plusieurs jours avant de recevoir la nouvelle de la mort de mon ami. Je la racontai à mon professeur John Kempe à sa personne, à sa famille. M. et Mme Kempe sont morts maintenant, mais il est probable que leur famille se souvient de la chose, bien que les enfants fussent jeunes à ce moment-là. Je demeurais à Long Ashton, dans le comté de Somerset ;

mon ami mourut dans le comté de Kent. Comme je n'étais nullement effrayé de cette vision à ce moment-là, j'en ai plutôt parlé comme d'un rêve singulier que comme d'une apparition.

« Ma vision est du 2 ou 3 septembre 1878, mais je n'ai pas ici mon mémorandum pour m'en assurer d'une manière absolue. Je revis encore la vision le 17 du même mois. C'est la seule apparition que j'aie jamais vue. Je n'ai jamais eu aucune espèce d'hallucination sensitive.

« G.-P. FARLER. »

« M. W.-J. Kempe nous écrit que l'archidiacre Farler lui a certainement parlé de ce fait, mais il ne se rappelle pas exactement l'époque. D'autres membres de la famille, auxquels nous nous sommes adressés, étaient, à l'époque, ou bien absents, ou bien trop jeunes pour qu'il leur ait été parlé de ce fait.

« Nous trouvons dans le registre des décès que l'ami du narrateur s'est noyé dans la rivière Croush, le 2 septembre 1868. »

Cas du Révérend C. C. Wambey, Paragon, Salisbury.

« Avril 1884.

« M. B..., avec lequel j'étais très intimement lié avant qu'il ne quitta l'Angleterre, fut nommé professeur de mathématiques au collège Elizabeth, à Guernesey. Dix ans après environ, j'acceptai un poste temporaire dans cette île et je renouvelai connaissance avec mon ancien ami. Je passai presque tous les jours une partie de ma journée avec lui pendant tout le temps de mon séjour à Guernesey.

Après mon retour en Angleterre, je correspondis

régulièrement avec lui. Dans la dernière lettre que je
reçus de lui, il me parlait de sa santé et me disait qu'il
se portait exceptionnellement bien.

« Un matin je causai une vive émotion à ma femme
en lui disant que le pauvre B... était mort et qu'il
m'était apparu durant la nuit. Elle tâcha de calmer
mon chagrin en me suggérant que cette apparition,
ou ce que ce pouvait être, était due à une indisposition. J'avais été souffrant pendant quelque temps.

« Je répondis que j'avais reçu une nouvelle par trop
certaine de la mort de mon ami.

« Quelques jours plus tard, je reçus une lettre bor-
dée de noir portant le timbre de Guernesey. Dans cette
lettre, Mme B... me disait que son mari était mort après
une maladie de quelques heures seulement et que
pendant cette maladie il avait *fréquemment parlé de
moi.*

« En réponse à nos questions, M. Wambey nous
dit :

« J'ai eu d'autres apparitions que celle dont je viens
de parler. Mon grand-père m'est apparu durant la
nuit où il mourut, mais il était dans la même maison
que moi, à ce moment, et il s'était affaibli peu à peu
depuis plusieurs heures.

« (Le seul autre cas est l'apparition d'une figure
que M. Wambey ne reconnut pas. Cette vision se
produisit un jour qu'il lisait fort tard dans la nuit, à
un moment où il était surchargé de travail.)

« Par la lettre de sa veuve, je pus m'assurer que
M. B... était mort la nuit où il m'était apparu. J'étais
éveillé lorsque j'eus la vision, je ne puis guère me
tromper sur ce point. J'étais tellement absorbé dans
la contemplation de sa figure et de son regard que

je ne prêtai aucune attention à la façon dont il s'était habillé.

« Mme Wambey se souvient que je lui avais raconté, le matin suivant, que j'avais vu mon ami et que j'étais assuré de sa mort.

« J'ai oublié la date à laquelle M. B... m'est apparu, je crois que c'était en 1870. Malheureusement la partie de mon journal qui se rapporte à cette époque se trouve au garde-meuble avec mon mobilier, et je ne puis me la procurer actuellement, je pourrais vous citer les dates.

« Nous apprenons par un fils de M. B... que son père est mort le 27 octobre 1870.

« Mme Wambey confirme le fait dans la note suivante :

« Salisbury, 17 mai 1884.

« Mon mari, le Révérend C. C. Wambey, me dit un matin qu'il avait eu une apparition de M. B... dans la nuit, et il m'exprima avec un grand chagrin la conviction que son ami était mort.

« M.-B. WAMBEY. »

Cas de Mlle Hosmer, le sculpteur célèbre.

« Une jeune Italienne du nom de Rosa, qui avait été à mon service pendant quelque temps, fut obligée de retourner chez sa sœur, à cause de son mauvais état de santé chronique. En faisant ma promenade habituelle à cheval, j'allais la voir fréquemment. Lors de l'une de ces visites, que je lui fis à six heures du soir, je la trouvai plus gaie qu'elle n'avait été depuis quelque temps, j'avais abandonné depuis longtemps l'espoir de sa guérison, mais rien dans toute son apparence ne donnait l'impression qu'il y eût un danger immédiat. Je la quittai, comptant la revoir souvent encore. Elle exprima le désir d'avoir une bouteille de vin d'une espèce particulière que je promis de lui apporter moi-même le lendemain matin.

« Pendant le reste de la soirée, je ne me rappelle pas avoir pensé à Rosa. J'allai me coucher en bonne santé et l'esprit tranquille. Mais je me réveillai d'un profond sommeil avec le sentiment pénible qu'il y avait quelqu'un dans la chambre. Je réfléchis que personne ne pouvait entrer, excepté ma femme de chambre : elle avait la clef d'une des deux portes, qui toutes deux étaient fermées à clef. Je distinguais vaguement les meubles de ma chambre. Mon lit était au milieu de la pièce, un paravent entourait le pied du lit. Pensant qu'il pouvait y avoir quelqu'un derrière le paravent, je m'écriai : « Qui est là ? » Mais je ne reçus aucune réponse. A ce moment, la pendule de la chambre voisine sonnait cinq heures : au même instant je vis la forme de Rosa debout à côté de mon lit; et de quelque façon — je ne puis pas affirmer que ce fut au moyen de la parole — je reçus l'impression des mots suivants venant d'elle : « *Adesso son felice, son contenta* » (Maintenant, je suis heureuse et contente.) Puis la forme s'évanouit.

« Au déjeuner, je dis à l'amie qui partageait mon appartement avec moi : « Rosa est morte. — Que voulez-vous dire ? me demanda-t-elle, vous me disiez que vous l'aviez trouvée mieux que d'habitude lorsque vous lui aviez rendu visite hier. »

« Je lui racontai alors ce qui m'était arrivé le matin et je lui dis que j'avais la conviction que Rosa était morte. Elle rit et me répondit que j'avais rêvé tout cela. Je lui assurai que j'étais absolument éveillée.

Elle continua à plaisanter sur ce sujet et elle m'ennuya un peu par la persistance qu'elle mettait à croire que j'avais fait un rêve, alors que j'étais absolument certaine d'avoir été entièrement éveillée. Afin de résoudre la question, j'envoyai un messager pour s'informer de l'état de Rosa. Il revint avec la réponse que Rosa était morte le matin à cinq heures. Je demeurais alors Via Babuino.

« Ce qui précède a été écrit par Mlle Balfour d'après un récit donné par Lydia Maria Child (à laquelle Mlle Hosmer avait raconté ce fait) au *Spiritual Magazine* du 1er septembre 1870 (j'ai dicté des corrections de peu d'importance), le 15 juillet 1885.

« H. G. Hosmer. »

« Le récit fait par Mlle Child, et que Mlle Hosmer trouva exact à l'époque, donne quelques détails supplémentaires qui tendent à établir qu'elle était bien éveillée un bon moment avant d'avoir sa vision. Elle dit :

« J'entendais dans l'appartement au-dessous de moi des bruits qui m'étaient familiers, ceux que faisaient les domestiques en ouvrant des fenêtres et des portes. Une vieille pendule sonnait l'heure avec des vibrations sonores ; je comptai : un, deux, trois, quatre, cinq et je résolus de me lever immédiatement. Comme je levais ma tête de dessus l'oreiller, Rosa me regarda en souriant à l'intérieur du rideau du lit. Je fus simplement surprise, etc... »

« Mlle Hosmer ne se rappelle pas la date exacte de cet incident, mais elle dit qu'il a dû se passer en 1856 ou 1857. La vieille dame avec laquelle elle demeurait est morte. »

Cas de Mme Bishop.

« Mme Bishop, née Bird, voyageur et écrivain bien connu, nous a envoyé ce récit en mars 1884 ; il est presque identique à une version de seconde main qui nous avait été communiquée en mars 1883. En voyageant dans les montagnes Rocheuses, Mlle Bird avait fait la connaissance d'un Indien métis, M. Nugent, connu sous le nom de « Mountain Jim », et elle avait pris sur lui une influence considérable.

« Le jour où je pris congé de Mountain Jim, il était très ému et très excité. J'avais eu une longue conversation avec lui sur la vie mortelle et l'immortalité, conversation que j'avais terminée par quelques paroles de la Bible. Il était très impressionné, mais très excité ; il s'écria : « Je ne vous verrai peut-être plus dans cette vie, mais je vous verrai quand je mourrai. » Je le réprimandai doucement à cause de sa violence, mais il répéta la même chose avec encore plus d'énergie, ajoutant :

« Et je n'oublierai jamais ces mots que vous m'avez dits, et je jure que je vous reverrai quand je mourrai. » Nous nous séparâmes sur cette phrase. Pendant quelque temps j'eus de ses nouvelles ; j'appris qu'il s'était mieux conduit, puis il était retombé dans ses habitudes sauvages, et, plus tard, qu'il était fort malade par suite d'une blessure qu'il avait reçue dans une rixe, puis, enfin, qu'il se portait mieux, mais qu'il formait des projets de vengeance. La dernière fois que je reçus de ses nouvelles, j'étais à l'hôtel Interlaken, à Interlaken (Suisse) avec Mlle Clayson et les Ker. Quelque temps après les avoir reçues (c'était en septembre 1874), j'étais étendue sur mon lit, un matin, vers 6 heures. J'étais occupée à écrire une lettre à

ma sœur, lorsqu'en levant les yeux je vis Mountain
Jim debout devant moi. Ses yeux étaient fixés sur
moi et, lorsque je le regardai, il me dit à voix basse,
mais très distinctement : « Je suis venu comme j'avais
promis. » Puis il me fit un signe de la main et ajouta :
« Adieu ! »

Lorsque Mlle Bessie Ker vint m'apporter mon déjeuner, nous prîmes note de l'événement, en indiquant
la date et l'heure. La nouvelle de la mort de Mountain Jim nous arriva un peu plus tard, et la date, si
l'on tenait compte de la différence de longitude, coïncidait avec celle de son apparition.

« I. B... »

« En réponse à nos questions, Mme Bishop nous
écrit qu'elle n'a jamais eu d'autre hallucination sensorielle. Elle avait vu Mountain Jim pour la dernière
fois à Saint-Louis (Colorado), le 11 décembre 1873. Il
est mort à Fort Collins (Colorado). Elle espère être à
même de nous montrer les journaux où la date est
rapportée ; mais elle nous a écrit de l'étranger et en
grande hâte.

« Nous nous sommes procuré une copie d'une dépo-
sition faite à l'enquête à Fort-Collins. De cette pièce
résulte que la mort a eu lieu le 7 septembre 1874,
entre deux et trois heures de l'après-midi. Cette heure
correspondrait à dix heures du matin à Interlaken.
Donc, si la vision a eu lieu le 8 septembre, elle a
suivi la mort de 8 heures ; mais si elle a eu lieu le
7 septembre, la limite de 12 heures a été dépassée
d'environ 4 heures. »

Cas de M. Richard Searle, avocat.

« 2 novembre 1883.

« Une après-midi, il y a quelques années, j'étais

assis dans mon bureau au Temple ; je rédigeais un
mémoire. Mon bureau est placé entre une des fenêtres
et la cheminée ; la fenêtre est à deux ou trois mètres
de ma chaise gauche ; elle a vue sur le Temple. Tout
à coup, je m'aperçus que je regardais par la vitre d'en
bas, qui était à peu près au niveau de mes yeux ; j'a-
percevais la tête et le visage de ma femme ; elle était
renversée en arrière ; elle avait les yeux fermés, la
figure complètement blanche et livide comme si elle
eût été morte. Je me secouai, j'essayai de me ressaisir, puis je me levai et je regardai par la fenêtre : je
ne vis que les maisons d'en face. J'arrivai à la conclusion que je m'étais assoupi, puis endormi. Après
avoir fait quelques tours dans la chambre afin de me
bien réveiller, je repris mon travail et je ne pensai
plus à cet incident.

« Je retournai chez moi à mon heure habituelle, ce
soir-là, et, pendant que je dînais avec ma femme, elle
me dit qu'elle avait lunché chez une amie qui habitait
Gloucester Gardens et qu'elle avait emmené avec elle
une petite fille (une de ses nièces, qui habitait avec
nous), mais que, pendant le lunch ou immédiatement
après, l'enfant était tombée et s'était coupé la figure.
Le sang avait jailli. Ma femme ajouta qu'elle s'était
évanouie. Ce que j'avais vu par la fenêtre me revint à
l'esprit et je lui demandai à quelle heure cela était
arrivé. Elle me dit que, autant qu'elle pouvait s'en souvenir, il devait être 2 heures et quelques minutes.
C'était à ce moment, autant du moins que je pouvais
le calculer (je n'avais pas regardé ma montre), que
j'avais vu l'apparition à la vitre de la fenêtre. Je dois
ajouter que c'est la seule fois que ma femme se soit
évanouie. Elle était à ce moment-là mal portante, et
je ne lui ai dit ce que j'avais vu que quelques jours

plus tard. J'ai raconté à l'époque cette histoire à plusieurs de mes amis.

« R. S. »

Paul Pierrard, 27, Gloucester Gardens, W. Londres, nous écrit ce qui suit :

« 4 décembre 1883.

« Il peut être intéressant, pour des gens qui s'occupent spécialement de la question, d'avoir un récit exact du fait extraordinaire qui est arrivé, il y a environ quatre ans, dans une maison de Gloucester Gardens, W.

« Des dames et des enfants s'étaient réunis chez moi une après-midi. Mme Searle, de Home Lodge, Herne Hill, était venue avec sa petite-nièce Louise. Comme on jouait à un jeu bruyant, et qu'on remuait beaucoup autour d'une table, la petite Louise tomba de sa chaise et se blessa légèrement. La crainte d'un grave accident donna une vive émotion à Mme Searle, qui s'évanouit. Le lendemain nous rencontrâmes M. Searle, qui nous dit que, la veille, dans l'après-midi, pendant qu'il étudiait une affaire dans son bureau, 6, Pump Court, au Temple, il avait ressenti une impression singulière et avait vu aussi distinctement que dans un miroir l'image de sa femme évanouie. Cela lui avait semblé sur le moment très étrange.

« En comparant les heures, il constata que cette vision extraordinaire avait eu lieu au moment où sa femme s'était évanouie. Nous avons souvent causé ensemble de cet incident, sans jamais trouver d'explication qui satisfît nos esprits, mais nous avons enregistré ce fait rare pour lequel un nom manque encore.

« PAUL PIERRARD. »

Cas de M. Gaston Fournier, 21, rue de Berlin, Paris.

« 16 octobre 1885.

« Le 21 février 1879, j'étais invité à dîner chez mes
amis, M. et Mme B... En arrivant dans le salon, je constate l'absence d'un commensal ordinaire de la maison,
M. d'E..., que je rencontrais presque toujours à leur
table. J'en fais la remarque, et Mme B... me répond
que d'E..., employé dans une grande maison de ban-
que, était sans doute fort occupé en ce moment, car
on ne l'avait pas vu depuis deux jours. A partir de ce
moment, il ne fut plus question d'E... Le repas s'a-
chève fort gaiement et sans que Mme B... donne la
moindre marque visible de préoccupation. Pendant
le dîner nous avions formé le projet d'aller achever
notre soirée au théâtre. Au dessert, Mme B... se lève
pour aller s'habiller dans sa chambre dont la porte,
restée entr'ouverte, donne dans la salle à manger.
B... et moi étions restés à table, fumant notre cigare,
quand, après quelques minutes, nous entendons un
cri terrible. Croyant à un accident, nous nous préci-
pitons dans la chambre, et nous trouvons Mme B...
assise, prête à se trouver mal.

« Nous nous empressons autour d'elle, elle se remet
peu à peu et nous fait le récit suivant : « Après vous
avoir quittés, je m'habillais pour sortir, et j'étais en
train de nouer les brides de mon chapeau devant ma
glace, quand tout à coup j'ai vu dans cette glace d'E...
entrer par la porte. Il avait son chapeau sur la tête ;
il était pâle et triste. Sans me retourner je lui adresse
la parole: « Tiens, d'E..., vous voilà ! asseyez-vous
donc ; » et, comme il ne répondait pas, je me suis
retournée et je n'ai plus rien vu. Prise alors de peur,
j'ai poussé le cri que vous avez entendu. » B...,

23

pour rassurer sa femme, se met à la plaisanter, traitant l'apparition d'hallucination nerveuse et lui disant
que d'E... serait très flatté d'apprendre à quel point il
occupait sa pensée; puis, comme Mme B... restait
toute tremblante, pour couper court à son émotion,
nous lui proposons de partir tout de suite, alléguant
que nous allions manquer le lever du rideau.

« Je n'ai pas pensé un seul instant à d'E..., nous
dit Mme B..., depuis que M. F... m'a demandé la cause
de son absence. Je ne suis pas peureuse, et je n'ai
jamais eu d'hallucination; je vous assure qu'il y a
là quelque chose d'extraordinaire, et, quant à moi, je
ne sortirai pas avant d'avoir des nouvelles de d'E...,
je vous supplie d'aller chez lui; c'est le seul moyen
de me rassurer. »

« Je conseille à B... de céder au désir de sa femme
et nous partons tous les deux chez d'E..., qui demeurait à très peu de distance. Tout en marchant nous
plaisantions beaucoup sur les frayeurs de Mme B...

« En arrivant chez d'E..., nous demandons au concierge: « D'E... est-il chez lui? Oui, Monsieur, il n'est
pas descendu de la journée. » D'E... habitait un petit
appartement de garçon; il n'avait pas de domestique. Nous montons chez lui, et nous sonnons à plusieurs reprises sans avoir de réponse. Nous sonnons
plus fort, puis nous frappons à tour de bras, sans
plus de succès. B..., émotionné malgré lui, me dit :
« C'est absurde! le concierge se sera trompé; il est
sorti. Descendons. » Mais le concierge nous affirme
que d'E... n'est pas sorti, qu'il en est absolument sûr.

« Véritablement effrayés, nous remontons avec lui,
et nous tentons de nouveau de nous faire ouvrir; puis
n'entendant rien bouger dans l'appartement, nous
envoyons chercher un serrurier. On force la porte et

nous trouvons le corps de d'E... encore chaud, couché sur son lit et troué de deux coups de revolver.

« Le médecin, que nous faisons venir aussitôt, constate que d'E... avait d'abord tenté de se suicider en avalant un flacon de laudanum, et qu'ensuite, trouvant sans doute que le poison n'agissait pas assez vite, il s'était tiré deux coups de revolver à la place du cœur. D'après la constatation médicale, la mort remontait à une heure environ. Sans que je puisse préciser l'heure exacte, c'était cependant une coïncidence presque absolue avec la soi-disant hallucination de Mᵐᵉ B... Sur la cheminée il y avait une lettre de d'E... annonçant à M. et Mᵐᵉ B... sa résolution, lettre particulièrement affectueuse pour Mᵐᵉ B...

« GASTON FOURNIER. »

Cas du Rév. F. Barker, ancien recteur de Cottenham, Cambridge.

« 2 juillet 1884.

« Le 6 décembre 1873, vers 11 heures du soir, je venais de me coucher et je n'étais pas encore endormi, ni même assoupi, quand je fis tressaillir ma femme en poussant un profond gémissement, et lorsqu'elle m'en demanda la raison, je lui dis : « Je viens de voir ma tante ; elle est venue, s'est tenue à mon côté et m'a souri, de son bon et familier sourire, puis elle a disparu. » Une tante que j'aimais tendrement, la sœur de ma mère, était à cette époque à Madère, pour sa santé ; sa nièce, ma cousine, était avec elle. Je n'avais aucune raison de supposer qu'elle était sérieusement malade à ce moment-là, mais l'impression sur moi avait été si profonde que le lendemain je dis à sa famille (y compris ma mère) ce que j'avais vu. Une

semaine après nous apprîmes qu'elle était morte cette
même nuit et, en tenant compte de la longitude, presque au moment où la vision m'était apparue. Quand
ma cousine, qui était restée auprès d'elle jusqu'à la
fin, entendit parler de ce que j'avais vu, elle dit : « Je
n'en suis pas surprise, car elle vous a appelé continuellement pendant son agonie. » C'est la seule fois
que j'aie éprouvé quelque chose de pareil. Je pense que
cette histoire de première main peut vous intéresser.
Je puis seulement dire que la vive impression reçue
cette nuit ne m'a jamais quitté.

« FRÉDÉRIC BARKER. »

*Cas du Chevalier Sebastiano Fenzi, Palazzo Fenki,
Florence, membre correspondant de la S. P. R.*

« Quelques mois avant sa mort, mon frère, le séna-
teur Carlo Fenzi, me dit un jour, comme nous allions
ensemble de notre villa de Saint-Andréa à la ville,
que, s'il mourait le premier, il essaierait de me prouver
que cette vie continue au delà de l'abîme de la tombe,
et il me demanda de lui promettre de faire ainsi au
cas où je partirais le premier; « *mais*, me dit-il, je
suis sûr de partir le premier, et, faites bien attention,
je suis tout à fait sûr qu'avant que l'année soit écou-
lée, ou dans trois mois, je n'existerai plus. » Cette
conversation eut lieu en juin et il mourut le 2 septembre de la même année 1881. Le jour de sa mort
(2 septembre), j'étais à quelque soixante-dix milles
de Florence, à Fortullino, une villa qui nous appartenait et qui était située sur un rocher au bord de la
mer, à dix milles sud-est de Leghorn; ce matin-là, à
10 h. et demie environ, je fus saisi par un accès de
profonde mélancolie; c'est une chose tout à fait excep-

tionnelle pour moi qui jouis à l'ordinaire d'une grande
sérénité d'esprit ; je n'avais cependant aucune raison
d'être inquiet de mon frère, qui était alors à Florence.
Bien qu'il ne se portât pas très bien, les dernières
nouvelles que j'avais reçues de lui étaient très bonnes
et mon neveu m'avait écrit : « L'oncle va tout à fait
bien, et l'on ne peut même dire qu'il ait été seulement
malade. » Ainsi ne pouvais-je m'expliquer cette soudaine impression de tristesse ; cependant les larmes
me venaient aux yeux et, pour éviter de me mettre à
pleurer comme un enfant devant toute ma famille,
je m'élançai hors de la maison sans prendre mon chapeau, quoique le vent soufflât en tempête et que
la pluie tombât par torrents. Le ciel était illuminé
d'éclairs et l'on entendait les rugissements éclatants
et continus de la mer et du tonnerre. Je courus longtemps et je ne m'arrêtai que lorsque j'eus atteint le
bout d'une grande pelouse d'où l'on pouvait voir, de
l'autre côté d'une petite rivière, la Fortulla, de grands
rochers entassés les uns sur les autres et s'étendant
pendant un bon demi-mille le long de la côte. Je
cherchai alors des yeux un jeune homme, mon cousin,
qui était né dans le pays des Zoulous et qui avait
gardé assez d'amour pour la vie sauvage, pour avoir
cédé au désir de sortir par ce temps affreux afin de
jouir, disait-il, de la fureur des éléments. Jugez de
ma surprise et de mon étonnement quand, au lieu de
Giovanni (c'est le nom de mon cousin), je vis mon
frère avec son chapeau haut et ses grosses moustaches
blanches. Il marchait tranquillement de roc en roc,
comme si le temps avait été beau et calme.

« Je ne pouvais en croire mes yeux, et cependant
c'était lui. C'était lui à ne s'y point tromper. J'eus d'a-
bord l'idée de courir à la maison et d'appeler tout le

monde pour lui souhaiter cordialement la bienvenue,
mais j'aimai mieux l'attendre et j'agitai la main en
l'appelant par son nom aussi fort que je le pouvais.
Mais on ne pouvait cependant rien entendre à cause
du bruit terrible que faisaient, en se mêlant, la mer, le
vent et le tonnerre. Il continuait cependant à avancer
lorsque tout à coup, ayant atteint un rocher plus grand
que les autres, il disparut derrière lui. La distance
entre le rocher et moi n'était pas, autant que j'en puis
juger, supérieure à 60 pas. Je m'attendais à le voir reparaître de l'autre côté, mais il n'en fut rien ; je ne vis
que Giovanni qui, juste à ce moment, sortait d'un bois
et grimpait sur les rochers. Giovanni, grand et mince,
avait un chapeau à larges bords, une barbe noire et
ne ressemblait pas du tout à mon frère ; je pensai que
si j'avais vu mon frère Charles, cela devait tenir à quelque hallucination... J'en fus troublé et je rougis presque à l'idée que j'avais pu être trompé par une sorte de
fantôme créé par ma propre imagination ; cependant
je ne pus m'empêcher de dire à Giovanni : « Il doit y
avoir entre vous quelque ressemblance de famille, car
je dois positivement vous avoir pris pour Charles,
bien que je ne puisse comprendre comment vous êtes
allé de derrière ce grand rocher dans le bois sans que
je vous aie vu passer. — Je ne suis point allé derrière
ce rocher, dit-il, car lorsque vous m'avez vu je ne
faisais que mettre le pied sur les rochers. » Nous ren-
trâmes alors à la maison, et, après avoir mis des
vêtements secs, nous rejoignîmes le reste de la famille
qui déjeunait. Ma mélancolie m'avait quitté et je
causai joyeusement avec tous les jeunes gens qui
étaient là. Après déjeuner, il arriva un télégramme
qui nous priait de rentrer en toute hâte à la maison,
ma fille Christine et moi, parce que Carlo s'était trouvé

tout à coup fort mal. Nous fîmes nos préparatifs de départ. Pendant ce temps il arriva un autre télégramme qui nous disait de nous hâter autant que possible parce que la maladie faisait de rapides progrès.

Mais, bien que nous eussions pris le premier train, nous n'arrivâmes à Florence qu'à la nuit; et là nous apprîmes, à notre profonde horreur, que juste au moment où le matin je l'avais vu sur le rocher, il sentait que ses instants étaient comptés et qu'il m'appelait continuellement, désolé de ne pas me voir. J'embrassai son front glacé avec un profond chagrin, car nous avions toujours vécu ensemble et nous nous étions toujours aimés. Et je pensai : « Pauvre cher Charles, il a tenu sa parole!... »

« SÉBASTIANO FENZI. »

Le Giovanni, cousin du chevalier Fenzi, par une lettre adressée d'Athènes, datée du 3 mai 1884, confirme en tous points le récit de son parent :

« Mon cousin Sébastiano Fenzi de Florence m'a envoyé votre lettre du 13 mars dernier en me priant de vous raconter les circonstances étranges qui ont accompagé la mort de son frère Carlo Fenzi, en septembre 1881, circonstances qui ont fait et qui ont laissé une profonde impression sur mon esprit.

« Je vais essayer de vous raconter toute l'affaire; il y a de cela près de trois ans, c'est vrai, mais cet événement est si étrange que j'en ai gardé un clair souvenir.

« Comme j'étais en Italie, dans l'automne de 1881, j'en profitai pour faire visite à mes parents. J'appris à Milan que la plus grande partie de ma famille était à Fortullino, la villa que possédait mon cousin au bord de la mer. Fortullino est une charmante villa située à la crête d'une falaise et entourée d'arbres et de buissons touffus. J'arrivai chez mon cousin dans les derniers jours d'août. Le temps au commencement de mon séjour fut fort mauvais ; la mer était grosse, il pleuvait, il tonnait sans cesse. Je me souviens que, le matin de la mort de mon cousin Charles (personne ne pensait alors que sa fin fût si proche), je cédai à ma faiblesse favorite et je sortis seul pour faire une course le long du rivage ; je descendis jusqu'à la grève et, sautant de rocher en rocher, tantôt grimpant, tantôt tournant des rocs trop élevés, j'allai jusqu'à un coude du rivage qui me cachait la villa.

« Comme je revenais pour le déjeuner, je fus aveuglé par la pluie que le vent me chassait dans le visage, et craignant un accident, j'entrai dans le bois ; mais le fourré était si touffu et le sol si mouillé que je me décidai à continuer ma course à découvert. Je sortis du bois en face de la maison ; à ma grande surprise, je vis mon cousin debout au bord de la falaise. Quand je fus auprès de lui, il me dit qu'il devait y avoir entre nous un air de famille bien singulier, car il m'avait pris pour son frère Carlo, mais qu'il ne comprenait pas comment, étant sur le rocher, j'avais pu entrer dans le bois sans qu'il me vît, et en sortir si brusquement. Je lui répondis qu'il ne m'avait pas vu sur le rocher avant ma sortie du bois, car j'étais alors hors de sa vue ; puis nous ne parlâmes plus de cela. On finissait à peine de déjeuner, lorsqu'il arriva un télégramme priant mon cousin et sa fille de se rendre à Florence. Carlo était très malade. Ils partirent de suite et je restai, sur sa demande, à Fortullino avec le reste de la famille. Nous apprîmes bientôt que Carlo Fenzi était mort à peu près au moment où Sébastiano s'était imaginé m'avoir pris pour son frère.

« JOHN DOUGLAS DE FENZI. »

Cas du docteur Nicolas, comte Gonemys, Corfou.

« février 1885.

« En 1869, j'étais médecin major dans l'armée grec-
que. Par ordre du ministère de la Guerre, je fus attaché à la garnison de l'île de Zante. Comme j'approchais
de l'île où j'allais occuper mon nouveau poste (j'étais
à une distance du rivage d'environ deux heures), j'entendis une voix intérieure me dire sans cesse en italien : « Va voir Volterra ». Cette phrase fut répétée si
souvent que j'en fus étourdi. Quoique, en bonne santé
en ce moment, je fus alarmé par ce que je croyais une
hallucination auditive. Rien ne me faisait penser au
nom de M. Volterra, qui habitait à Zante, et que je ne
connaissais même pas, bien que je l'eusse vu une fois,
dix ans auparavant. J'essayai de me boucher les
oreilles, de causer avec mes compagnons de voyage,
rien n'y fit, la voix continua de se faire entendre de
la même manière. Enfin nous atterrîmes ; j'allai droit
à l'hôtel, et je m'occupai de défaire mes malles ; mais
la voix ne cessait de me harceler. Un peu plus tard,
un domestique entra, et me prévint qu'un monsieur
était à la porte et désirait me parler de suite. « Qui est-
ce ? demandai-je. — M. Volterra », me répondit-on.
M. Volterra entra, tout en larmes, en proie au désespoir, et me suppliant de le suivre, de voir son fils, qui
était très malade. Je trouvai le jeune homme en proie
à la folie et au délire, nu dans une chambre vide, et
abandonné par tous les médecins de Zante, depuis
cinq ans. Son aspect était hideux, et rendu plus affreux
par des accès continuels, accompagnés de sifflements,
de hurlements, d'aboiements, et d'autres cris d'animaux. Quelquefois, il se tordait sur le ventre, comme
un serpent ; d'autres fois il tombait sur les genoux,

daus une extase ; parfois il parlait et se querellait avec des interlocuteurs imaginaires. Les crises violentes étaient parfois suivies de syncopes prolongées et complètes. Lorsque j'ouvris la porte de sa chambre, il s'élança sur moi avec furie, mais je restai immobile, et le saisis par le bras, le regardant fixement. Au bout de quelques instants, son regard perdit de sa force; il se prit à trembler et tomba à terre, les yeux fermés. Je lui fis des passes magnétiques, et en moins d'une demi-heure il était dans un état somnambulique. La cure dura deux mois et demi, durant lesquels j'observai plus d'un phénomène intéressant. Depuis sa guérison, le patient n'a plus eu de rechute. »

« Une lettre de M. Volterra au comte Gonémys, datée de Zante le 7 juin 1885, contient une confirmation complète de ce qui est raconté plus haut et qui a trait à la famille Volterra. La lettre conclut ainsi:

« Avant votre arrivée à Zante, je n'avais aucune relation avec vous, quoique j'aie passé bien des années à Corfou comme député de l'Assemblée législative; nous ne nous étions jamais parlé, et je ne vous avais jamais dit un mot de mon fils. Comme je l'ai déjà dit, nous n'avions jamais pensé à vous, ni demandé votre aide, jusqu'à ce que j'aie été vous voir lorsque vous êtes venu à Zante comme médecin militaire et que je vous aie supplié de sauver mon fils.

« Nous devons sa vie d'abord à vous, puis au magnétisme. Je crois de mon devoir de vous affirmer ma reconnaissance sincère et de signer votre bien affectueux et bien reconnaissant,

« DEMETRIO VOLTERRA, comte CRISSOPLEVRI.

Signatures additionnelles :

« LAURA VOLTERRA (femme de M. Volterra),

« Dionisio D. Volterra, comte Crissoplevri,

« Anastasio Volterra, le malade guéri.

« C. Vassapoulos (come testimonio),

« Demetrio, comte Guérino (confermo),

« Lorenzo T. Mercati. »

Nous connaissons plusieurs cas inédits de télépathie que nous regrettons de ne pouvoir donner à cause du cadre restreint de notre travail. Cependant, nous citerons le cas de Louis Jacolliot, parce qu'il démontre bien que le percipient n'a nul besoin d'être un sensitif ou un désiquilibré, comme d'aucuns disent, pour que l'*hallucination véridique* se produise.

Tous ceux qui ont connu l'éminent écrivain savent combien il avait l'âme forte.

Louis Jacolliot, quoique mort relativement jeune, était doué d'une volonté de fer et d'un tempérament d'acier : il n'était donc point prédisposé aux hallucinations ; d'ailleurs, celle que nous faisons connaître est la seule qu'il ait eue dans le cours de son existence.

Ce hardi voyageur, quand il était magistrat à Chandernagor, se livrait à de fréquentes battues dans les Jungles.

Dans une de ses chasses au tigre, une nuit, pendant qu'il dormait tranquillement dans son hamac, il fut secoué violemment, ce qui le réveilla. Surpris et ne comprenant point la cause de cette secousse, il regarda tout autour de lui sans rien apercevoir de suspect. Il se disposait à se rendormir, lorsque, à nouveau, son hamac fut agité. Cette fois, croyant à un danger quelconque, il saute de son hamac, prend sa carabine, l'arme et regarde en tous sens ; mais, son examen n'ayant pas plus de succès que la première fois, voyant que tout était calme, il se mit à réfléchir sur cet incident.

A peine deux minutes s'étaient écoulées qu'il perçoit nettement une voix l'appeler deux fois par son prénom. A cet appel, il lève la tête et voit, en face de lui, son père, qui lui faisait des signes d'adieu. A cette vue un léger tremblement nerveux l'agita des pieds à la tête.

Louis Jacolliot ne négligeait jamais de prendre des notes. Il consulta sa montre : elle marquait minuit 35.

Peu de temps après, le courrier de France lui apporta une lettre de sa sœur aînée dans laquelle elle lui apprenait la mort de leur père.

D'après ses calculs, le fils constata que la mort de son père coïncidait exactement avec le jour et l'heure de l'apparition.

Nous tenons ce récit de Louis Jacolliot lui-même et, quoique nous ayons égaré, depuis plus de dix ans, le document qu'il nous remit et où tous les détails du fait étaient consignés, nous ne croyons pas inutile, à cause de l'importance du personnage, de le rapporter.

Récit fourni par le Rév. W. Stainton Moses.

« Il y a deux ans environ, W. L... quitta l'Angleterre pour l'Amérique. Neuf mois après, il se maria, il espérait amener sa femme dans son pays pour la présenter à sa mère, qu'il aimait tendrement. Le 4 février, il tomba malade subitement ; il mourut le 12 du même mois, vers 8 h. du soir. Cette nuit-là, environ trois quarts d'heure après que les parents de W. L... étaient allés se coucher, la mère entendit clairement la voix de son fils lui parler ; son mari, qui entendit aussi cette voix, demanda à sa femme si c'était elle qui parlait, ni l'un ni l'autre ne s'étaient endormis, et elle répondit. « Non, reste tranquille ». La voix continua :

« Comme je ne puis venir en Angleterre, mère, je suis venu te voir. » Les deux parents croyaient à ce moment leur fils en bonne santé en Amérique, et attendaient chaque jour une lettre annonçant son retour à la maison. Ils prirent note de cet incident qui les avait beaucoup frappés et, lorsqu'une quinzaine plus tard la mort du fils arriva, ils virent qu'elle correspondait avec la date à laquelle la voix de « l'esprit » avait annoncé sa présence en Angleterre. La veuve déclara que les préparatifs du départ étaient presque terminés à ce moment-là, et que son mari était très désireux d'aller en Angleterre voir sa mère. »

Cas de Mme Cox, Summer Hill, Queenstown, Irlande.

« 26 décembre 1883.

« Dans la nuit du 21 août 1869, entre 8 et 9 heures, j'étais assise dans ma chambre à coucher, dans la maison de ma mère, à Devonport. Mon neveu, un garçon de sept ans, était couché dans la pièce voisine je fus très surprise de le voir entrer tout à coup en courant dans ma chambre ; il criait d'un ton effrayé : « Oh ! tante ! je viens de voir mon père tourner autour de mon lit ! » Je répondis : « Quelle bêtise ! tu as dû rêver. » Il dit : « Non, je n'ai pas rêvé », et il refusa de retourner dans sa chambre. Voyant que je ne pouvais lui persuader d'y rentrer, je le mis dans mon lit.

Entre 10 et 11 heures, je me couchai. Une heure après environ, je crois, je vis distinctement, en regardant du côté de l'âtre, à mon grand étonnement, la forme de mon frère assise sur une chaise, et, ce qui me frappa particulièrement, ce fut la pâleur mortelle de sa figure (mon neveu à ce moment était tout à fait endormi). Je fus si effrayée (je savais qu'alors mon

frère était à Hong-Kong) que je me cachai la tête sous
les couvertures. Peu après, j'entendis nettement sa
voix m'appeler par mon nom ; mon nom fut répété
trois fois. Lorsque je regardai, il était parti. Le lendemain matin, je dis à ma mère et à ma sœur ce qui
était arrivé, et je dis que j'en prendrais note, ce que
je fis. Le courrier suivant de Chine nous apporta la
triste nouvelle de la mort de mon frère; elle avait eu
lieu le 11 août 1869, dans la rade de Hong-Kong,
subitement (par suite d'insolation).

« MINNIE COX. »

« Nous avons reçu de l'Amirauté la confirmation
officielle de la date de la mort. »

Ces deux observations d'hallucination collective ne
sont pas isolées, loin de là. D'autres où des animaux
domestiques ont vu, entendu et senti comme les
humains ne sont pas rares. Nous répétons que des
milliers de cas ont été enregistrés et scrutés par des
hommes de science et que, aujourd'hui, nier ce phénomène c'est nier la lumière du jour.

CHAPITRE XII

SPIRITISME

Depuis 1878, lorque l'occasion s'est présentée, et que nos occupations nous l'ont permis, nous avons étudié les manifestations dites spirites. Nous avons assisté à de nombreuses séances et nous avons fait beaucoup d'expériences personnelles, ce qui nous autorise, en connaissance de cause, à faire connaître notre opinion sur ce sujet troublant.

Avant cette époque, nous avions, comme tant d'autres, des préventions sur ces fameux phénomènes spirites, vantés par quelques-uns, décriés par le plus grand nombre; aussi, refusions-nous toujours d'assister à des séances où l'on invoquait les âmes des morts.

En octobre 1878, nous trouvant en villégiature chez Mme la Marquise de F..., à Orange, Vaucluse, nous fûmes témoin, pour la première fois, *des soi-disant manifestations des habitants d'outre-tombe.*

Mlle de F... était médium et, un soir, après le dîner, on fit *danser* la table. Le début de la séance nous laissa absolument froid, alors que d'autres assistants étaient émerveillés, parce que nous pensions que les personnes qui formaient la *chaîne*, leurs mains appuyées sur le meuble, le poussaient ou le tiraient consciemment

ou inconsciemment dans diverses directions. Mais
20 ou 25 minutes après le début de la séance, la table
se souleva presque du sol et frappa de si étrange façon
qu'elle attira notre attention. Nous constatâmes, dans
le cours de cette séance, que, à défaut *d'esprit*, il y
avait là réellement une force quelconque que nous
eûmes, dès lors, le désir de connaître.

Un de nos amis, fervent spirite, possédait une bibliothèque assez complète. En peu de temps, nous
dévorâmes tout ce qu'il possédait sur la matière, et
nous recherchâmes ces séances au lieu de les fuir.

Pendant l'hiver de 1878-1879, nous assistâmes régulièrement aux réunions de deux groupes spirites.
Eh bien, malgré tout ce que nous avions vu durant ce
laps de temps, malgré tout ce que nous avions lu en
faveur du spiritisme, nous n'étions point convaincu de
la présence des esprits dans ces manifestations.

Les spirites allégueront que nous avions une forte
dose de scepticisme, un parti pris invétéré : *nous n'a-
vons jamais eu d'idée préconçue pour quoi que ce soit.*

Pendant quatre ans, nous ne pûmes étudier que des
phénomènes insignifiants, les uns provenant d'une
pression des mains, plus ou moins volontaire, exercée
sur la table par les opérateurs ; les autres attribuables
à l'*électricité animale :* nous connaissions le cas
d'Henriette Cottin et d'autres semblables. Alexandre
Aksakof n'avait point encore écrit *Animisme et spiritisme.*

Nous avions également expérimenté ce que les spirites appellent l'*écriture automatique,* qui se produit
soit par le moyen d'une planchette à roulettes, soit
par une corbeille, soit le crayon seul tenu par le
médium, sans obtenir des résultats plus satisfaisants.

En 1883, à Marseille, nous eûmes la bonne fortune

de rencontrer, en Mme M..., un véritable médium :
nous obtînmes, à notre domicile, pendant plus de
trois mois, de remarquables phénomènes, que nous
ferons connaître dans ce chapitre, et qui orientèrent
nos idées dans une autre direction. Depuis, nous nous
sommes vivement intéressé à cette question.

Aujourd'hui, notre conviction sur les phénomènes
spirites est faite, et si nous sommes encore éloigné
des théories émises par les diverses écoles spiritualistes, nous admettons les faits comme réels, indis-
cutables.

Laissons de côté les faux médiums, les imitateurs,
les truqueurs. (Louis Jacolliot, sous le pseudonyme du
Dr Fhilyps, a écrit *la Fin du monde des esprits*, livre
dans lequel tous les trucs sont dévoilés. Ces trucs sont
faciles à démasquer, mais nous déplorons que cet
auteur attribue tous les faits spirites à la supercherie.)
Ne nous occupons que des faits réels de l'animisme
et du spiritisme ; mais que l'on sache bien aussi que
souvent les vrais médiums trichent également, *forcent* en quelque sorte le phénomène, lorsqu'il ne se
produit pas. Que l'on ne perde pas de vue non plus
que neuf fois sur dix c'est le phénomène animique
qui se présente : il faut apprendre à le différencier,
malheureusement nombreux sont les spirites fanati-
ques qui s'imaginent obtenir toujours des manifestations célestes, et malin serait celui qui voudrait les
éclairer ! Nous avons essayé quelquefois, mais... nous
prêchions dans le désert.

Ainsi que nous l'avons dit au début de ce travail,
sauf quelques-uns de vraiment instruits, de compétents, qui ne prennent point leurs rêves ou leurs désirs pour des réalités, qui savent, dans leurs expériences, employer la méthode scientifique, les spirites,

en général, par leurs affirmations puériles, portent un préjudice considérable à la vérité qu'ils veulent propager, soutenir et défendre.

Nous savons, nous le répétons encore, que les spirites sont de bonne foi, mais leur bonne foi ne suffit pas à justifier leurs grossières erreurs. La plupart, n'ayant que des liens très éloignés avec les sciences, ne tiennent aucun compte des observations de ceux qui, plus habitués aux manipulations de physique, attribuent ces faits à une cause autre que celle invoquée par les partisans de Kardec.

Lorsqu'on peut naturellement expliquer un phénomène peu ou pas connu, lors même qu'il sort du domaine de nos connaissances, il n'est point nécessaire de l'attribuer au surnaturel.

Un homme de science ne sera point satisfait et sera loin d'approuver des communications idiotes d'*Alexandre le Grand, de César, du Christ, de la Sainte Vierge, de saint Vincent de Paul, de Napoléon* Ier, *de Victor-Hugo*, etc..., que soutiennent exactes une foule de pseudo-médiums.

L'abus des grands noms est détestable, car il fait naître le scepticisme.

Nous avons souvent démontré à *ces médiums* qu'ils se trompaient, en posant, aux soi-disant esprits présents, des questions qu'ils devaient connaître, mais que les médiums ignoraient. Ainsi, par exemple, Napoléon Ier ne se souvenait plus de Waterloo ; saint Vincent de Paul ne savait plus un mot de latin ; Le Dante ne comprenait pas l'italien ; Lamartine, Alfred de Musset étaient incapables d'accoupler deux vers.

Prenant *ces esprits* en flagrant délit d'ignorance et faisant toucher la vérité du doigt à *ces médiums*, pensez-vous que nous ébranlions leur conviction ? Non,

car *l'esprit guide* soutenait que nous étions de mauvaise foi et que nous cherchions à empêcher une
grande mission de s'accomplir, *mission dévolue à son
médium*.

Nous avons connu plusieurs de ces *grands mission-
naires* qui ont terminé leur *mission* dans des maisons
spéciales !...

Cependant, nous devons reconnaître que les spirites
ont eu l'honneur d'attirer l'attention de quelques
savants. Dans plusieurs pays, notamment en Angleterre, des investigateurs compétents ont pu, après de
nombreuses expériences, différencier les faits, les
classer et, comme les premiers, affirmer la réalité de
certains de ces faits, inexplicables par les agents physiques connus.

Les travaux de ces investigateurs ont amené un assez
grand nombre de savants modernes à ces recherches
et, comme leurs devanciers, ils n'hésitent pas à pénétrer dans ce champ insuffisamment exploré. Aussi,
sommes-nous persuadé que, dans un avenir plus ou
moins éloigné, la psychologie expérimentale établira
une science nouvelle, aussi exacte que celles existan-
tes, sortira tous les faits extra-naturels du chaos actuel
et créera la science psycho-physiologique.

Avant de passer en revue les principaux phénomènes animiques et spiritiques, nous allons indiquer le
modus operandi ordinairement employé pour l'obtention de ces phénomènes.

On se sert habituellement d'une table quelconque,
mais légère autant que possible et en bois, quelques
personnes, quatre ou cinq au plus, se placent autour
du meuble et appliquent leurs mains dessus, en formant *la chaîne*, c'est-à-dire en faisant toucher leurs
doigts. On peut ne pas se mettre en contact par les

doigts, la table étant suffisante pour établir *la chaîne*. La position des mains est indifférente et ne gêne point le phénomène, lorsqu'il doit se produire. La lumière doit être faible et les expérimentateurs peuvent causer jusqu'à la production des premières manifestations, afin d'obvier un peu à la monotonie de cette position d'attente qu'il faudra garder plus ou moins longtemps, car ce n'est quelquefois qu'au bout d'une demi-heure qu'un effet se produit. Cesser la conversation lorsqu'un bruit quelconque : grattement, craquement ou légers coups, se fait entendre afin de ne rien perdre du phénomène et de suivre sa marche.

En procédant de la façon suivante, nous avons, chaque fois, obtenu quelque résultat.

Dans une société un peu nombreuse, nous faisons, sur les assistants, par notre procédé neuroscopique, une sélection. Ces préliminaires achevés, nous formons une sorte de *batterie électrique humaine*.

Les personnes qui réagissent à notre action sont intercalées entre celles qui n'éprouvent aucune sensation.

Analogiquement, nous prenons les sensitifs comme *pôle négatif* et les asensitifs comme pôle *positif*. La chaîne commencée par un sensitif se termine par un asensitif, les pôles de nom contraire du début et de la fin étant libres, les autres en contact. Avec ce dispositif, après une attente qui varie de cinq à trente minutes, on obtient toujours des effets.

Lorsque nous jugeons l'entraînement suffisant, nous relions la personne la plus impressionnable de la société à *cette batterie humaine*, et les effets augmentent rapidement en intensité.

Nous ne voulons point donner une supériorité à notre méthode, nous conseillons seulement de l'essayer, persuadé qu'elle donnera satisfaction aux expérimentateurs.

Ordinairement, après un quart d'heure d'imposition des mains sur la table, des petits coups sourds se produisent, suivis bientôt de coups secs, plus nets, comme de légères décharges électriques. Ces coups deviennent plus forts, plus précipités au fur et à mesure de leur production.

Souvent, ce sont des craquements, des oscillations presque insensibles de la table qui augmentent progressivement et arrivent à faire basculer le meuble ; puis, la table tourne ou elle frappe d'un de ses pieds.

Tous ces effets ne sont point dus à l'action d'un *esprit*, mais bien à l'*électricité animale* dégagée par les opérateurs.

A ce moment, on interroge la table, on la fait parler : deux coups veulent dire *non*, un coup *oui* ; puis un assistant épelle les lettres de l'alphabet et la table frappe la lettre qu'on doit assembler aux précédentes pour former des mots et des phrases : on peut établir toutes sortes de conventions, pour converser avec le meuble.

Le plus souvent, dans ces séances, on n'obtient qu'une sorte d'imbroglio : parfois, quelques phrases correctes surgissent. Cet imbroglio est impliqué, par les fervents du spiritisme, aux *mauvais esprits*, et alors en avant la *prière*, les *conjurations*, les *passes dégageantes*, pour chasser les *mauvais esprits* et leur *mauvais fluide*.

La cause de tout cela est pourtant bien simple, pour ceux qui connaissent la question, puisqu'elle émane de nous et que ce ne sont que des effets animiques.

Qu'on n'oublie pas qu'un sensitif, même éveillé,

peut voir à distance et sentir ce que ne peuvent voir ni sentir les asensitifs.

A ce sujet, il est aisé de se documenter dans les *Annales des sciences psychiques* du docteur Dariex ; dans *les Hallucinations télépathiques* de MM. Gurney, Myers et Podmore, et dans *Animisme et spiritisme* d'Alexandre Aksakof.

On sait que les vrais médiums sont rares et que même ceux-là, dans certaines conditions, ont une tendance *à forcer le phénomène*, à tricher : on a pris plusieurs de ceux qui en font métier, au moment où ils fraudaient.

Les faux médiums sont très nombreux, surtout en Amérique, berceau du spiritisme.

Mais autour de ces médiums vrais ou faux gravitent des milliers d'autres médiums s'attribuant des facultés diverses et personnelles : *les typtologues, les écrivains, les intuitifs, les voyants, les auditifs, les guérisseurs*, etc., etc.

Tout le monde, paraît-il, est plus ou moins médium : on n'a qu'à développer cette *faculté latente*. Quelle erreur, quelle aberration cérébrale ! Voilà pourtant ce que certains livres spirites affirment.

Ne montons pas si vite au septième ciel, restons un peu sur la terre et nous verrons plus clairement la vérité, nous la comprendrons mieux.

Au fruit, on reconnaît l'arbre, dit-on. Examinons sans enthousiasme, froidement, les communications obtenues quelles qu'elles soient, différencions-les surtout, et nous constaterons que quatre-vingt-dix fois sur cent elles sont banales et ne dépassent point le niveau intellectuel des assistants.

Les mêmes personnes se réunissant régulièrement ne tardent pas à *s'entraîner*, à *s'harmoniser*, et les com-

-munications provoquées augmentent peu à peu d'intensité, mais ne dépassent pas, nous le répétons, leur niveau intellectuel ; elles créent ainsi une sorte d'*intelligence mixte éphémère* qui obéit à leurs desiderata.

Mais là encore, point d'entité étrangère, point d'esprit de mort : *animisme toujours*.

Ces importants phénomènes animiques ne sont pas connus de tous les spirites, mais ils sont encore plus ignorés des savants, du moins de ceux qui portent ce qualificatif, à quelques rares exceptions près ; il est donc urgent de les indiquer, d'insister sur leur fréquence, pour mettre en garde les chercheurs non inféodés à une doctrine quelconque, et inviter les croyants à ne pas confondre, à ne pas prendre l'erreur pour la vérité.

Lorsqu'on se trouve en présence d'un phénomène transcendant, le doute ne peut persister dans l'esprit de celui qui est accoutumé à ces sortes d'expériences. La différence est si grande qu'on ne peut confondre ces faits avec ceux de l'animisme : nous pensons prouver ce que nous avançons.

PREMIÈRE SÉRIE DE FAITS

Animisme.

Les divers phénomènes télépathiques, que nous avons étudiés dans le chapitre précédent, rentrent dans le cadre de l'animisme ; d'autres, très nombreux, que nous allons examiner, sont dans le même cas.

Aksakof, un des premiers, sinon le premier, a su reconnaître ces faits et a pu les classer méthodiquement, rationnellement.

Voici sa classification :

« 1° *Action extracorporelle de l'homme vivant*, com-

portant des effets psychiques (phénomènes de la télépathie, impressions transmises à distance);

« 2° *Action extracorporelle de l'homme vivant comportant des effets physiques* (phénomènes télécinétiques — transmission de mouvement à distance);

« 3° *Action extracorporelle de l'homme vivant sous forme de l'apparition de son image* (phénomènes téléphaniques, — apparition du double);

« 4° *Action extracorporelle de l'homme vivant se manifestant sous forme de l'apparition de son image avec certains attributs de corporéité* (phénomènes téléplastiques, — formation de corps matérialisés).

Nous extrayons de l'ouvrage si documenté du savant russe *Animisme et spiritisme* quelques cas de chacune de ces catégories, afin que le lecteur puisse juger en connaissance de cause, ne trouvant point dans la littérature spirite française l'impartialité et la compétence rencontrées chez cet auteur.

1re Catégorie. — Cas de Mlle Barbe Pribitkoff.

« En 1860, je passais l'été au village de Bélaya-Kolp (près de Moscou), qui est la propriété du prince Schahovskoy. Sa belle-mère, la princesse Sophie Schahovskoy, avait pris l'habitude de traiter par l'homœopathie les malades des environs.

« Un jour, on lui amena une petite fille malade. Indécise quant au remède qu'elle devait lui administrer, la princesse eut l'idée de demander, au moyen de la table, un conseil au Dr Hahnemann. Je protestai énergiquement contre l'idée de traiter un malade suivant les indications d'un être que l'on ne saurait identifier. On insista et, malgré mon opposition, on réussit à m'installer devant la table, avec Mlle Kovaleff, une pupille de la princesse Schahovskoy. (Je ne croyais pas alors à l'homœopathie et estimais que, dans les cas graves, il fallait transporter tout malade chez le médecin de la ville.) En dépit de cette opposition intérieure, — car je m'abstenais de l'étendre jusqu'à l'activité de mes mains — le pied de la table épela, au moyen de coups, le nom de Hahnemann, ce dont je fus fort contrariée, et je fis des vœux intimes pour qu'il refusât de formuler un conseil. Et juste, la phrase dictée fut *qu'il ne pouvait pas donner de conseil.* La princesse se fâcha à son tour ; elle attribua ce refus à mon opposition et m'éloigna de la table. Je ne puis dire qui me remplaça, si ce fut la princesse elle-même ou une autre personne. Je m'assis auprès de la fenêtre à quelques pas de la table, et m'efforçai, par une concentration de toute ma volonté, à faire reproduire par la table une phrase que je formulai mentalement. La princesse demanda alors « pourquoi Hahnemann ne pouvait pas donner de conseil ». La réponse fut (en français) : « Parce que je suis devenu un insensé en fait de médecine, du jour où j'ai inventé l'homœopathie. » Je dictai cette phrase en faisant appel à toute ma force de volonté et concentrant ma pensée successivement sur chacune des lettres qui devaient venir. Je me rappelle bien que pas une seule erreur ne fut commise au cours de la transmission de cette phrase. A peine la dictée fut-elle terminée que je ressentis un violent mal de tête. »

Ce fait prouve bien que lorsqu'on expérimente avec la table, le plus souvent, quand les mouvements ne sont pas le résultat d'une pression plus ou moins inconsciente — on a ordinairement une tendance à aider le phénomène — exercée dans un sens ou dans un autre par les opérateurs trop soucieux d'obtenir des communications, l'action mentale de l'un ou de plusieurs des assistants est la *seule cause des effets produits..*

Cas de l'écrivain russe, Wsevolod Solovioff.

« C'était au commencement de l'année 1882. Je m'occupais, à cette époque, d'expériences de spiritisme et de magnétisme, et, depuis quelque temps, j'éprouvais une étrange impulsion qui me poussait à prendre un crayon dans la main gauche et à écrire ; et, invariablement, l'écriture se faisait très rapidement et avec beaucoup de netteté, en sens inverse : de droite à gauche, de sorte qu'on ne pouvait la lire qu'en la tenant devant une glace ou contre le jour. Un soir que je m'étais attardé dans une conversation avec des amis, je ressentis à deux heures du matin ce désir irrésistible d'écrire. Je pris le crayon et priai une dame de mes amies, Mme P..., de le tenir en même temps ; nous nous mîmes ainsi à écrire tous les deux à la fois. Le premier mot fut *Véra*. A notre question : *Quelle Véra ?* nous obtînmes par écrit le nom de famille d'une jeune parente à moi, avec la famille de laquelle j'avais récemment renoué des relations, après une interruption assez prolongée. Nous en fûmes étonnés, et, pour être bien sûrs de ne pas nous tromper, nous demandâmes : « Est-ce vraiment Vera M... ? » Nous reçûmes cette réponse : « Oui. Je dors, mais je suis ici, et je suis venue pour vous dire que nous nous verrons demain au Jardin d'Été. » Alors j'abandonnai le crayon et nous nous séparâmes là-dessus.

Le lendemain, vers 1 heure, je reçus la visite du poète Maïkoff ; à 2 heures et demie, il prit congé ; je lui offris de l'accompagner et nous sortîmes ensemble reprenant la conversation interrompue. Je le suivais machinalement. Je demeurais alors au coin des rues Spasskaïa et Znamenskaïa. (En passant par la rue Pantélémonskaïa, à la hauteur du pont des Chaînes.)

Jamais, pendant l'hiver, je ne m'étais promené dans ce parc. Il faut dire aussi que je ne pensais plus à ce qui s'était passé la veille, à notre séance spiritique. Jugez de mon étonnement lorsque, ayant à peine franchi de quelques pas la grille du Jardin d'Eté, je me trouvai face à face avec Mlle Véra M..., qui se promenait avec sa demoiselle de compagnie. A ma vue, Mlle Véra M... se troubla visiblement, aussi bien que moi-même, d'ailleurs, car notre séance de la veille me revint subitement à l'esprit. Nous nous serrâmes la main et nous nous quittâmes sans mot dire.

« Le soir même, j'allai voir sa famille, et la mère de Véra, après les premières paroles de bienvenue, commença à se plaindre de l'imagination fantastique de sa fille; elle me raconta que celle-ci, en rentrant de sa promenade au Jardin d'Eté, le jour même, avait manifesté un état extraordinaire d'excitation, qu'elle avait beaucoup parlé de sa rencontre avec moi, comme d'un miracle; qu'elle avait raconté être venue chez moi en songe et m'avoir annoncé que nous nous rencontrerions au Jardin d'Eté, à 3 heures.

« Quelques jours après, il se produisit un fait similaire, et, dans les mêmes conditions : à la séance, ma main écrivit le nom de Véra, et ensuite il nous fut annoncé qu'elle passerait chez nous le lendemain à 2 heures. En effet, à l'heure indiquée, elle se présentait chez nous, avec sa mère, pour nous faire une visite. Les faits ne se renouvelèrent plus. »

Les livres spirites abondent de faits de cette catégorie.

Cas du juge Edmonds.

« Un jour que je me trouvais à West Roxbury, je fus mis en rapport, par l'intermédiaire de ma fille

Laure, avec l'esprit d'une personne que j'avais bien connue dans le temps, mais que je n'avais pas vue depuis quinze ans. C'était un homme d'un caractère tout à fait étrange ; il ressemblait si peu à tous ceux que j'avais connus et était si original qu'il n'y avait pas moyen de le confondre avec un autre. J'étais loin de penser à lui. Quant au médium, il lui était complètement inconnu. Il se manifesta non seulement avec toutes les particularités qui le caractérisaient, mais me parla même de choses que lui et moi étions seuls à connaître. A la suite de cette séance, je conclus qu'il était mort, et quel ne fut pas mon étonnement en apprenant qu'il était en vie. Il l'est encore. Je ne puis entrer ici dans tous les détails de notre conversation, qui dura plus d'une heure. J'étais bien persuadé que je n'avais pas été l'objet d'une illusion, que c'était une manifestation spiritique pareille à beaucoup d'autres que j'avais observées moi-même et qu'on m'avait racontées. Mais comment cela pouvait-il se faire ? C'est une question qui m'obséda longtemps. Par suite, j'ai souvent été témoin de faits analogues qui ne me permirent plus de douter que nous puissions obtenir des communications de personnes vivantes tout aussi bien que des messages de personnes décédées.

Voici une autre communication intéressante :

« Un médium, en même temps auteur bien connu, Miss Hardinge Brittan, raconte, dans son article « sur les Doubles », publié dans le *Baner of Light* (numéros des 6 novembre et 11 décembre 1875), que, dans l'année 1861, se trouvant à l'état de transe, elle a parlé au nom d'une personne qui était vivante, ainsi que cela fut constaté plus tard.

« Dans ce même article, elle cite un cas intéressant qui s'est présenté en 1858 : dans un cercle spirite, à

Cleveland, chez M. Cutler, un médium féminin se mit à parler allemand, bien que cette langue lui fût complètement inconnue. « L'individualité qui se manifestait par elle se donnait pour la mère de miss Marie Brant, une jeune personne allemande qui se trouvait présente. » — « Miss Brant affirmait que sa mère, autant qu'elle le savait, était en vie et bien portante. » Quelque temps après, un ami de la famille, venant de l'Allemagne, apporta la nouvelle que la mère de Miss Brant, après avoir traversé une maladie sérieuse, à la suite de laquelle elle était tombée dans un long sommeil léthargique, déclara à son réveil avoir vu sa fille qui se trouvait en Amérique. Elle dit qu'elle l'avait aperçue dans une chambre spacieuse, en compagnie de plusieurs personnes et qu'elle lui avait parlé. »

2e catégorie.—Si nous tenons compte de ce que rapportent plusieurs, voyageurs, Louis Jacolliot, entre autres sur l'action physique exercée à distance par certains fakirs sur des objets matériels, nous sommes amenés à croire qu'un médium européen (sensitif spécial) peut, comme ses confrères de l'Inde, produire les mêmes effets. Conséquemment, si le *double* de personnes vivantes, pendant le sommeil naturel ou provoqué, a la faculté de se transporter à distance pour faire écrire à un médium ce qu'il pense, il n'est pas illogique d'admettre que ce même être puisse, les conditions étant favorables, se manifester par des coups ou par des déplacements d'objets. Les expériences de William Crookes, avec feu le médium Daniel-Dunglas Home, appuient parfaitement cette opinion. Celles, plus récentes, de plusieurs savants français et étrangers avec la Napolitaine Eusapia Paladino n'infirment point le fait, au contraire.

Louis Jacolliot nous a fait le récit d'expériences

obtenues à Chandernagor, dans son domicile, par le fakir Cowindassamy. Ce dernier prenait, par exemple, le crayon de son hôte, le jetait dans la vasque d'eau qui se trouvait sur la terrasse de son habitation et, *volontairement*, en présentant un doigt dans la direction du crayon, il faisait plonger cet objet au fond de la vasque et lui donnait un mouvement de rotation dans les sens voulus ; puis, selon la volonté de l'observateur, le crayon nageait à la surface ou circulait entre deux eaux.

Le même animait des objets légers et, toujours sans contact, les faisait voltiger comme des papillons.

Eusapia, en état de transe, provoque, également à distance, des mouvements d'objets inertes ; elle ouvre les portes de meubles, etc., etc. (Voir *Extériorisation de la motricité*, par A. de Rochas.)

Les expériences suivantes, que nous empruntons à l'ouvrage *Recherches sur les phénomènes du spiritisme*, du savant physicien anglais, démontrent bien le fait animique.

Après de longues explications et la réfutation d'articles parus dans divers journaux et revues, William Crookes dit :

« Je vais maintenant procéder à la classification des phénomènes que j'ai observés, en procédant des plus simples aux plus complexes et en donnant rapidement dans chaque chapitre un aperçu de quelques-uns des faits que je vais avancer. Mes lecteurs voudront bien se souvenir qu'à l'exception des cas spécialement désignés les manifestations ont eu lieu dans ma maison, à la lumière, et seulement en présence d'amis à moi et du médium.

Dans le volume que j'ai en projet, je me propose de donner avec détails tous les contrôles que j'ai adoptés, toutes les précautions que j'ai prises en chaque occasion, et les noms de tous les témoins. Dans ce mémoire-ci je ne ferai que les effleurer.

Mouvements de corps pesants avec contact, mais sans effort mécanique.

« C'est là une des formes les plus simples des phénomènes que j'ai observés. Elle varie en degrés depuis l'ébranlement ou le tremblement d'une chambre et de son contenu, jusqu'à élever réellement dans l'air un corps pesant quand la main est placée dessus. On peut objecter à cela que, quand on touche une chose qui est en mouvement, il est possible de la pousser, de la tirer ou de la soulever ; j'ai prouvé par expérience que, dans des cas nombreux, cela n'a pas pu avoir lieu : mais comme preuves à donner j'attache très peu d'importance à cette classe de phénomènes, et je ne les mentionne que comme préliminaires à d'autres mouvements du même genre, mais produits sans contact.

« Ces mouvements, et je puis même dire les phénomènes de même nature, sont généralement précédés par un refroidissement de l'air tout particulier, qui arrive quelquefois à être un vent bien marqué. Sous son influence j'ai vu des feuilles de papier s'enlever, et le thermomètre baisser de plusieurs degrés. Dans d'autres occasions, dont plus tard je donnerai les détails, je n'ai remarqué aucun mouvement réel de l'air, mais le froid a été si intense que je ne puis le comparer qu'à celui qu'on ressent lorsqu'on tient la main à quelques pouces du mercure gelé. »

Phénomènes de percussion et autres sons de même nature.

« Le nom populaire de raps (coups frappés) donne une idée très fausse de ce genre de phénomènes. A différentes reprises, pendant mes expériences, j'ai entendu des coups délicats qu'on eût dit produits par la pointe d'une épingle ; une cascade de sons perçants comme ceux d'une machine à induction en plein mouvement ; des détonations dans l'air, de légers bruits métalliques aigus ; des craquements comme ceux qu'on entend quand une machine à frottement est en action ; des sons qui ressemblaient à des grattements, des gazouillements comme ceux d'un oiseau, etc.

« Ces bruits, que j'ai constatés avec presque tous les médiums, ont chacun leur particularité spéciale. Avec M. Home ils sont plus variés ; mais, pour la force et la régularité, je n'ai rencontré absolument personne qui pût approcher de Mlle Kate Fox. Pendant plusieurs mois, j'ai eu le plaisir d'avoir des occasions presque innombrables de constater les phénomènes variés qui avaient eu lieu en présence de cette dame, et ce sont ces bruits que j'ai particulièrement étudiés. Il est généralement nécessaire, avec les autres médiums, pour une séance régulière, de s'asseoir avant que rien se fasse entendre, mais avec Mlle Fox, il semble qu'il lui soit simplement nécessaire de placer les mains sur n'importe quoi pour que des sons bruyants s'y fassent entendre, comme un triple choc, et quelquefois avec assez de force pour être entendus à travers l'intervalle de plusieurs chambres.

« J'en ai entendu reproduire ainsi dans un arbre vivant, sur un grand carreau de vitre, dans un fil de

fer tendu, sur une membrane tirée, dans un tambou-
rin, sur la couverture d'un cab, et dans le parquet
d'un théâtre. Bien plus le contact immédiat n'est pas
toujours nécessaire, j'ai entendu ces bruits sortir du
parquet, des murs, etc., quand le médium avait les
pieds et les mains attachés, quand il était debout sur
une chaise, quand il se trouvait dans une balançoire,
suspendue au plafond, quand il était enfermé dans
une cage en fer, et quand il était en syncope sur un
sofa. Je les ai entendus sur les verres d'un harmonica,
je les ai sentis sur mes propres épaules et sous mes
propres mains. Je les ai entendus sur une feuille de
papier tenue entre les doigts par un bout de fil passé
dans un coin de cette feuille. Avec la pleine connaissance des nombreuses théories qu'on a mises en avant,
surtout en Amérique, pour expliquer ces sons, je les
ai éprouvés de toutes les manières que j'ai pu imaginer, jusqu'à ce qu'il ne m'ait plus été possible d'échapper à la conviction qu'ils étaient bien réels et qu'ils ne
se produisaient pas par la fraude ou par des moyens
mécaniques. »

*« Mouvements d'objets pesants placés à une certaine
distance du médium.*

« Les exemples où des corps lourds, tels que des
tables, des chaises, des canapés, etc., ont été mis en
mouvement, sans le contact du médium, sont très
nombreux. J'en indiquerai brièvement quelques-uns
des plus frappants. Ma propre chaise a en partie décrit
un cercle, mes pieds ne reposant pas sur le parquet.
Sous les yeux de tous les assistants, une chaise est
venue lentement, d'un coin éloigné de la chambre, et
toutes les personnes présentes l'ont constaté; dans

25

une autre circonstance, un fauteuil vint jusqu'à l'endroit où nous étions assis, et, sur ma demande, il s'en retourna lentement, à la distance d'environ trois pieds. Pendant trois soirées consécutives, une petite table se mit lentement à travers la chambre, dans des conditions que j'avais tout exprès préparées à l'avance, afin de répondre à toute objection qu'on aurait pu élever contre ce fait. J'ai obtenu plusieurs fois la répétition d'une expérience que le Comité de la Société de Dialectique a considérée comme concluante, savoir : le mouvement d'une lourde table en pleine lumière, le dos des chaises étant tourné vers la table, et chaque personne étant agenouillée sur sa chaise, les mains appuyées sur le dossier, mais ne touchant pas la table. Une fois, ce fait se produisit pendant que j'allais et venais, cherchant à voir comment chacun était placé.

« *Tables et chaises enlevées de terre sans l'attouchement de personne.*

« Quand des manifestations de ce genre sont exposées, on fait généralement cette remarque : « Pourquoi n'y a-t-il que les tables et les chaises qui produisent ces effets ? Pourquoi cette propriété est-elle particulière aux meubles ? »

« Je pourrais répondre que je ne fais qu'observer et rapporter les faits, et que je n'ai pas à entrer dans les pourquoi et les parce que, mais, cependant, il est clair que si, dans une salle à manger ordinaire, un corps pesant inanimé doit s'élever au-dessus du plancher, ce ne peut être autre chose qu'une table ou une chaise. J'ai de nombreuses preuves que cette propriété n'est pas particulière aux meubles seuls ; mais comme pour les autres démonstrations expérimentales, l'intelligence ou la force, quelle qu'elle soit, qui produit ces phénomènes, ne peut se servir que des objets qu'elle trouve appropriés à son but.

« En cinq occasions différentes, une lourde table de salle à manger s'éleva de quelques pouces à un pied et demi au-dessus du parquet, et dans des conditions spéciales qui rendaient la fraude impossible. Dans une autre circonstance, une table pesante s'éleva au-dessus du plancher, en pleine lumière, pendant que je tenais les pieds et les mains du médium.

« Une autre fois, la table s'éleva du sol, non seulement sans que personne la touchât, mais encore dans des conditions que j'avais arrangées à l'avance, de manière à mettre hors de doute la preuve de ce fait.

« *Mouvement de divers petits objets sans le contact de personne.*

« Sous ce titre je me propose de décrire quelques phénomènes spéciaux dont j'ai été témoin. Je ne puis guère indiquer ici que quelques-uns des faits les plus saillants, qui tous, qu'on veuille bien s'en souvenir, ont eu lieu dans des conditions telles que toute supercherie était rendue impossible. Attribuer ces résultats à la fraude est absurde, car je rappellerai encore à mes lecteurs que ce que je rapporte ici ne s'est pas accompli dans la maison d'un médium, mais dans ma propre maison, où il a été tout à fait impossible de rien préparer à l'avance. Un médium circulant dans ma salle à manger ne pouvait pas, quand j'étais assis dans une autre partie de la chambre avec plusieurs personnes qui l'observaient attentivement, faire jouer par fraude un accordéon que je tenais dans ma propre main, les touches en bas, ou faire flotter ce même accordéon çà et là dans la chambre en jouant pendant tout le temps. Il ne pouvait pas apporter avec lui un appareil pour agiter les rideaux des fenêtres, ou élever des jalousies vénitiennes jusqu'à huit pieds de hauteur; faire un nœud à un mouchoir et le mettre dans un coin de la chambre; faire résonner des notes à distance sur un piano ; faire voler un porte-cartes par l'appartement ; soulever une carafe et un verre à pied au-dessus de la table ; faire dresser sur un de ses bouts un collier de corail; faire mouvoir un éventail et éventer la compagnie ; ou bien, mettre en mouvement une pendule, enfermée dans une vitrine solidement scellée au mur. »

Voici deux lettres intéressantes adressées à l'auteur par les docteurs AB et CD, ses collaborateurs, ainsi désignés dans un de ses premiers mémoires : on verra qu'elles émanent de deux savants éminents.

« Mon cher monsieur Crookes,

« Votre mémoire me semble un exposé fidèle de ce qui a eu lieu chez vous en ma présence. Ma position à la table ne m'a pas permis de voir la main de M. Home éloignée de l'accordéon, mais seulement que ce fait a été établi à ce moment par vous-même et par la personne assise de l'autre côté de M. Home.

« Ces expériences me semblent montrer qu'il serait important de faire de nouvelles recherches, mais je désire qu'il soit bien compris que je n'explique aucune opinion quant à la cause des phénomènes qui ont eu lieu.

« A vous bien sincèrement.

                                        « WILLIAM HUGGINS. »

« 36, Russel-Square, 8 juin 1871.

« Cher Monsieur,

« Étant présent, dans un but de recherches, aux
expériences d'essai relatées dans votre article, j'apporte avec empressement mon témoignage en faveur
de la parfaite exactitude de la description que vous en
avez faite, et des précautions et du soin avec lesquels
furent accomplies les différentes épreuves.

« Les résultats me paraissent établir d'une manière
concluante ce fait important : qu'il y a une force qui
procède du système nerveux et qui est capable, dans
la sphère de son influence, de donner aux corps solides du mouvement et du poids.

« J'ai constaté que cette force était émise par pulsations intermittentes, et non pas sous la forme d'une
pression fixe et continue, car l'index montait et baissait
incessamment pendant l'expérience. Ce fait me semble
d'une grande importance, parce qu'il tend à confirmer l'opinion qui lui donne pour source l'organisation nerveuse, et il contribue beaucoup à asseoir l'importante découverte du docteur Richardson, d'une
atmosphère nerveuse d'intensité variable enveloppant
le corps humain.

« Vos expériences confirment entièrement la conclusion à laquelle est arrivé le Comité de recherches
de la « Dialectical Society », après plus de quarante
séances d'essais et d'épreuves.

« Permettez-moi d'ajouter que je ne vois rien qui
puisse même tendre à prouver que cette force est
autre chose qu'une force émanant de l'organisation
humaine, ou du moins s'y rattachant directement, et
qu'en conséquence, comme toutes les autres forces
de la nature, elle est pleinement du ressort de cette

rigoureuse recherche scientifique, à laquelle vous avez
été le premier à la soumettre.

« La psychologie est une branche de la science qui
a été jusqu'ici presque entièrement inexplorée ; et cette
négligence doit être probablement attribuée à ce fait,
qui semble étrange, que l'existence de cette force
nerveuse soit demeurée si longtemps sans être étudiée, examinée et à peine constatée.

« Maintenant qu'il est acquis, par les preuves données par des appareils, que c'est un fait de la nature
(et si c'est un fait, il est impossible d'en exagérer
l'importance au point de vue de la physiologie et de
la lumière qu'il doit jeter sur les lois obscures de la
vie, de l'esprit et de la science médicale), sa discussion, son examen immédiat et sérieux ne peuvent pas
ne pas être faits par les physiologistes et par tous ceux
qui ont à cœur la connaissance de « l'homme », connaissance qui a été nommée avec raison « la plus
noble étude de l'humanité ».

« Pour éviter l'apparence de toute conclusion pré-
maturée, je recommanderais d'adopter pour cette force
un nom qui lui soit propre, et je me hasarde à suggérer l'idée qu'on pourrait l'appeler Force psychique ;
que les personnes chez qui elle se manifeste avec une
grande puissance s'appellent Psychistes, et que la
science qui s'y rapporte se nomme Psychisme, comme
étant une branche de la psychologie.

« Permettez-moi aussi de proposer la prochaine
formation d'une Société psychologique dans le but de
faire marcher, par le moyen des expériences, des journaux et de la discussion, l'étude de cette science jusqu'ici négligée.

« Je suis, etc..

                                    « EDW. Wm. COX.»

« La théorie de la *Force psychique*, dit encore William Crookes, n'est autre chose que la simple constatation du fait, presque indiscutable maintenant, que, dans certaines conditions encore imparfaitement fixées, à une certaine distance, encore indéterminée, du corps de certaines personnes, douées d'une organisation nerveuse spéciale, il se manifeste une force qui, sans le contact des muscles ou de ce qui s'y rattache, exerce une action à distance, produit visiblement le mouvement de corps solides et y fait résonner des sons. Comme la présence d'une telle organisation est nécessaire à la production des phénomènes, il est raisonnable d'en conclure que cette force, par un moyen encore inconnu, procède de cette organisation. De même que l'organisme lui-même est mû et dirigé intérieurement par une Force qui est l'Ame, ou est gouvernée par l'âme, l'Esprit ou l'Intelligence (donnez-lui le nom qu'il vous plaira) qui constitue l'être individuel que nous appelons l'homme, de même il est raisonnable de conclure que la force qui produit le mouvement au delà des limites du corps est la même que celle qui le produit en dedans de ces limites. Et, de même qu'on voit souvent la force extérieure dirigée par une Intelligence, de même il est raisonnable de conclure aussi que l'Intelligence qui dirige la force extérieure est la même que celle qui la gouverne intérieurement. C'est à cette force que j'ai donné le nom de Force psychique, parce que ce nom définit bien la force qui, selon moi, prend sa source dans l'Ame ou l'Intelligence de l'homme. »

Voici ce que nous empruntons à l'ouvrage d'Aksakof comme faits de la deuxième catégorie :

« M. H. Wedgwood témoigne comme il suit d'une expérience faite par Mme de Morgan, la femme de feu le professeur de Morgan, l'auteur du livre *Matière et esprit :*

« Un exemple, dont Mme de Morgan m'a souvent entretenu, fera mieux comprendre le pouvoir que possède l'esprit extra-corporel de produire, dans certaines conditions, des effets physiques. Elle avait eu l'occasion de traiter par le magnétisme une jeune fille, une clairvoyante, et plusieurs fois elle mit à l'épreuve sa faculté de clairvoyance pour la faire aller en esprit en différents lieux, afin d'y observer ce qui s'y passait. Un jour, elle eut le désir que le sujet se rendît dans la maison qu'elle habitait. « Bien, dit la jeune fille, m'y voici, j'ai frappé avec force contre la porte. » Le lendemain, Mme de Morgan s'informa de ce qui s'était passé dans sa maison au même moment : « Plusieurs méchants enfants, lui répondit-on, étaient venus cogner contre la porte et puis s'étaient sauvés. »

« Le professeur Perty cite de nombreux cas de ce genre dans le chapitre de son livre intitulé *Action à distance des mourants*, pages 125 et suivantes.

« Dans son ouvrage, *le Spiritualisme moderne*, il mentionne, d'après le professeur Daumer, « le cas d'un grand-père mourant qui enjoint à sa fille présente à son chevet (elle n'habitait pas sous le même toit) de chercher son petit-fils, afin qu'il vienne prier pour lui, lui-même n'en ayant plus la force, — et qui au même instant se manifeste comme esprit chez son fils, en frappant avec violence sur la rampe de l'escalier et l'appelle par son nom en le priant instamment de venir auprès de lui; aussitôt celui-ci s'habille, sort et rencontre sur le palier sa mère qui venait le chercher. Tous deux se rendent auprès du grand-père qui reçoit son petit-fils en souriant, l'engage aussitôt à prier et meurt tout doucement deux heures après. »

3e Catégorie. — Les apparitions de doubles de personnes vivantes ont été observées de tout temps, mais la science les a toujours considérées comme des *hallucinations subjectives.* Aujourd'hui, grâce à quelques savants courageux, qui n'ont pas hésité à sortir des sentiers tracés, ces faits sont admis par beaucoup et sont rangés dans les cas d'*hallucinations objectives.*

Qu'il y ait des phénomènes de ce genre purement subjectifs, c'est incontestable ; ils peuvent même être fréquents, mais, cependant, nous sommes obligés de reconnaître qu'il y en a aussi de réellement objectifs, possédant, en plus, un certain degré de matérialité.

Les faits suivants, puisés dans l'ouvrage d'Aksakof et dans celui de Crookes, mieux que tous les discours éclaireront la question.

« Apparition du double de Mlle Emilie Sagée.

« En 1845, existait en Livonie (et il existe encore), à environ 36 milles anglais de Riga et à 1 lieue et demie de la petite ville de Volmar, un institut pour jeunes filles nobles, désigné sous le nom de « pensionnat de Neuwelcke ». Le directeur, à cette époque, était M. Buch.

« Le nombre des pensionnaires, presque toutes de familles livoniennes nobles, s'élevait à quarante-deux ; parmi elles se trouvait la seconde fille du baron de Güldenstubbe, âgée de treize ans.

« Au nombre des maîtresses il y avait une Française, Mlle Emilie Sagée, née à Dijon. Elle avait le type du Nord : c'était une blonde à très belle carnation avec des yeux bleus clairs, des cheveux châtains ; elle était élancée et de taille un peu au-dessus de la moyenne ; elle avait le caractère aimable, doux et gai, mais elle était un peu timide et d'un tempérament nerveux un peu excitable. Sa santé était ordinairement bonne, et

pendant le temps (un an et demi) qu'elle passa à Neuwelcke, elle n'eut qu'une ou deux indispositions légères.
Elle était intelligente et d'une parfaite éducation et les
directeurs se montrèrent complètement satisfaits de
son enseignement et de ses aptitudes pendant tout le
temps de son séjour. Elle était alors âgée de trente-
deux ans.

« Peu de semaines après son entrée dans la maison,
de singuliers bruits commencèrent à courir sur son
compte parmi les élèves. Quand l'une disait l'avoir
vue dans telle partie de l'établissement, fréquemment
une autre assurait l'avoir rencontrée ailleurs au même
moment, disant : « Mais non, cela ne se peut, car je
viens de la croiser dans l'escalier », ou bien elle assurait l'avoir vue dans quelque corridor éloigné. On
crut d'abord à une méprise ; mais comme le fait ne
cessait de se reproduire, les jeunes filles commencèrent
par trouver la chose très bizarre, et enfin, en parlèrent
aux autres maîtresses. Les professeurs mis au courant
déclarèrent, par ignorance ou par parti pris, que tout
cela n'avait pas le sens commun et qu'il n'y avait pas
lieu d'y attacher une importance quelconque.

« Mais les choses ne tardèrent pas à se compliquer
et prirent un caractère qui excluait toute possibilité de
fantaisie ou d'erreur. Un jour qu'Emilie Sagée donnait
une leçon à treize de ces jeunes filles, parmi lesquelles
Mlle de Güldenstubbe, et que, pour mieux faire comprendre sa démonstration, elle écrivait le passage à
expliquer au tableau noir, les élèves virent tout à coup,
à leur grande frayeur, deux demoiselles Sagée, l'une
à côté de l'autre. Elles se ressemblaient exactement
et faisaient les mêmes gestes. Seulement, la personne
véritable avait un morceau de craie à la main et écrivait effectivement, tandis que son double n'en avait

pas et se contentait d'imiter les mouvements qu'elle faisait pour écrire.

« De là, grande sensation dans l'établissement, d'autant plus que toutes les jeunes filles, sans exception, avaient vu la seconde forme et étaient parfaitement d'accord dans la description qu'elles faisaient du phénomène.

« Peu après, une des élèves, Mlle Antoinette de Wrangel, obtint la permission de se rendre, avec quelques camarades, à une fête locale du voisinage. Elle était occupée à terminer sa toilette et Mlle Sagée, avec sa bonhomie et sa serviabilité habituelles, était venue l'aider et agrafait sa robe par derrière. La jeune fille, s'étant retournée par hasard, aperçut dans la glace deux Émilie Sagée qui s'occupaient d'elle. Elle fut tellement effrayée de cette brusque apparition qu'elle s'évanouit.

« Des mois se passèrent, et des phénomènes semblables continuaient à se produire. On voyait de temps à autre, au dîner, le double de l'institutrice, debout, derrière sa chaise, imitant ses mouvements, tandis qu'elle mangeait, mais sans couteau ni fourchette ni nourriture dans ses mains. Élèves et domestiques servant à table en ont témoigné également.

« Cependant, il n'arrivait pas toujours que le double imitât les mouvements de la personne véritable. Parfois, quand celle-ci se levait de sa chaise, on voyait son double y rester assis. Une fois, étant couchée à cause d'un grand rhume, la jeune fille dont il a été question, Mlle de Wrangel, se retournant par hasard quelques instants après, aperçut très distinctement le double de la malade se promenant de long en large dans la chambre. Cette fois, la jeune fille avait eu assez d'empire sur elle-même pour garder son calme

et ne pas faire la moindre observation à la malade,
mais, peu après, elle descendit l'escalier toute pâle, et
raconta ce dont elle venait d'être témoin.

« Mais le cas le plus remarquable de cette activité,
en apparence indépendante, des deux formes est certainement le suivant :

« Un jour, toutes les élèves, au nombre de quarante-
deux, étaient réunies dans une même pièce et occupées
à des travaux de broderie. C'était une grande salle au
rez-de-chaussée du bâtiment principal, avec quatre
grandes fenêtres, ou plutôt quatre portes vitrées qui
s'ouvraient directement sur le palier et conduisaient
dans un assez grand jardin attenant à l'établissement.
Au milieu de la salle était placée une grande table
devant laquelle s'assemblaient habituellement les différentes classes pour se livrer à des travaux d'aiguille
ou autres semblables.

« Ce jour-là les jeunes pensionnaires étaient toutes
assises devant la table, et elles pouvaient très bien voir
ce qui se passait dans le jardin ; tout en travaillant,
elles voyaient Mlle Sagée, occupée à cueillir des fleurs,
non loin de la maison ; c'était une de ses distractions
de prédilection. A l'extrémité supérieure de la salle se
tenait une autre maîtresse, chargée de la surveillance
et assise dans un fauteuil de maroquin vert. A un
moment donné cette dame s'absenta, et le fauteuil
resta vide. Mais ce ne fut que pour peu de temps, car
les jeunes filles y aperçurent tout à coup la forme de
Mlle Sagée. Aussitôt, elles portèrent leurs regards dans
le jardin et la virent toujours occupée à cueillir des
fleurs ; seulement ses mouvements étaient plus lents
et plus lourds, pareils à ceux d'une personne accablée
de sommeil ou épuisée de fatigue. Elles portèrent de
nouveau leurs yeux sur le fauteuil où le double était

assis, silencieux et immobile, mais avec une telle
apparence de réalité que si elles n'avaient vu Mlle Sagée
et qu'elles n'eussent su qu'elle avait apparu dans le
fauteuil sans être entrée dans la salle, elles auraient
pu croire que c'était elle-même. Mais certaines qu'elles
n'avaient pas affaire à une personne véritable, et
quelque peu habituées à ces étranges manifestations,
deux des élèves les plus hardies s'approchèrent du
fauteuil, et, touchant l'apparition, crurent y rencontrer
une résistance comparable à celle qu'offrirait un léger
tissu de mousseline ou de crêpe. L'une osa même
passer au devant du fauteuil et *traverser* en réalité
une partie de la forme. Malgré cela, celle-ci dura
encore un peu de temps, puis s'évanouit graduellement. L'on observa aussitôt que Mlle Sagée avait repris
la cueillette de ses fleurs avec sa vivacité habituelle.
Les quarante-deux pensionnaires constatèrent le phénomène de la même manière.

« Quelques-unes d'entre elles demandèrent ensuite
à Mlle Sagée si, à cette occasion, elle avait éprouvé
quelque chose de particulier ; elle répondit qu'elle se
souvenait seulement d'avoir pensé à la vue du fauteuil vide : « J'aimerais mieux que l'institutrice ne
s'en fût pas allée ; sûrement ces demoiselles vont
perdre leur temps et commettre quelque espièglerie. »

« Ces curieux phénomènes durèrent, avec diverses
variantes, environ dix-huit mois, c'est-à-dire pendant
tout le temps que Mlle Sagée conserva son emploi à
Neuwelcke (durant une partie des années 1845-1846) ;
il y eut cependant des intervalles de calme d'une à
plusieurs semaines. Ces manifestations avaient lieu
principalement à des moments où elle était très
préoccupée ou très appliquée à sa tâche. On remarqua qu'à mesure que le double devenait plus net elle

s'affaiblissait, et, réciproquement, qu'à mesure que le double s'évanouissait, l'être corporel reprenait ses forces. Elle-même était inconsciente de ce qui se passait et n'en avait connaissance que d'après ce qu'on lui disait, elle en était ordinairement instruite par le regard des personnes présentes; jamais elle ne vit l'apparition de son double, pas plus qu'elle ne semblait s'apercevoir de la raideur et de l'inertie qui s'emparaient d'elle dès que son double était vu par d'autres personnes.

« Pendant les dix-huit mois où la baronne Julie de Güldenstubbe eut l'occasion d'être témoin de ces phénomènes et d'entendre les autres en parler, jamais ne se présenta le cas de l'apparition du double à une grande distance, par exemple à plusieurs lieues de la personne corporelle ; quelquefois, cependant, le double apparaissait pendant ses promenades dans le voisinage, quand l'éloignement n'était pas trop grand. Le plus souvent, c'était dans l'intérieur de l'établissement. Tout le personnel de la maison l'avait vu. Le double paraissait être visible pour toutes les personnes, sans distinction d'âge ni de sexe. »

La pauvre institutrice, *atteinte de cette affection depuis l'âge de seize ans,* fut maintes fois forcée de changer de maison, à cause des émotions violentes éprouvées par ses élèves témoins de ce singulier phénomène.

Photographie du double d'un vivant.

M. Pierrart a rapporté, dans *la Revue Spiritualiste*, 1864, page 84 : « M. Gurcio Paulucci, photographe à Chiavari, près de Gênes, prenait le portrait d'un groupe de trois personnes ; après le développement de la plaque, le portrait d'une quatrième personne apparut derrière le groupe; c'était celui du double d'un aide qui s'était tenu quelques instants avant l'exposition de la plaque derrière le groupe, pour faire prendre la pose voulue aux personnes qui le composaient. M. Guido, ingénieur, un ami de M. Paulucci, celui-là même qui communiqua le fait à M. Pierrart, a décrit toutes les manipulations chimiques au moyen desquelles il s'est assuré que l'image se trouvait bien sur le collodion et non, par quelque inadvertance, sur la plaque de verre. »

Communication faite par un vivant, M. Baldwin, de Birmingham, accompagnée de l'apparition de son double. fait relaté par le journal *Human nature*, 1867, page 510.

« Il y a de cela quinze jours, miss Taylor se trouvant à table, chez elle, à prendre le thé avec sa tante et son cousin, elle raconta à ceux-ci qu'elle voyait très distinctement M. Baldwin qui se tenait au coin de la table à laquelle ils étaient assis. A cette occasion, l'apparition ne se manifesta par aucune communication intelligente, si ce n'est pas un sourire. Mais, quelques jours après, les mêmes personnes se trouvant réunies dans une séance spirite, miss Taylor répéta qu'elle voyait M. Baldwin; là-dessus miss Kross, sa cousine, demanda une preuve de son identité. Aussitôt il s'approcha de la table, saisit le bras de miss Taylor, qui était médium écrivain, et écrivit son nom en entier. Miss Kross exigea encore une autre preuve et dit que, si c'était bien lui, qu'il écrivît la demande qu'il lui avait récemment adressée, qu'il répétât les dernières paroles qu'il avait prononcées le soir précédent. Aussitôt elle fut écrite intégralement. »

« Les faits *d'expérimentation* dans cette voie, dit
Aksakof, ne sont pas nombreux, mais ils existent.
Ainsi M. Colman témoigne que la fille du juge
Edmonds, miss Laure, « pouvait parfois, à volonté,
dégager au dehors (extérioriser) son esprit et le faire
apparaître sous sa propre forme, et délivrer ainsi des
messages aux personnes qui lui étaient sympathiques. »

« Miss Mapes, la fille du professeur Mapes, assura
de son côté à M. Colman que « son amie miss Edmonds
lui était apparue et lui avait délivré des messages,
quoiqu'elles fussent séparées l'une de l'autre par une
distance de 20 milles anglais. » M. Colman cite encore
un cas de ce genre. (Voir *Spiritualism in America*, p. 4,
et *Spiritualist*, 1873, p. 470.)

Expériences de W. Crookes.

« *Apparitions lumineuses.*

« Ces manifestations étant un peu faibles exigent,
en général, que la chambre ne soit pas éclairée. J'ai
à peine besoin de rappeler à mes lecteurs que, dans
de pareilles conditions, j'ai pris toutes les précautions
convenables pour éviter qu'on ne m'en imposât par
de l'huile phosphorée ou par d'autres moyens. Bien
plus, beaucoup de ces lumières étaient d'une nature
telle que je n'ai pu arriver à les imiter par des moyens
artificiels.

« Sous les conditions du contrôle le plus rigoureux,
j'ai vu un corps solide, lumineux par lui-même, à
peu près de la grosseur et de la forme d'un œuf de
dinde, flotter sans bruit à travers la chambre, s'élever
par moments plus haut que n'aurait pu le faire aucun

des assistants en se tenant sur la pointe des pieds, et ensuite descendre doucement sur le parquet. Cet objet fut visible pendant plus de dix minutes, et avant de s'évanouir il frappa trois fois la table avec un bruit semblable à celui d'un corps dur et solide.

« Pendant ce temps le médium était étendu sur une chaise longue et paraissait tout à fait insensible.

« J'ai vu des points lumineux jaillir de côté et d'autres se reposer sur la tête de différentes personnes ; j'ai eu réponse à des questions que j'avais faites par des éclats de lumière brillante qui se sont produits devant mon visage et le nombre de fois que j'avais fixé. J'ai vu des étincelles de lumière s'élancer de la table au plafond, et ensuite retomber sur la table avec un bruit très distinct. J'ai obtenu une communication alphabétique au moyen d'éclairs lumineux, se produisant dans l'air, devant moi, et au milieu desquels je promenais ma main. J'ai vu un nuage lumineux flotter au-dessus d'un tableau, » etc.

« Nombre de fois, moi-même et d'autres personnes avons vu une main pressant les touches d'un accordéon, pendant qu'au même moment nous voyions les deux mains du médium qui quelquefois étaient tenues par ceux qui étaient auprès de lui.

« Les mains et les doigts ne m'ont pas toujours paru être solides et comme vivants. Quelquefois, il faut le dire, ils offraient plutôt l'apparence d'un nuage vaporeux condensé en partie sous forme de main. Tous ceux qui étaient présents ne le voyaient pas également bien. Par exemple, on voit se mouvoir une fleur ou quelque autre petit objet, un des assistants verra une vapeur lumineuse planer au-dessus ; un autre découvrira une main d'apparence nébuleuse tandis que d'autres ne verront rien autre chose que la

26

fleur en mouvement. J'ai vu plus d'une fois, d'abord
un objet se mouvoir, puis un nuage lumineux qui
semblait se former autour de lui, et enfin le nuage se
condenser, prendre une forme et se changer en une
main parfaitement faite. A ce moment, toutes les personnes présentes pouvaient voir cette main. Cette
main n'est pas toujours une simple forme, quelquefois elle semble parfaitement animée et très gracieuse ;
les doigts se meuvent et la chair semble être aussi
humaine que celle de toutes les personnes présentes.
Au poignet ou au bras elle devient vaporeuse, et se
perd dans un nuage lumineux.

« Au toucher, ces mains paraissent quelquefois
froides comme de la glace et mortes ; d'autres fois,
elles m'ont semblé chaudes et vivantes, et ont serré
la mienne avec la ferme étreinte d'un vieil ami.

« J'ai retenu une de ces mains dans la mienne, bien
résolu à ne pas la laisser échapper. Aucune tentative
ni aucun effort ne furent faits pour me faire lâcher
prise, mais peu à peu cette main sembla se résoudre
en vapeur, et ce fut ainsi qu'elle se dégagea de mon
étreinte ».

L'écriture directe produite, sans le concours d'une
main apparente, sur du papier, comme les expériences de Crookes avec Mlle Fox ; celles de Zollner et du
docteur Paul Gibier, sur des ardoises, avec Sleede ;
de même que le moulage des mains *fluidiques*, rentrent, d'après les savants que nous citons, dans cette
catégorie.

Ce qui tend encore à prouver cette assertion, c'est
l'empreinte du visage d'Eusapia, obtenue, dans les
mêmes conditions, ces dernières années.

Souvent les observateurs ont constaté que l'apparition n'était que le double du médium. Malgré cela,

ces faits n'infirment pas ceux que nous étudierons à
la fin de ce chapitre.

4ᵉ Catégorie. — « *L'action physique et psychique de
l'homme,* dit Aksakof, *n'est pas confinée à la périphérie
de son corps.* » Les faits qui précèdent et ceux qui
vont suivre affirment cette proposition.

En effet, si nous donnons aux phénomènes animiques la créance qu'ils méritent, nous sommes con-
traints à marcher dans la voie tracée par les savants
qui ont étudié ces faits et qui nous les donnent dans
toute leur exactitude. Mais si, *a priori,* sans réflexion
sérieuse et surtout sans examen, nous rejetons ces
faits, si nous nous obstinons à les croire impossibles,
nous resterons ignorants et jamais nous n'aurons la
satisfaction bien grande que procure la connaissance
des vérités peu connues ou ignorées, mais qui ne
demandent qu'à se révéler.

Quel intérêt auraient ces expérimentateurs consciencieux à soutenir des faits non contrôlés, insuffisamment étudiés ou erronés ? Nous ne saisissons
point leur but : il est donc plus logique d'admettre
leur bonne foi et de croire ce qu'ils affirment.

Nous n'ignorons certes pas que toutes les vérités
ont eu le plus grand mal pour s'implanter, et nous
savons aussi combien la vieille routine est encore
puissante. Et lorsqu'une vérité renverse les dogmes
scientifiques ou les dogmes philosophiques et religieux
elle est toujours mal accueillie. Comment voulez-vous
que les hommes qui ont créé des lois scientifiques,
qu'ils ont crues immuables, détruisent ce qu'ils ont
édifié avec labeur et peine ? Mais, et cela est déjà
arrivé, leurs neveux ou leurs arrière-neveux saperont
ces lois imparfaites et les remplaceront par d'autres

qui, peut-être à leur tour, seront reconnues impuissantes pour expliquer des faits nouveaux.

Nier l'action extracorporelle de l'homme, son objectivité, après les effets qui la justifient, c'est vraiment s'obstiner d'une façon regrettable.

La nature a bien dévoilé quelques-uns de ses secrets, mais il en reste encore d'innombrables à connaître, et ce n'est pas la négation systématique qui réalisera un progrès dans un ordre quelconque de nos connaissances.

Plus que bien d'autres, ces faits, *produit de l'organisme humain*, méritent toute notre attention, car ils nous ouvrent des horizons à peine entrevus d'où nous pouvons tirer des trésors insoupçonnés. Il est donc du devoir des savants modernes de pénétrer ces secrets et de les enseigner comme ils enseignent d'autres connaissances acquises.

Nous avons déjà dit que la forme plus ou moins matérialisée des apparitions, *dans la plupart des cas*, a une grande ressemblance avec le médium, le fait a été maintes fois constaté, et nous devons en conclure que, *le plus souvent*, on se trouve en présence d'un dédoublement du sujet, que ce dédoublement soit partiel ou total.

D'après Aksakof, le premier cas bien constaté se serait produit vers 1855, dans des séances obscures faites par les frères Davenport.

« Au beau milieu de la séance, dit Aksakof, qui s'est bien documenté, un agent de police ouvrit sa lanterne sourde et éclaira la chambre. Alors se passa une scène étrange ; Davenport père se leva en sursaut et déclara, en proie à une vive excitation, qu'il avait vu son fils Ira près de la table en train de jouer sur l'un des tambourins, juste au moment où la chambre venait d'être éclairée, et qu'il l'avait vu revenir à sa chaise. » M. Davenport était exaspéré ; mais quel ne fut pas son étonnement lorsque, « le calme une fois rétabli, une vingtaine des assistants affirmèrent sur leur honneur qu'ils avaient distinctement vu, outre la forme humaine auprès de la table, — le double fantôme d'Ira Davenport, — en même temps le garçon lui-même en chair et en os assis sur sa chaise, entre deux autres personnes. Le fantôme s'était dirigé vers le garçon, mais n'était probablement pas arrivé jusqu'à lui, vu qu'il avait disparu à environ 6 pieds de l'endroit où il était assis. » (Voir *The Davenport Brothers*, a biography par Randolph, Boston, 1869, pp. 198-99 ; cité dans *le Spiritualist*, 1873, pp. 154-470.) Dans ce même livre, nous apprenons comment s'y est pris le professeur Mapes pour s'assurer que les phénomènes physiques étaient produits par les doubles des frères Davenport : « Lorsque, dit-il, la guitare arriva près de moi, je palpai soigneusement la personne que je supposais être le jeune Ira Davenport. Je cherchai à m'assurer de sa présence en passant ma main sur sa forme entière, mais je ne pus le retenir, parce qu'il glissait entre mes mains, s'évanouissait pour ainsi dire le plus aisément du monde. »

« C'est surtout aux vêtements du jeune Davenport que M. Mapes était sûr de l'avoir reconnu dans l'obscurité ; mais à la lumière qui fut immédiatement demandée, on put constater que le jeune Ira était toujours attaché à sa chaise, ainsi que l'avait laissé le professeur. A une séance qui eut lieu chez M. Mapes, ce dernier, aussi bien que sa fille, put encore une fois constater le dédoublement des bras et des manches du vêtement du médium. »

Les mêmes observations ayant été faites sur d'au-

tres médiums, les journaux spirites ont soulevé des
controverses contre l'attribution de ces faits à l'animisme : mais la chose ayant été bien établie, il n'y
avait pas lieu d'aller à l'encontre de l'évidence.

Dans un n° du *Light*, de 1885, au sujet des expériences de M. Crookes avec Mrs Fay, il est dit :

« Attendu que l'expérience dont j'y fais mention,
celle de M. Crookes avec Mme Fays, a été exécutée dans
les conditions de contrôle les plus rigoureuses que la
science puisse exiger, et qu'un cas de dédoublement
s'y est produit, nous devons considérer cette expérience comme une des preuves les plus sérieuses de
la réalité de ce phénomène. M. Cox, qui a pris part à
cette séance, la raconte ainsi dans *le Spiritualist*
(1875, I, p. 151).

« Dans son excellente description de la séance dont
il s'agit, M. Crookes dit qu'une forme humaine entière a été vue par moi ainsi que par d'autres personnes. C'est la vérité. Lorsque l'on me remettait mon
livre, le rideau s'écartait suffisamment pour me permettre de voir la personne qui me le tendait. C'était la
forme de Mme Fay, dans son intégralité, sa chevelure,
sa figure, sa robe de soie bleue, ses bras nus jusqu'au
coude, et portant des bracelets ornés de perles fines.
A ce moment le courant galvanique n'enregistra pas
la moindre interruption, ce qui se serait produit iné-
vitablement si Mme Fay avait dégagé ses mains des fils
conducteurs. Le fantôme apparut au côté du rideau
opposé à celui où se trouvait Mme Fay, à une distance
d'au moins 8 pieds de sa chaise, de sorte qu'il lui eût
été impossible, de toutes manières, d'atteindre le
livre sur le rayon sans être obligée de se dégager des
fils conducteurs. Et, cependant, je le répète, le courant n'a pas subi la moindre interruption.

« Il y a un autre témoin qui a vu la robe bleue et les bracelets. Personne de nous n'a fait part aux autres de ce qu'il avait vu, avant que la séance ne fût terminée; par conséquent, nos impressions sont absolument personnelles et indépendantes de toute influence.

« Les expériences de photographie sont aussi là pour établir le fait du dédoublement. On sait que Katie King ressemblait d'une façon frappante à son médium miss Florence Cook; les portraits que M. Crookes a obtenus de Katie en témoignent à l'évidence.

« Les empreintes produites sur du papier noirci viennent également corroborer le phénomène en question. Mais la démonstration la plus éclatante du dédoublement nous est fournie par les expériences de moulage au moyen de la paraffine.

« J'ai cité l'expérience faite avec M. Eglinton, au cours de laquelle on a obtenu, au moyen de ce procédé, la forme de son pied, pendant que le pied même restait apparent aux yeux des membres de la commission chargée de surveiller l'expérience.

« M. Harrison fait connaître un résultat analogue en mentionnant une autre expérience dans laquelle on a obtenu le moulage des mains du médium. »

« Le docteur espagnol Otero Assévedo rapporte une expérience bien curieuse, qu'il a eu l'occasion de faire. En 1889, il se rendit à Naples, dans le but de vérifier l'authenticité des manifestations qui se produisaient aux séances du médium Eusapia Paladino. M. Assévédo désirait obtenir une empreinte sur terre glaise, dans des conditions absolument inattaquables. Pour cela, il remplit une assiette de terre glaise fraiche. A la fin de la séance réglementaire, comprenant les manifestations habituelles, Eusapia Paladino proposa, de son plein gré, de tenter l'expérience imaginée par le savant espagnol. Elle pria M. Assevédo de placer l'assiette contenant la terre glaise sur une chaise, devant elle, à une distance d'environ 2 mètres, en s'assurant au préalable que la surface de la masse était tout à fait unie. Il la recouvrit ensuite d'un mouchoir. Cela se passait *en pleine lumière*.

« Tout le monde avait les yeux fixés sur Eusapia. Celle-ci avança la main vers l'endroit où se trouvait l'assiette, fit quelques mouvements convulsifs et s'écria : « C'est fait ! » Quand le mouchoir fut enlevé, on constata que sur la terre glaise il y avait l'empreinte, nettement marquée, de trois doigts. (Voir la *Revue spirite*, 1889, p. 587.) Dans les lettres qu'il m'écrivit, M. Assevedo m'a assuré que, pour lui, il n'y avait pas le moindre doute quant à la réalité de ces faits, bien qu'il eût abordé ces séances avec les idées préconçues d'un « matérialiste enragé », selon son expression. »

Les personnes qui ont eu la bonne fortune d'assister au dédoublement de l'organisme humain s'accordent à dire que ces apparitions produisent des effets physiques : coups, attouchements, déplacements, soulèvement et mouvement d'objets divers, etc...

L'expérience remarquable du magnétiseur nègre Lewis avec une personne endormie par ses soins est des plus intéressantes et elle est surtout concluante [1]. Nous en citons ici une partie :

« En février 1856, nous allâmes à Blackheath : il s'y produisit un incident très curieux. Nous étions descendus à un hôtel, et, le soir, dans le salon commun, Lewis magnétisa plusieurs personnes et fit quelques

---

[1] Voir pour tous les détails : *Animisme et Spiritisme*, pages 511 et 512.

expériences frappantes d'électro-biologie, qui intéressèrent vivement l'auditoire.

« Il fut convenu qu'on mettrait une salle à la disposition de Lewis et, le lendemain, la conférence eut lieu. Après les expériences habituelles de magnétisme, qui réussirent à merveille, Lewis procéda à la démonstration de quelques-uns des phénomènes de clairvoyance et de somnambulisme sur la personne d'une jeune fille qu'il n'avait jamais vue auparavant et qui, avec d'autres personnes, avait quitté les rangs du public pour monter sur l'estrade. Après l'avoir plongée dans un profond sommeil, il lui enjoignit d'aller *chez elle* et de rendre compte de ce qu'elle y verrait. Elle se mit d'abord à raconter qu'elle voyait la cuisine, qu'il s'y trouvait deux personnes occupées aux besognes domestiques.

« Croyez-vous pouvoir toucher celle de ces deux personnes qui se trouve la plus rapprochée de vous ?» demanda Lewis.

« Il n'obtint pour toute réponse qu'un murmure inintelligible. Là-dessus, il posa une main sur la tête du sujet et l'autre sur le plexus solaire, et lui dit : «Je veux que vous lui touchiez l'épaule; vous devez le faire, et vous le ferez. » La jeune fille se mit à rire et dit : « Je l'ai touchée ; comme elles sont effrayées ! » S'adressant au public, Lewis demanda si quelqu'un connaissait la jeune personne. Ayant reçu une réponse affirmative, il proposa qu'une députation se rendît au domicile de la jeune fille, afin de s'assurer de l'exactitude de son récit. Plusieurs personnes s'y rendirent, et lorsqu'elles furent de retour, elles confirmèrent en tous points ce que la jeune personne endormie avait raconté, la maisonnée était, en effet, sens dessus dessous et dans une profonde excitation

parce qu'une des personnes qui s'était trouvée dans
la cuisine avait déclaré avoir vu un fantôme et que
celui-ci lui avait touché l'épaule. »

Le docteur Georges Wyld publia, dans *le Light*,
1882, p. 26, le fait suivant :

« J'avais d'excellents rapports d'amitié depuis quinze
ans avec miss J... et sa mère. Ces deux femmes
ont reçu une instruction des plus distinguées et sont
dignes de foi. Le récit qu'elles m'ont fait a été confirmé par l'une des servantes. Quant à l'autre, je n'ai pu
la retrouver.

« C'était quelques années avant notre connaissance.
Miss J... était très assidue à visiter les pauvres. Or, un
jour qu'elle regagnait son domicile, après une tournée
charitable, elle se sentit fatiguée et mal à l'aise à
cause du froid et éprouva le désir d'aller à son retour
se réchauffer auprès du four, dans la cuisine. Au moment précis qui correspondait à celui où cette idée lui
était passée par l'esprit, deux servantes qui étaient
occupées dans la cuisine virent tourner le bouton de
la porte, celle-ci s'ouvrir et livrer passage à miss J...
Celle-ci s'approcha du feu et se chauffa les mains.
L'attention des servantes était attirée par les gants de
chevreau glacé couleur verte que miss J... avait aux
mains. Subitement, devant leurs yeux, elle disparut.
Frappées d'étonnement, elles montèrent précipitam-
ment chez la mère de miss J... et lui firent part de leur
aventure, sans oublier le détail des gants verts.

« La mère en conçut quelque appréhension de mauvais augure, mais elle essaya de tranquilliser les servantes, leur disant que miss J... ne portait que des
gants noirs, qu'elle n'en avait jamais eu de verts, et
que par conséquent leur vision ne pouvait être considérée comme le fantôme de sa fille.

« Une demi-heure après, miss J... en personne faisait son entrée ; elle alla droit à la cuisine et se chauffa devant le feu. Elle avait à ses mains des gants verts, *n'en ayant pu trouver de noirs.* »

L'insuccès de l'expérience du docteur Ferroul tentée il y a quelques années, avec une commission de la Faculté des sciences de Montpellier, dont faisait partie le Professeur Grasset, est certainement dû à un phénomène de cette nature.

Il s'agissait de faire lire, à distance, un billet renfermé dans une boîte ficelée et cachetée, placée dans le cabinet de l'expérimentateur.

Le sujet, influencé par la présence des commissaires, ne fut pas, ce jour-là, en pleine possession de ses facultés psychiques et ne put, comme dans une expérience antérieure, qui avait parfaitement réussi, lire le billet.

Ferroul, certain des facultés de son sujet, insistait pour le faire lire. Après plusieurs tentatives infructueuses, le sujet, agacé, énervé, dit : « Tu veux que je voie, que je lise ?.. Tiens ! » et il fit avec ses mains le mouvement de quelqu'un qui déchire ou arrache quelque chose.

Or, en reprenant la boîte, les commissaires constatèrent que les ficelles avaient été dérangées, que des cachets étaient brisés et que la boîte avait dû être ouverte par un compère, ce qui expliquait le demi-succès de la somnambule : *elle avait lu quelques mots du billet.*

Les membres de cette commission, ignorant ces extraordinaires phénomènes, furent fort convaincus que Ferroul avait voulu les mystifier, ce qu'ils affirmèrent du reste.

Si le Dr Ferroul s'était entouré de toutes les précautions nécessaires, s'il avait fait apposer les scellés aux portes et aux fenêtres avant l'expérience, ces Messieurs de Montpellier auraient été probablement perplexes, en trouvant les cachets des portes et des fenêtres intacts, contrairement à ceux de la boîte.

W. Crookes, parlant des formes et figures de fantômes de cette catégorie, dit ceci :

« Ces phénomènes sont les plus rares de tous ceux dont j'ai été témoin. Les conditions nécessaires pour leur apparition semblent être si délicates, et il faut si peu de chose pour contrarier leur manifestation que je n'ai eu que de très rares occasions de les voir dans des conditions de contrôle satisfaisantes. Je mentionnerai deux de ces cas.

« Au déclin du jour, pendant une séance de M. Home chez moi, je vis s'agiter les rideaux d'une fenêtre, qui était environ à huit pieds de distance de M. Home. Une forme sombre, obscure, demi-transparente, semblable à une forme humaine, fut aperçue par tous les assistants, debout près de la croisée, et cette forme agitait le rideau avec sa main. Pendant que nous la regardions, elle s'évanouit et les rideaux cessèrent de se mouvoir.

« Le cas qui suit est encore plus frappant. Comme dans le cas précédent M. Home était le médium. Une forme de fantôme s'avança d'un coin de la chambre, alla prendre un accordéon, et ensuite glissa dans l'appartement en jouant de cet instrument. Cette forme fut visible pendant plusieurs minutes pour toutes les personnes présentes et en même temps on voyait aussi M. Home. Le fantôme s'approcha d'une dame qui était assise à une certaine distance du reste des assistants, cette dame poussa un petit cri à la suite duquel l'ombre disparut. »

On pourrait croire que, depuis les travaux des personnages que nous avons cités, la question si passionnante du spiritualisme moderne n'intéresse plus les savants.

Le passage suivant du discours de M. le colonel de Rochas, que nous empruntons à *la Paix universelle*, prononcé, pour présenter notre ami G. Delanne, aux auditeurs qui assistaient à sa conférence du dimanche 8 avril dernier, à Grenoble, prouvera qu'on doit croire le contraire.

« Après Charcot et Bernheim, qui s'arrêtèrent prudemment aux états superficiels de l'hypnose, de peur d'être confondus avec les anciens magnétiseurs, d'autres, plus hardis, ne craignirent pas d'avoir recours à leurs procédés traditionnels et retrouvèrent une série d'états profonds qu'ils classèrent d'après des propriétés à peu près constantes chez les sujets sains. De plus, n'ayant reculé devant aucun sacrifice d'argent pour étudier des sujets exceptionnels comme la napolitaine Eusapia Paladino, ils arrivèrent à constater, d'une façon certaine pour eux, non seulement la production de mouvements sans contact qu'on a appelé *l'extériorisation de la motricité*, mais encore *l'extériorisation de la forme*, c'est-à-dire la production *d'ectoplasmes* semblant sortir du corps du sujet et pouvant être vus et touchés pendant quelques secondes ; c'est là le premier degré des matérialisations dont va vous entretenir M. Delanne.

« Les résultats publiés par ces hommes, dont le nom seul était une garantie, finirent par émouvoir les princes de la science officielle. Un nouveau groupe se forma, au cours de l'été passé à Paris, pour vérifier encore leurs observations et tâcher de faire un nouveau pas dans la route qu'ils avaient ouverte.

« Ce groupe, dont faisaient partie MM. D'Arsonval, Curie, Branly, Bergson, Brissaud et Gilbert Ballet, tint avec Eusapia treize séances, du 8 juin au 15 juillet 1905, et obtint tous les phénomènes que nous avions constatés cinq ans auparavant, tout près d'ici, dans ma maison de campagne de l'Aguélas, avec une commission composée de MM. Sabathier, doyen de la Faculté des Sciences de Montpellier; Maxwel, avocat général à Bordeaux ; Dariex, docteur en médecine, et de deux docteurs ès sciences, le comte de Grammont et le baron de Watteville.

« Je viens de recevoir le compte-rendu sténographié de ces séances, où l'on a pris toutes les précautions et employé tous les procédés d'enregistrement en usage dans les laboratoires de physique. Vous pouvez juger de l'impression produite sur ces personnages, plutôt sceptiques au début, par ce fait qu'ils viennent d'obtenir du Gouvernement l'autorisation d'une loterie de quatre millions, dont le produit sera destiné à fonder à Paris un Institut pour l'étude des phénomènes de psychologie parmi lesquels on classe, sous le nom de *métapsychisme*, ceux dont je viens de vous parler.

« Dès qu'ils auront l'estampille officielle, dès qu'on paiera des savants pour les étudier et les enseigner, ils prendront certainement un essor analogue à celui dont nous avons été témoins pour l'électricité. Nos enfants les accepteront aussi facilement que nous acceptons aujourd'hui la télégraphie sans fil et le transport de la force ; j'espère qu'ils rendront alors justice à ceux qui, comme Delanne et Richet, n'ont pas craint de marcher à l'avant-garde pour explorer des régions dangereuses ou inconnues. »

SPIRITISME

Les faits qui précèdent démontrent que, dans certaines conditions physiques particulières, un médium peut inconsciemment s'extérioriser partiellement ou totalement.

Nous avons vu que des personnes vivantes éloignées du lieu des expériences ont pu, *par leur double*, manifester leur présence par des coups frappés, des attouchements et des apparitions : *Hallucinations véridiques :* jolis mots, bien trouvés!...

Ces phénomènes laissent supposer que des faits de même nature peuvent être produits par des êtres indépendants, en dehors du médium et d'autres personnes vivantes.

L'animisme nous indique, ce nous semble, que la désagrégation du corps ne peut porter atteinte à ce *double* qui, quoique étant constitué par une sorte de matière, n'est certes pas celle qui frappe ordinairement nos sens.

L'*être intérieur* de l'homme qui traverse la matière la plus grossière mieux que les rayons lumineux peut, définitivement séparé de sa prison de chair, subsister et prouver sa surexistence en puisant chez les vivants les forces semi-matérielles nécessaires : ce sont alors des faits spirites qui se produisent.

Constater un fait, c'est facile; l'expliquer, c'est une autre affaire, car le sujet dont nous nous occupons est trop complexe et son étude présente de grandes difficultés. Afin de ne pas se tromper sur son interprétation, il ne faut pas s'enthousiasmer et procéder comme pour les recherches de physique ou de chimie.

Ce n'est pas parce qu'un observateur constatera la

formation d'un *être fluidique* qu'il doit conclure qu il a sous les yeux l'esprit d'un mort. Le cas peut assurément se présenter, comme nous le verrons dans la suite, mais plus on verra de matérialisations, plus on constatera qu'elles sont du domaine de l'animisme, et c'est pourtant ces phénomènes animiques qui nous amèneront à saisir les faits spirites, à les comprendre.

Les phénomènes physiques que nous connaissons prouvent que ces phénomènes médianimiques sont les avant-coureurs de faits transcendants, de faits intellectuels qui déroutent ceux qui veulent malgré tout les attribuer à de simples effets psycho-physiques.

L'animisme est le trait d'union du spiritisme, et quoique les effets réellement dus à ce dernier soient rares, ils sont cependant assez nombreux pour le justifier et pour inciter les savants à faire de sérieuses recherches.

Les sceptiques, *et ils sont nombreux*, soutiendront que les phénomènes que nous passons en revue sont illusoires, que tout est le résultat de l'action consciente ou inconsciente du cerveau, ou bien que les personnes crédules s'imaginent voir ce qui n'existe réellement pas, ou qu'elles sont dupes d'habiles tricheurs.

Il est possible que des personnes impressionnables voient ce qui n'est pas — nous l'avons constaté souvent; — mais lorsque tous les assistants perçoivent la même chose et que tous s'accordent sur les plus petits détails, peut-on penser que ce résultat est le fruit de l'hallucination collective? A la rigueur, on peut admettre cela, mais quand des appareils de physique enregistrent les faits, quand une plaque photographique conserve l'image de ce que les assistants ont vu, peut-on alors attribuer le phénomène à l'hallucination?

Si notre système nerveux, plus ou moins irritable, nous prédispose à l'auto-suggestion, aux hallucinations, les appareils enregistreurs qui, eux, n'ont pas de nerfs, sont-ils dans le même cas et peuvent-ils se laisser tromper, s'illusionner?

Nous pensons qu'il serait plus sage de repousser de notre esprit cette tendance à la négation, inhérente à l'être humain cultivé, qui toujours a retardé le progrès.

Si des hommes éminents, après de longues et patientes investigations, ont affirmé hardiment ce qu'ils avaient appris dans la question brûlante que nous soutenons, c'est qu'ils étaient scientifiquement sûrs de ne pas s'être trompés, et nous devons, si nous ne voulons pas faire tort à notre intelligence, ne pas les prendre pour des naïfs ou pour des imposteurs.

Nous espérons que les observations qui vont suivre encourageront les chercheurs de bonne foi à entreprendre les recherches des pionniers de cette nouvelle science qui, plus connue, améliorera fatalement le genre humain.

A sa mort, le célèbre auteur Charles Dickens avait laissé son roman *Edwin Drood* inachevé. Le médium James, ouvrier mécanicien, sans éducation et sans instruction, termina ce roman, et les juges les plus compétents ne purent trouver la moindre différence entre la production du médium et celle de Dickens vivant.

« Je tiens à donner quelques détails, dit Aksakof, sur cette production unique dans les annales de la littérature.

« Quand le bruit se répandit que le roman de Dickens allait être terminé par un procédé aussi extraordinaire, aussi inusité, *le Springfield Dail Union* envoya l'un de ses collaborateurs à Brattleborough (Vermont) où habitait le médium, pour s'enquérir, sur place, de tous les détails de cette étrange entreprise littéraire. Voici quelques extraits du compte-rendu en huit colonnes publié par ce journal, le 26 juillet 1873, reproduit d'abord par *le Banner of Light* et ensuite partiellement par *le Spiritualist* de 1873, page 322, auquel nous les empruntons : « Il (le médium) est né à Boston ; à l'âge de quatorze ans, il fut placé en apprentissage chez un mécanicien, métier qu'il pratique encore aujourd'hui ; de sorte que son instruction scolaire s'est terminée à l'âge de treize ans. Bien qu'il ne fût ni inintelligent, ni illettré, il ne manifestait aucun goût pour la littérature et ne s'y était jamais intéressé.

« Jusqu'alors il n'avait jamais tenté de faire passer dans un journal quelconque le moindre article. Tel est l'homme qui prit en main la plume de Charles Dickens pour continuer : *The Mystery of Edwin Drood* et qui a presque terminé cette œuvre.

« Je fus assez heureux pour être la première personne à qui il ait fait part lui-même de tous les détails, la première qui ait examiné le manuscrit et en ait fait des extraits.

« Voici comment les choses se sont passées. Il y avait dix mois, un jeune homme, le médium, que je désignerai pour être bref par l'initiale A (car il n'a pas encore voulu divulguer son nom), avait été invité par ses amis à se mettre à une table pour prendre part à une expérience spirite. Jusqu'à ce jour, il avait toujours raillé les « miracles spirites », les considérant comme des supercheries, sans se douter qu'il possédait lui-même des dons médianimiques. A peine la séance est-elle commencée que l'on entend des coups rapides et que la table, après des mouvements brusques et désordonnés, se renverse sur les genoux de M. A... pour lui faire voir qu'il est le médium. Le lendemain soir on l'invite à prendre part à une deuxième séance; les manifestations furent encore plus accentuées, M. A... tomba soudainement en transe, saisit un crayon et écrivit une communication signée du nom de l'enfant de l'une des personnes présentes, dont M. A... ne soupçonnait pas l'existence. Mais les détails de ces expériences ne sont pas d'un intérêt particulier à cette place.

« Vers la fin du mois d'octobre 1872, au cours d'une séance, M. A... écrivit une communication adressée à lui-même et signée du nom de Charles Dickens, avec la prière d'organiser pour lui une séance spéciale, le 15 novembre.

« Entre octobre et la mi-novembre, de nouvelles communications lui rappelèrent à plusieurs reprises cette demande.

« La séance du 15 novembre qui, d'après les indications reçues, fut tenue dans l'obscurité, en présence de M. A... seulement, eut pour résultat une longue communication de Dickens, qui exprimait le désir de terminer par l'intermédiaire du médium son roman inachevé.

« Cette communication apprenait que Dickens avait longtemps cherché le moyen d'atteindre ce but, mais que jusqu'à ce jour il n'avait pas trouvé de sujet apte à accomplir pareille tâche. Il désirait que la première dictée se fît la veille de la Noël, soirée qu'il affectionnait particulièrement, et il priait le médium de consacrer à cette œuvre tout le temps dont il pouvait disposer sans porter préjudice à ses occupations habituelles... Bientôt il devint évident que c'était la main du maître qui écrivait, et M. A... accepta avec plus de bonne volonté cette étrange situation. Ces travaux, exécutés par le médium, en dehors de ses occupations professionnelles, qui lui prenaient dix heures chaque jour, produisirent, jusqu'en juillet 1873, douze cents feuillets de manuscrits, ce qui représente un volume *in-octavo* de quatre cents pages. »

« En faisant la critique de cette nouvelle partie du roman, le correspondant du *Springfield Daily Union* s'exprimait ainsi :

« Nous nous trouvons ici en présence de tout un groupe de personnages dont chacun a ses traits caractéristiques, et les rôles de tous ces personnages doivent être soutenus jusqu'à la fin, ce qui constitue un travail considérable pour qui de sa vie n'a écrit trois pages sur n'importe quel sujet : aussi sommes-nous surpris de constater, dès le premier chapitre, une ressemblance complète avec la partie éditée de ce roman. Le récit est repris à l'endroit précis où la mort de l'auteur l'avait laissé interrompu, et ce, avec une concordance si parfaite que le critique le plus exercé, qui n'aurait pas connaissance de l'endroit de l'interruption, ne pourrait dire à quel moment Dickens a cessé d'écrire le roman de sa propre main. Chacun des personnages du livre continue à être aussi vivant, aussi typique, aussi bien tenu dans la seconde partie que dans la première. Ce n'est pas tout. On nous présente de nouveaux personnages (Dickens avait coutume d'introduire de nouveaux acteurs jusque dans les dernières scènes de ses œuvres), qui ne sont pas du tout des doublures des héros de la première partie ; ce ne sont pas des mannequins, mais des caractères pris sur le vif, de véritables créations. Créés par qui ?

« Le correspondant continue : « Voici plusieurs
détails d'un incontestable intérêt. En examinant le
manuscrit, je trouvai que le mot *traveller* (voyageur)
était écrit partout avec deux *l*, comme c'est l'usage en
Angleterre, alors que chez nous, en Amérique, on ne
met généralement qu'une seule *l*.

« Le mot *coal* (charbon) est partout écrit *coals*, avec
une *s*, ainsi qu'on le fait en Angleterre. Il est intéressant aussi de noter, dans l'emploi des majuscules, les
mêmes particularités que l'on peut observer dans les
manuscrits de Dickens ; par exemple lorsqu'il désigne
M. Grewgious, comme étant *an angular man* (un
homme anguleux). Remarquable aussi la connaissance
topographique de Londres, dont l'auteur mystérieux fait
preuve dans plusieurs passages du livre. Il y a aussi
beaucoup de tournures de langage usitées en Angleterre, mais inconnues en Amérique. Je mentionnerai
aussi le changement subit du temps passé en temps
présent, surtout dans un récit animé, transition très
fréquente chez Dickens, surtout dans ses derniers ouvrages. Ces particularités, et d'autres encore qu'on
pourrait citer, sont de mince importance, mais c'est
avec de pareilles bagatelles qu'on eût fait échouer
toute tentative de fraude. »

« Et voici la conclusion de l'article cité : « J'arrivai
à Brattleborough avec la conviction que cette œuvre
posthume ne serait qu'une bulle de savon qu'il serait
aisé de crever. Après deux jours d'examen attentif, je
repartis, et, je dois l'avouer, j'étais indécis. Je niai
d'abord comme chose impossible, — comme chacun le
ferait après examen, — que ce manuscrit eût été écrit
par la main du jeune médium M. A...; il me dit n'avoir
jamais lu le premier volume, détail insignifiant à mon
sens, car je suis parfaitement convaincu qu'il n'était

pas capable d'écrire une seule page du second volume.
Ceci n'est pas pour offenser le médium, car il n'y a
pas beaucoup de personnes en état de reprendre une
œuvre inachevée de Dickens !

« Je me vois, par conséquent, placé dans cette alter-
native : ou un homme de génie quelconque a employé
M. A... comme instrument pour présenter au public
une œuvre extraordinaire, d'une manière également
extraordinaire, ou bien ce livre, ainsi que le prétend
son invisible auteur, est en effet écrit sous la dictée
de Dickens lui-même. La seconde supposition n'est
guère plus merveilleuse que la première. S'il existe à
Vermont un homme inconnu jusqu'à présent, capable
d'écrire comme Dickens, il n'a certes aucun motif
d'avoir recours à un semblable subterfuge. Si, d'autre
part, c'est Dickens lui-même « qui parle, bien qu'étant
mort », à quelles surprises ne devons-nous pas nous
préparer ? J'atteste, en tout honneur, que, ayant eu
toute latitude d'examiner librement toutes choses, je
n'ai pu trouver la moindre trace de tromperie, et, si
j'avais le droit de publier le nom du médium auteur,
cela suffirait pour dissiper tous soupçons aux yeux
des personnes qui le connaissent, si peu que ce soit. »

M. J.-P. Barkas, de Newcastle, membre de la
Société de géologie, publia dans le Light, 1885,
pages 85 et suivantes, une série d'articles sous ce
titre : « Réponses improvisées à des questions scientifiques, par un médium-femme d'une éducation
ordinaire. »

« En 1875, je fus invité à prendre part à une série
de séances qui devaient se tenir dans l'appartement
modeste d'une jeune dame, médium non profession-
nel, demeurant Newcastle-on-Tyne. Toutes les questions s'inscrivaient dans un cahier au moment même

de la pose, et le médium y écrivait immédiatement les
réponses. Tous ces cahiers se trouvent chez moi, et je
les tiens à la disposition de toute personne qui désire-
rait les voir.

« Voici le problème principal qui se présente dans
ce cas : une femme d'instruction ordinaire a donné
des réponses à diverses questions scientifiques soigneusement élaborées au cours de trente-sept soirées,
la séance se prolongeant trois heures chaque fois ; ces
réponses sont telles que probablement il ne se trouve
pas un homme en Angleterre qui pourrait en faire
autant, c'est-à-dire donner des réponses aussi précises,
dans les mêmes conditions, à toutes les questions qui
ont été posées.

« Un compte-rendu détaillé de ces séances, une
autobiographie du médium, ainsi que des exemples de
ces questions, avec les réponses, se trouvent dans le
Psychological Review de 1878 (t. I, p. 215).

« Il ne faut pas perdre de vue que le médium est une
dame d'instruction médiocre, qu'elle était entourée de
personnes qui l'observaient avec attention, que les
questions étaient inscrites et lues à haute voix, séance
tenante, que les réponses étaient écrites par la main du
médium dans ce même cahier, très rapidement, qu'elles
étaient improvisées, sans la moindre correction ultérieure ; il ne faut pas oublier non plus que ces questions se rapportaient à divers sujets scientifiques et
autres, généralement peu familiers aux femmes ; que
le médium, à son aveu, est complètement ignorant en
ces matières ; qu'elle écrivait automatiquement, sans
se rendre compte si ses réponses étaient justes. Les
personnes qui la connaissaient intimement assurent
qu'elle n'avait jamais eu de goût pour les sciences, et
qu'elle n'avait jamais lu de livres scientifiques. »

Le général-major A. W. Drayson fit paraître, dans *le Light*, en 1884, les observations suivantes, sous le titre *Solution of Scientific Problems by Spirits*.

« Ayant reçu de M. Georges Stock une lettre me demandant si je pouvais citer, ne fut-ce qu'un exemple, qu'un esprit ou un soi-disant esprit aurait résolu, séance tenante, un de ces problèmes scientifiques qui ont embarrassé les savants du siècle dernier, j'ai l'honneur de vous communiquer le fait suivant, dont j'ai été témoin oculaire

« En 1871, William Herschel découvrit que la planète Uranus et ses satellites du système solaire parcourent leurs orbites d'orient en occident. J.-F. Herschel dit dans ses *Esquisses astronomiques :* « Les orbites de ces satellites présentent des particularités tout à fait inattendues et exceptionnelles, contraires aux lois générales qui régissent les corps du système solaire. Les plans de leurs orbites sont presque perpendiculaires à l'écliptique, faisant un angle du 70° 58' et ils les parcourent d'un mouvement *rétrograde*, c'est-à-dire que leur révolution autour du centre de leur planète s'effectue de l'est à l'ouest, au lieu de suivre le sens inverse. »

« Lorsque Laplace émit cette théorie, que le soleil et toutes les planètes se sont formés aux dépens d'une matière nébuleuse, ces satellites étaient une énigme pour lui.

« L'amiral Smyth mentionne dans son *Cycle céleste* que le mouvement de ces satellites, à la stupéfaction de tous les astronomes, est rétrograde, contrairement à celui de tous les autres corps observés jusqu'alors.

« Dans la *Gallery of Nature*, il est également dit que les satellites d'Uranus décrivent leur orbite de l'est à l'ouest, anomalie étrange, qui forme exception dans le système solaire.

« Tous les ouvrages sur l'astronomie publiés avant 1860 contiennent le même raisonnement au sujet des satellites d'Uranus.

« De mon côté, je ne trouvai aucune explication à cette particularité; pour moi, c'était un mystère, aussi bien que pour les écrivains que j'ai cités.

« En 1858, j'avais comme hôte, dans ma maison, une dame qui était médium, et nous organisâmes des séances quotidiennes.

« Un soir, elle me dit qu'elle voyait à côté de moi une personne qui prétendait avoir été, pendant sa vie terrestre, un astronome.

« Je demandai à ce personnage s'il était plus savant à présent que lors de son existence terrestre. — « Beaucoup plus », répondit-il.

« J'eus l'idée de poser à ce soi-disant esprit une question, afin d'éprouver ses connaissances : « Pouvez-vous me dire, lui demandai-je, pourquoi les satellites d'Uranus font leur révolution de l'est à l'ouest, et non de l'ouest à l'est ? »

« Je reçus immédiatement la réponse suivante:

« Les satellites d'Uranus ne parcourent pas leur orbite de l'orient à l'occident ; ils tournent autour de leur planète de l'occident à l'orient, dans le même sens que la lune tourne autour de la terre. L'erreur provient de ce que le pôle sud d'Uranus était tourné vers la terre au moment de la découverte de cette planète ; de même que le soleil, vu de l'hémisphère austral, semble faire son parcours quotidien de droite à gauche, et non de gauche à droite, les satellites d'Uranus se mouvaient de gauche à droite, ce qui ne veut pas dire qu'ils parcouraient leur orbite de l'orient à l'occident. »

« En réponse à une autre question que je posai, mon interlocuteur ajouta :

« Tant que le pôle sud d'Uranus était tourné, pour un observateur terrestre, les satellites semblaient se déplacer de gauche à droite, et l'on en conclut, par erreur, qu'ils allaient de l'orient à l'occident ; cet état de choses a duré environ quarante-deux ans. Quand le pôle nord d'Uranus est tourné vers la terre, ses satellites parcourent leur trajet de droite à gauche, et toujours de l'occident à l'orient. »

« Je demandai là-dessus comment il a pu se faire que l'erreur n'a pas été reconnue quarante-deux ans après la découverte de la planète Uranus par W. Herschel ?

« Il me fut répondu : « C'est parce que, dans la règle, les hommes ne font que répéter ce qu'ont dit les autorités qui les ont précédés ; éblouis par les résultats obtenus par leurs prédécesseurs, ils ne se donnent pas la peine de réfléchir. »

« Guidé par cet enseignement, je me mis à résoudre le problème géométriquement, et je m'aperçus que l'explication en était très exacte, et la solution fort simple. En conséquence, j'écrivis sur cette question un traité qui fut publié dans les Mémoires de l'Institution royale d'artillerie en 1859.

« En 1862, je donnai cette même explication de la prétendue énigme dans un petit ouvrage sur l'astronomie : *Common Sights in the Heavens* (Coup d'œil dans les cieux) ; mais l'influence de « l'opinion autorisée » est si funeste que de nos jours seulement les écrivains qui s'occupent d'astronomie commencent à reconnaître que le mystère des satellites d'Uranus doit probablement être attribué à la position de l'axe de cette planète.

« Au printemps de l'année 1859, j'eus encore une fois l'occasion, par l'entremise du même médium, de converser avec la personnalité qui se donnait pour le même esprit ; je lui demandai s'il pouvait m'éclairer sur un autre fait astronomique encore inconnu. Je possédais alors un télescope avec un objectif de 4 pouces et d'une distance focale de 5 pieds. J'appris que la planète Mars avait deux satellites que personne n'avait encore vus et que je pourrais découvrir, dans des conditions favorables. Je saisis la première occasion qui se présenta pour faire des observations dans ce but, mais je ne découvris rien. Je fis part de cette communication à trois ou quatre amis avec lesquels je faisais des expériences spiritiques, et il fut décidé que nous garderions le silence sur ce qui s'était passé, car nous ne possédions aucune preuve à l'appui des allégations de mon interlocuteur, et nous risquions de nous exposer à la risée générale.

« Pendant mon séjour dans les Indes, je parlai de ces révélations à M. Sinnett, je ne puis dire exactement à quelle époque. Dix-huit ans plus tard, en 1877, ces satellites furent découverts par un astronome, à Washington. »

M. Hartmann nous dit :

« Seul, un médium qui sait écrire peut produire de l'écriture automatique ou de l'écriture à distance » (sans l'aide de la main) (p. 49).

« Il est évident que les enfants à la mamelle ne savent pas écrire et que, s'ils écrivent, c'est une preuve concluante que nous nous trouvons en présence d'une action intelligente qui est au-dessus et en dehors de l'organisme de l'enfant. Or, il existe dans les annales du spiritisme plusieurs exemples de ce genre.

« Il est regrettable seulement qu'on n'ait pas prêté plus d'attention à ces phénomènes et que des expériences suivies, bien organisées, n'aient pas été faites dans ce but. Nous n'avons à recueillir que des observations faites occasionnellement, de simples mentions ; mais, toutes brèves qu'elles soient, elles n'en présentent pas moins pour nous un intérêt capital.

« Le premier fait de ce genre est cité dans le livre de Capron, *Modern Spiritualism*, page 210 ; il s'est produit en 1850, et Capron le raconte ainsi :

« Dans notre cercle intime, raconte M. Leroy Sunderland, jamais aucune des questions posées n'est restée sans réponse. Ces réponses s'obtenaient ordinairement par notre fille Mme Marguerite Cooper, et quelquefois par sa fille, notre petite-fille, qui n'avait que deux mois. Pendant que je tenais l'enfant dans mes bras, aucune autre personne ne se trouvant à côté, nous obtenions des réponses au moyen de coups frappés, que nos correspondants invisibles disaient se produire par ce médium. »

« J'emprunterai à l'ouvrage de Mrs. Hardingue : *Modern American Spiritualism*, l'exemple suivant :

« S'apercevant que les phénomènes spirituques devenaient de plus en plus fréquents à Waterford, près de New-York, les pasteurs protestants de l'endroit s'adressèrent au général Bullard, le priant d'examiner cette affaire en compagnie de quelques autres citoyens, afin de mettre fin à ce scandale. La commission formée à cet effet se rendit chez M. Attwod, dans la maison duquel, suivant les rumeurs, des choses étonnantes étaient produites par la médiumnité de son enfant. Les membres de la commission reçurent bon accueil et furent introduits dans une pièce où ils

virent l'enfant qui s'amusait avec des jouets. L'arrivée des visiteurs ne semblait aucunement lui sourire,
mais les bonbons eurent vite raison de sa mauvaise
humeur, et il se laissa installer sur une chaise élevée,
près de la table. Bientôt ce lourd meuble se mit en
mouvement, les visiteurs furent déplacés avec leurs
sièges, des coups violents se firent entendre, et, par
leur moyen, on obtint diverses communications qui
semblaient émaner de parents des personnes présentes. Entre autres, le frère défunt du général Bullard manifesta le désir de communiquer.

« Afin de contrôler le phénomène, le général
pensa :

« Si c'est vraiment mon frère, qu'il approche de
moi cet enfant avec la chaise. »

« Quel ne fut pas son étonnement et celui de tous
les assistants, lorsque la chaise sur laquelle se trouvait l'enfant en face du général, à l'autre bout de la
table, fut soulevée avec l'enfant, et, faisant un demi-
tour, vint se poser doucement à côté de lui. Le géné-
néral était seul à comprendre le sens de cette action,
et, à la grande confusion des membres de la commission, il s'écria, sous l'impulsion d'un sentiment irrésistible : « Je jure que tout cela est vrai ! »

« Un des exemples les mieux constatés de la médiumnité des enfants nous est fourni par le fils de
Mme Jencken (miss Kate Fox), chez lequel les premières manifestations se produisirent quand il n'avait
encore que *deux mois*. Nous en trouvons l'exposé dans
le Spiritualist de 1873, page 425.

« Un dimanche, le 16 novembre 1873, d'intéressants
phénomènes spirites se sont produits dans la maison
de M. Jencken, qui nous communique ce qui suit :

« Revenant d'une excursion à Blackeath, où je m'é-

tais rendu avec ma femme, j'apprends de la nourrice
qui avait la garde de l'enfant que d'étranges choses
s'étaient passées pendant notre absence : des chucho-
tements s'étaient fait entendre au-dessus du lit de
l'enfant, des pas avaient raisonné par toute la chambre. La nourrice fit venir la femme de chambre, et
toutes les deux affirmèrent avoir entendu des voix et
le frou-frou des vêtements.

« Ces témoignages sont d'autant plus précieux que
ni l'une ni l'autre ne connaissait la puissance médium-
nique de ma femme. Le jour même de mon arrivée,
pendant que je tenais l'enfant dans mes bras, en l'absence de ma femme, des coups se firent entendre,
preuve évidente des facultés médiumniques de cet
enfant. »

« Une semaine plus tard, M. Jencken faisait au *Spiritualist* la communication suivante : « Le développement des facultés médiumniques de notre enfant
continue toujours. La nourrice raconte avoir vu, hier
soir, plusieurs mains faisant des passes au-dessus du
bébé. »

« Ce cas est particulièrement intéressant au point
de vue de la théorie de M. Hartmann, qui devra nous
expliquer comment un magnétiseur de deux mois,
partant inconscient, peut suggérer à sa nourrice l'hallucination des mains faisant des passes autour de
lui !...

« A cinq mois et demi, l'enfant commença à écrire.
Nous retrouvons les renseignements suivants à ce
sujet dans le journal *Medium and Daybreak* (8 mai
1874) :

« A la première page de ce numéro, sous le titre :
« Merveilleuses facultés médiumniques d'un enfant, »
nous lisons ce fac-similé : « J'aime cet enfant. Que

Dieu le bénisse. Je conseille à son père de rentrer dans tous les cas lundi à Londres. Suzanne. » En dessous de la signature se trouve la mention suivante: « Ces paroles sont écrites de la main d'un petit enfant de M. Jencken, quand il était âgé de cinq mois et quinze jours. Nous étions présents et nous avons vu comment le crayon a été placé dans la main de l'enfant par la même force invisible qui a conduit sa main. » Suivent les signatures : Wason, K. F., Jencken et une croix faite de la main de M\ :sup:me Mc. Carty, illettrée, la nourrice qui tenait l'enfant sur ses genoux.

« Je citerai encore le témoignage suivant de M. Wason, publié dans le même numéro.

« Les époux Jencken étaient venus de Londres à Brighton pour la santé de la mère et de l'enfant.

« Le 6 mars, jour en question, il n'y avait pas plus de trois qu'ils étaient arrivés, j'étais leur hôte à cette époque, ou, pour mieux dire, nous occupions un logement commun. La santé de M\ :sup:me Jencken et de son enfant s'était visiblement améliorée, mais M. Jencken se sentait, au contraire, indisposé : il était en proie à des maux de tête accompagnés de névralgies et souffrait de plus en plus de l'estomac et des organes digestifs.

« Je mettais sa maladie sur le compte de ses déplacements continuels entre son appartement de Londres (à Temple) et Brigthon, ce qui lui faisait quotidiennement un parcours de 105 milles et, pour la durée entière de sa villégiature, c'est-à-dire quatre mois, pas moins de 8.000 milles. M. Jencken ne partageait pas mon avis sur les causes de sa maladie et consulta un médecin allemand de ses amis, qui lui donna raison contre moi, de sorte que je dus abandonner l'espoir de le faire convaincre que ses voyages quotidiens en chemin de fer, en omnibus et en cabs lui étaient funestes.

« C'était donc le 6 mars, vers une heure de l'après-midi ; la nourrice était assise, tenant l'enfant sur ses genoux, dans le salon, auprès de la cheminée ; j'écrivais à une table, tout près, et Mme Jencken se trouvait dans la pièce voisine ; la porte était ouverte. Tout à coup la nourrice s'écria : « L'enfant tient un crayon dans sa main ! » Elle n'ajouta pas que ce crayon avait été placé dans la main de l'enfant par une force invisible : je n'y fis donc aucune attention, sachant par expérience avec quelle force un enfant vous prend quelquefois par le doigt, et continuai à écrire. Mais la nourrice s'exclama immédiatement avec plus d'étonnement encore : « L'enfant écrit! » ce qui intrigua Mme Jencken, qui alla dans la chambre.

« Je me levai aussitôt et regardai par-dessus l'épaule de Mme Jencken, et je vis, en effet, que l'enfant tenait un crayon dans sa main et que celle-ci reposait sur le bout de papier avec la communication dont nous prîmes par la suite une photographie.

« Je dois dire ici que « Suzanne » était le nom de ma femme défunte, qui, de son vivant, aimait beaucoup les enfants et dont l'esprit (ainsi que nous le supposions) s'était maintes fois manifesté au moyen de coups frappés et d'écriture automatique par l'intermédiaire de Mme Jencken ; avant son mariage, cette dernière portait le nom, bien connu dans le monde spirite, de Kate Fox, et c'est dans sa famille que se produisirent, dans les environs de New-York, les coups frappés de Rochester, qui inaugurèrent le mouvement spiritualiste de notre siècle.

« Quant au conseil de Suzanne, enjoignant à M. Jencken de *rentrer lundi à Londres*, les lecteurs l'apprécieront à sa juste valeur, lorsqu'ils sauront qu'après avoir suivi ce conseil et cessé ses déplacements continuels il se sentit rapidement guéri et redevint aussi bien portant et robuste qu'auparavant.

« Agréez, etc.

« JAMES WASON, solicitor.

« Wason's Buildings, Liverpool. »

Pour les observateurs superficiels, les cas qui précèdent pourraient être attribués à la même cause qui influençait le petit prodige observé par les docteurs Quintard et Tesson et dont la communication fut faite à la Société de Médecine d'Angers en 1894.

A l'âge de cinq ans Ludovic X... sait calculer comme Jacques Inaudi ; il touche du piano ; il parle les langues vivantes que sa mère connaît ; il voit, sans regarder, ce que celle-ci parcourt seulement des yeux, etc.

Mais, éloigné de sa mère, l'enfant n'est pas plus avancé que ceux de son âge : il ne sait plus rien.

Cette suggestion mentale se produisait à l'insu de Mme X... et, quoique la chose fût déjà extraordinaire, il n'y avait rien de supra-naturel, ce qui n'est pas le cas des faits que nous donnons ici.

Notre étude n'étant pas exclusivement consacrée à ces phénomènes, nous ne pouvons donner les principaux cas prouvant par A+B les rapports effectifs des trépassés avec les vivants, mais nous engageons les personnes désireuses de se documenter plus amplement de s'adresser aux ouvrages spéciaux.

Nous recommandons tout particulièrement les livres de l'ingénieur G. Delanne, qui est, à notre point de vue — nos relations nous permettent de le juger

en connaissance de cause — l'auteur français actuel —
le plus compétent.

Delanne traite avec une égale autorité la question
scientifique et la question philosophique, et nous ne
saurions trop engager à le lire.

Les quelques extraits suivants sont puisés dans son
ouvrage *Recherches sur la Médiumnité*.

Au sujet de l'identité de feu Georges Pelham,
Delanne dit :

« La publication dans les *Proceedings* du cas de
Georges Pelham a produit une profonde sensation
parmi les psychologues, car c'est la première fois que
la possibilité de la communication avec les Esprits
était affirmée catégoriquement par le Dr R. Hodgson,
qui s'était jusque-là montré réfractaire à cette interprétation des phénomènes constatés dans les séances
spirites. Ce n'est pas que cette observation soit beaucoup plus probante que beaucoup d'autres faites par
les spirites, mais elle a été relatée avec une si grande
minutie de détails, avec une si entière préoccupation
d'impartialité, et avec une rigueur si absolue que les
conclusions qui en ressortent ont pris immédiatement
une haute importance. »

« Cette personnalité, qui se manifestait si clairement,
était celle d'un avocat et écrivain, mort depuis peu
de temps, le 17 février 1892, à l'âge de 32 ans, et bien
connu du Dr Hodgson.

Dans les *Proceedings* il est désigné sous le pseudonyme de Georges Pelham ou, par abréviation, G. P.,
Georges Pelham écrivait dans *le Sun* et avait publié
deux ouvrages qui avaient reçu le meilleur accueil des
autorités compétentes. Il faisait partie de la *Société
de Recherches psychiques*, et l'intérêt qu'il portait à ces
études venait plutôt de sa largeur d'esprit que d'une

tendance à croire aux phénomènes surnormaux. Souvent il avait discuté avec M. Hodgson la possibilité d'une survivance après la mort, et s'il admettait qu'on pût concevoir une vie future, il ne pouvait accepter que l'on y crût. Il s'engagea même, dans le cas où il mourrait le premier, à faire *tout ce qui lui serait possible* pour démontrer à son ami la persistance de l'individualité dans l'au delà.

« Le 17 mars 1888, Georges Pelham avait assisté une seule fois à une séance de Mrs Piper, mais celle-ci ne connaissait pas son nom.

« Quatre ou cinq semaines après la mort de G. P..., M. Hodgson accompagnait chez Mrs Piper un des amis intimes de Georges Pelham, nommé Hart (c'est encore un pseudonyme). Ce monsieur obtint d'abord des renseignements sur plusieurs de ses parents décédés, puis tout à coup Phinuit (esprit-guide de Mrs Piper) annonça qu'un autre Georges voulait parler, et le nom de Pelham fut donné en toutes lettres, ainsi que les noms, prénoms et surnoms de plusieurs de ses amis intimes, y compris l'évocateur. Toujours par l'intermédiaire de Phinuit, G. P. dit à M. Hart qu'il avait des boutons de manchettes qui lui avaient appartenu, que ces boutons avaient été pris par sa belle-mère sur son propre corps, qu'elle les avait remis à son frère, lequel en avait fait cadeau à M. Hart. Ensuite il donna les noms de M. et Mᵐᵉ Howard et leur prénom (James et Marie), ainsi que des détails très personnels sur leur compte. Enfin, parlant de leur fille Katerine, il ajouta : « Dites-lui, et elle me reconnaîtra : *Je veux résoudre les problèmes Katerine.* »

Par l'intermédiaire de ce même médium, de nombreux décédés se sont mis en communication avec des

parents ou des amis et ont toujours, paraît-il, prouvé
leur identité.

Nous-mêmes, en 1903, nous avons obtenu des faits
remarquables ; en voici un typique et important :

Dans le courant de cette année, nous fîmes de nombreuses séances dans lesquelles les phénomènes spirites et animiques étaient très mélangés. Fréquemment des coups frappés en dehors du centre d'opération se produisaient et répondaient intelligemment à
nos questions. Beaucoup de communications, qui affec-
taient les caractères de la véracité, nous furent données ; mais, vérification faite, rien n'était exact.

Les spirites auraient impliqué ces faits à l'intervention de *mauvais esprits,* alors qu'ils émanaient
simplement de nous-même. Néanmoins, dans le cours
de ces séances — qui durèrent plus de trois mois —
nous obtînmes des cas spiritiques patents. Voici le
plus important : il se présenta dans la séance du
19 août.

La table, ce soir-là, s'agita d'une manière inaccou-
tumée et la conversation s'engagea :

— Qui êtes-vous ?

— Hermance V...

— Si c'est réellement Mme V... qui se manifeste,
qu'elle nous donne une preuve de son identité.

— C'est ce que je viens faire.

— Alors, parlez.

— Mon mari se remariera dans le courant de septembre prochain. Avant son mariage, il viendra à
Paris, mais le temps lui manquera pour vous faire
une visite.

— Ce que vous dites-là est impossible, je connais
V... Je sais toute l'affection qu'il portait à sa femme,

et jamais je ne pourrai croire qu'il se remarie quatre mois après le décès de celle-ci.

— C'est pourtant vrai, et dans quelques jours vous recevrez la confirmation de ce que je dis.

— C'est alors l'intérêt qui le guide, et non l'affection ?

— L'intérêt n'y est pour rien, mais vous savez bien que Lucien — c'est le prénom de M. V... — ne peut rester seul.

— Epousera-t-il une femme de son âge ?

— Non, mais une jeune fille de 23 ans et, peu de temps après son mariage il quittera la Provence pour venir à nouveau habiter Paris.

— Comment, avec la position qu'occupe V... dans le midi, cela est tout à fait inadmissible ?

— Des circonstances malheureuses, surtout une grosse perte d'argent, le forceront à venir à Paris pour se faire une nouvelle situation.

— Nous verrons si votre prédiction se réalisera, j'en doute fort ; mais en admettant ce que vous dites, verriez-vous cette union avec déplaisir ?

— Au contraire, Lucien ne pouvant vivre seul.

A ces derniers mots, la table resta immobile. Après quelques minutes d'attente, je demandai si la communication était terminée : oui, fut la réponse.

— Reviendrez-vous encore ?

— Peut-être...

Mme V... ne s'est plus présentée, et c'est la seule manifestation qu'elle nous ait donnée.

Dans le cas présent, personne ne pouvait se douter de ces révélations, rien ne pouvait faire prendre cette communication au sérieux. Les membres de ma famille et moi seul connaissions la défunte et nous étions bien éloignés de croire à ce qu'il venait de nous être dit; les autres personnes qui assistaient à nos réunions n'avaient jamais entendu prononcer le nom de V...

Quelques jours après, le 27 août, je reçus une lettre de mon ami V..., dans laquelle il m'annonçait son mariage, pour le mois de septembre, avec Mlle X... et me donnait quelques renseignements sur sa future, renseignements qui coïncidaient exactement avec ce qui nous avait été dit le 19 août.

En mars 1904, M. V... vint nous voir et nous apprit qu'il venait s'installer à Paris. Surpris, je lui fis part de la communication d'Hermance et il en fut si étonné que, quoique ne doutant point de nos affirmations, il voulut prendre connaissance du procès-verbal de cette séance. En conséquence, je le conduisis chez Mme C..., chargée du rôle de secrétaire, où il put consulter son cahier de notes. Nous avons toujours eu la précaution de prendre ou de faire prendre des notes, parce que, d'habitude, en peu de temps, on oublie les principaux détails d'un fait quelconque. Ainsi V... put constater que tout ce qu'avait dit sa première femme était d'une rigoureuse exactitude : son voyage à Paris avant son second mariage, son changement de position, etc., etc. Le pauvre V... était *médusé*, et il affirma, en présence de Mme C... et d'autres personnes, la réalité des faits concluants que nous n'hésitons pas à donner comme preuve de la conservation du *moi* après la mort, comme preuve patente de l'identité de Mme Hermance V...

M. V... est à Paris, et nous sommes autorisé, le cas échéant, à donner son nom et son adresse.

En 1890, nous avons fait paraître dans la *Revue des sciences psychologiques illustrée*, n° 8 de la 1re année, un article intitulé : *Force psychique, ses ma-*

nifestations, que nous croyons utile de placer ici.

Il y a quelques années, alors que les expériences de Crookes faisaient sensation, je voulais étudier ces phénomènes, me rendre compte par moi-même du bien fondé de ces faits. Cette idée arrêtée, je cherchai des sujets (*médiums*), et, patiemment, je me mis à l'œuvre.

Pendant plus de deux ans, je n'obtins que des effets insignifiants et ne vis, dans les réunions que je fréquentai, que des faits si peu concluants que je me fusse découragé dans mes recherches, si je n'avais eu un aussi grand désir d'apprendre.

Ma patience fut enfin récompensée, puisque, après ces deux années d'insuccès, j'obtins de patents phénomènes psychiques.

Je ne dirai point comment le hasard me favorisa, et ne raconterai pas les phénomènes enregistrés pendant près de *cinq mois* ; je me contenterai, pour donner une idée des effets obtenus, de rapporter une de nos plus belles séances, à laquelle assistaient une quinzaine de personnes, personnes nullement étrangères à la science : la réunion, ce soir-là, comprenait des médecins et plusieurs professeurs de l'Université. Les effets ne se produisant que faiblement et difficilement en pleine lumière, nous étions obligés de faire l'obscurité pour obtenir de sérieuses et puissantes manifestions.

Les sceptiques vont dresser l'oreille au mot d'*obscurité* et se demanderont, s'ils veulent un instant admettre ma bonne foi, si toutes les personnes présentes à la séance que je vais relater n'ont pas été trompées comme moi par un facétieux quelconque ou si nous n'avons pas été les jouets d'une hallucination générale, et pourquoi l'obscurité, si les phénomènes sont vrais ?

A cette objection, qui peut paraître très juste aux personnes qui n'ont jamais étudié ces phénomènes et qui n'ont aucune idée de la chose, je répondrai que la chimie nous apprend que certains corps, comme l'azotate d'argent et le phosphore, pour n'en citer que deux, sont décomposés par l'action de la lumière ; que la physique nous prouve, avec le radiomètre de Crookes, sans chercher d'autres preuves, l'action de la lumière comme force, puisqu'elle fait fonctionner ce petit instrument que tout le monde connaît. Donc, pourquoi la force que nous appelons lumière ne neutraliserait-elle pas la force que nous nommons psychique? Ce n'est qu'une hypothèse qui trouvera créance auprès des personnes qui ont assisté à des séances de ce genre et vu des phénomènes psychiques.

A l'objection de tromperie, je répondrai par la description minutieuse des précautions prises pour éviter toute fumisterie.

Ainsi, le 3 mars 1883, avant de commencer la séance, j'engageai les personnes présentes à vérifier toutes choses, à sonder chaque meuble, à tout scruter enfin. — Les expériences se faisant dans mon cabinet, je crois inutile d'affirmer que j'avais la certitude absolue qu'aucun truc, qu'aucune préparation ne pouvait exister. — Quoique nous ne cherchions pas à faire *parler la table*, nous nous placions néanmoins autour d'un de ces meubles, voici dans quelle disposition. Après avoir placé la table dans un des angles de la pièce, — mon cabinet formait un parallélogramme de 6 mètres de longueur sur 4 m. 25 c. de largeur ; cette pièce comprenait deux croisées, une seule porte d'entrée en face de laquelle se trouvaient la cheminée et deux placards situés un de chaque côté de la cheminée, — après avoir fait ranger, dans l'an-

gle choisi, — l'angle de droite faisant face à la cheminée, — les personnes qui ne devaient pas se mettre
à la table, cinq personnes seulement sur quinze
devant l'occuper, avec l'aide d'un des assistants, j'attachai les mains de ces dernières sur la table, sans
trop les gêner, mais de façon à les empêcher de s'é-
carter de plus de 15 à 20 centimètres les unes des
autres. J'enserrai le pied de la table dans les plis de
la corde passée autour de la taille de chacune des personnes présentes.

Ceci fait, je priai M. R..., qui m'avait aidé, de garder
un des bouts de la corde pendant que je tiendrais
l'autre. Pour plus de sûreté, j'avais préalablement
placé le canapé, les deux fauteuils inoccupés, ainsi
que mon bureau, autour des personnes qui occupaient
la table, ce meuble étant, ainsi que je l'ai dit, placé
dans un des angles de la pièce, et c'est dans cet angle
même, derrière la table, que j'avais fait asseoir les
assistants. Ainsi arrangés, aucun de nous ne pouvait
se déplacer sans entraîner les autres, et le plus léger
mouvement d'un seul était forcément saisi par tous.

Ces dispositions achevées, m'emparant de mon bout
de corde, je me plaçai derrière les autres personnes,
tout à fait au sommet de l'angle où j'avais, auparavant, mis un petit guéridon pour supporter la lampe.
A onze heures moins cinq minutes, j'éteignis la
lumière.

A peine le premier coup de onze heures sonnait à la
pendule que des coups violents se firent entendre
sur divers points de la pièce ; des coups plus faibles
étaient frappés ; au même instant, sur mon bureau placé
à une distance suffisante, où aucun des assistants ne
pouvait porter ni la main ni le pied, divers objets qui
s'y trouvaient dessus furent projetés du côté de la che-

minée, où nous les trouvâmes après la séance. Deux
livres fraîchement reliés, qu'on m'avait apportés dans
la journée, furent promenés dans tous les sens et
vinrent effleurer les mains et la tête de quelques-uns
de nous. Pour mon compte, je fus touché quatre fois
simultanément sur la joue et sur l'épaule droite, mais
d'une façon si délicate qu'aucun de nous n'aurait pu
imiter ces attouchements, même en pleine lumière :
les deux volumes furent retrouvés sur la cheminée.
En même temps que les livres, un timbre qui se trouvait sur mon bureau était enlevé et promené dans
toutes les directions; tantôt on l'entendait sonner au
plafond, tantôt sous nos chaises.

Plusieurs personnes ayant demandé *mentalement*
des nombres de coups, le timbre ne se trompa jamais; moi-même ayant *pensé* les nombres 4 et 10,
le timbre répondit exactement : cet instrument se fit
entendre environ cinq minutes et fut retrouvé sur le
parquet, au pied la cheminée. Deux cartes géogra-
phiques furent changées de place; l'une fut suspendue à la tringle des rideaux d'une des fenêtres; l'autre accrochée à une patère et retournée sens dessus
dessous.

Après une pause d'une minute, peut-être, — étant
dans l'obscurité, nous ne pouvions consulter nos montres, — des coups se firent entendre sur la porte du
placard situé à gauche de la cheminée. Nous prêtâ-
mes l'oreille et nous entendîmes tous distinctement la
porte s'ouvrir — cette porte n'était fermée que par
une targette — et un vacarme assez drôle se produisit : des plaques métalliques, qui me servaient pour
des expériences d'électricité et qui étaient enfermées
là, s'entrechoquaient en cadence; ces plaques, toujours entrechoquées, voltigèrent un instant dans la

pièce, et nous les trouvâmes éparpillées sur le parquet.

Pendant toute la séance, qui dura dix-huit minutes, les coups ne discontinuèrent pas d'être frappés un peu dans toutes les directions, mais surtout du côté de la cheminée, c'est-à-dire en face de nous. Les attouchements, ce soir-là, furent fréquents; ces attouchements n'avaient rien de désagréable, et, plusieurs fois, je sentis comme une main tiède, naturelle, s'appuyer sur la mienne, mais, chaque fois que je voulais la saisir, elle s'évanouissait. Quelques personnes dirent avoir vu une main lumineuse aller lentement d'un côté et d'autre, mais comme quelques-unes seulement la virent, je ne mentionne le fait que pour mémoire.

Je dirai, en terminant : je suis *absolument certain* de la réalité des phénomènes décrits; je suis sûr, *pertinemment sûr*, de ne pas avoir été trompé, toutes mes précautions ayant été bien prises. J'ai maintes fois assisté à des fumisteries, mais pour un observateur tant soit peu attentif, qui a vu de véritables phénomènes psychiques, l'erreur n'est pas possible, car la simulation ne ressemble en rien à la vérité.

Maintenant quelle est cette force, et cette force est-elle intelligente ? Je réponds affirmativement à cette dernière proposition. Cette intelligence est-elle étrangère au groupe? Je répondrais *oui*, en m'appuyant sur ceci: que jamais le phénomène n'a voulu se manifester avant 11 heures précises du soir, alors que nous nous placions dans les conditions voulues longtemps avant l'heure indiquée. Nous sommes, quelquefois, restés dans l'obscurité, pour éprouver le phénomène, plus de deux heures sans obtenir le plus petit effet, les mêmes personnes, c'est-à-dire celles qui obtenaient d'habitude les effets, réunies ; le phénomène n'était point à notre disposition, et c'était presque toujours le contraire de ce que nous attendions ou de ce que nous demandions qui se produisait. Enfin, après *cinq mois* de séances régulières, le phénomène nous ayant avertis qu'il ne se manifesterait plus, — nous donnant ses raisons, — à l'époque fixée par lui, les effets cessèrent, et, après maints essais infructueux, nous fûmes obligés de nous incliner et de nous rendre à l'évidence.

Que conclure après cela ? Avons-nous eu affaire avec une force émanant de nous seulement ? La chose me paraît peu probable, puisque les mêmes personnes réunies n'ont pu, dans la suite, plus rien obtenir. Avons-nous eu réellement les communications d'un désincarné, comme l'affirmait le phénomène ?... Peut-être serait-il plus logique, comme le dit Crookes, au sujet de Katie, de croire ce que disait être le phénomène que de s'embrouiller dans des hypothèses indissolubles.

Au sujet des cas particuliers qui semblent prouver l'action d'intelligences extra-terrestres, Crookes dit :

« Il a déjà été prouvé que ces phénomènes sont gouvernés par une intelligence. Il est très important de connaître la source de cette intelligence. Est-ce celle du médium ou bien celle d'une des personnes qui sont dans l'appartement, ou bien cette intelligence est-elle en dehors d'eux ? Sans vouloir à présent me prononcer positivement sur ce point, je puis dire que, tout en constatant que dans bien des cas la volonté et l'intelligence du médium ont paru avoir beaucoup d'action sur les phénomènes, j'ai observé aussi plusieurs cas qui semblent montrer d'une manière concluante l'action d'un intelligence extérieure et étran-

gère de toutes les personnes présentes. L'espace ne me
permet pas de donner ici tous les arguments qu'on
peut mettre en avant pour prouver ces assertions,
mais parmi un grand nombre de faits j'en mentionnerai brièvement un ou deux.

« En ma présence, plusieurs phénomènes se sont
produits en même temps, et le médium ne les connaissait pas tous. Il m'est arrivé de voir Mlle Fox écrire
automatiquement une communication pour un des
assistants, pendant qu'une autre communication sur
un autre sujet lui était donnée pour une autre personne
au moyen de l'alphabet et par *coups frappés*, et pendant tout ce temps le médium causait avec une troisième personne, sans le moindre embarras, sur un
sujet tout à fait différent des deux autres.

« Un cas peut-être plus frappant est le suivant :
Pendant une séance avec Home, la petite latte dont
j'ai déjà parlé traversa la table pour venir à moi en
pleine lumière, et me donna une communication en
me frappant sur la main. J'épelais l'alphabet, et la
latte me frappait aux lettres qu'il fallait. L'autre bout
de la latte reposait sur la table, à une certaine distance des mains de M. Home.

« Les coups étaient si nets et si précis, et la règle
était si évidemment sous l'influence d'une puissance invisible qui dirigeait ses mouvements que je
dis : « L'intelligence qui dirige les mouvements de la
règle peut-elle changer le caractère de ces mouvements, et me donner au moyen de coups frappés sur
ma main un message télégraphique avec l'alphabet
de Morse ? »

« J'ai toutes les raisons possibles pour croire que
l'alphabet de Morse était tout à fait inconnu des personnes présentes, et même je ne le connaissais

qu'imparfaitement. J'avais à peine prononcé ces paroles que le caractère des coups frappés changea, et le message fut continué de la manière que j'avais demandée. Les lettres me furent données trop rapidement pour pouvoir faire autre chose que de saisir un mot par-ci par-là, et par conséquent ce message fut perdu ; mais j'en avais assez vu pour me convaincre qu'à l'autre bout de la latte il y avait un bon opérateur de Morse, quel qu'il pût être d'ailleurs.

« Encore un autre exemple : une dame écrivait automatiquement au moyen de la planchette. J'essayai de découvrir le moyen de prouver que ce qu'elle écrivait n'était pas dû à l'action inconsciente du cerveau. La planchette, comme elle le fait toujours, affirmait que quoi qu'elle fût mise en mouvement par la main et le bras de cette dame, l'*intelligence* qui la dirigeait était celle d'un être invisible, qui jouait du cerveau de la dame comme d'un instrument de musique, et faisait ainsi mouvoir ses muscles.

« Je dis alors à cette intelligence : « Voyez-vous ce qu'il y a dans cette chambre ? — Oui, écrivit la planchette. — Voyez-vous ce journal et pouvez-vous le lire ? ajoutai-je, en mettant mon doigt sur le numéro du *Times* qui était sur une table derrière moi, mais sans le regarder. — Oui, répondit la planchette. — Bien, dis-je, si vous pouvez le voir, écrivez le mot qui est maintenant couvert par mon doigt et je vous croirai. » La planchette commença à se mouvoir lentement et avec beaucoup de difficulté elle écrivit le mot « however ». Je me tournai et je vis que le mot honneur était couvert par le bout de mon doigt.

« Lorsque je fis cette expérience, j'avais évité à dessein de regarder le journal, et il était impossible à la dame, l'eût-elle essayé, de voir un seul des mots

imprimés, car elle était assise à une table, le journal
était sur une autre table derrière moi, et mon corps
lui en cachait la vue. »

Aussi intéressante est l'expérience qui fut annoncée
en ces termes par un message alphabétique : « Nous
allons vous produire une manifestation qui vous donnera la preuve de notre pouvoir. » L'obscurité était
complète et les deux mains de Mlle Fox étaient tenues
par W. Crookes. Une clochette fit entendre son tin-
tement ; elle allait et venait de tous côtés dans la chambre, frappant le plancher, le mur ou la tête de Crookes,
et tomba sur la table au bout de cinq minutes. C'était
la clochette que Crookes avait laissée dans sa bibliothèque, laquelle se trouvait dans une pièce fermée par
une seule clef qu'il avait d'ailleurs dans sa poche.
Après vérification, Crookes vit que la sonnette n'était
plus là où elle aurait dû se trouver.

Le cas suivant eut lieu à la lumière, en présence
de Home et de quelques membres de la famille de
W. Crookes. A la suite d'une conversation sur « certains faits qui ne semblaient pouvoir s'expliquer
qu'en admettant que la matière pouvait réellement
passer à travers une substance solide » le message
alphabétique suivant fut donné : « Il est impossible à
la matière de passer à travers la matière, mais nous
allons vous montrer ce que nous pouvons faire. »
Bientôt après, une apparition lumineuse planant sur
un bouquet de fleurs placé au milieu de la table de la
salle à manger, « une tige d'herbe de Chine, de 15
pouces de long, s'éleva lentement du milieu des autres
fleurs, descendit sur la table en face du vase, ne s'y
arrêta pas, mais elle passa droit à travers » et tous
les assistants la virent bien jusqu'à ce qu'elle l'eût
entièrement traversée.

En outre, deux personnes virent une main qui venait de dessous la table et « tenait la tige d'herbe dont elle frappa deux ou trois fois Mme Crookes sur l'épaule avec un bruit que tout le monde entendit » ; puis elle disparut après avoir déposé l'herbe sur le plancher. Pendant que cela se passait, les mains de M. Home étaient placées sur la table en face de lui ; de plus la tige était trop grosse pour qu'elle pût passer à travers une fente de la table.

Les docteurs Dusard et Ch. Broquet, au courant des théories émises par les sceptiques pour expliquer des faits inexplicables en dehors des données spirites, ont fait, dans un village du Nord, près de Valenciennes, de nombreuses expériences qui démontrent l'intervention d'intelligences affranchies de la matière, et ces observateurs se sont toujours mis à l'abri de toute erreur possible. (Voir *Recherches sur la Médiumnité*, de G. Delanne.)

Des faits très démonstratifs sont affirmés par des professeurs et des médecins de tous les pays, et nous ne saisissons point le but qu'ils poursuivraient, en soutenant des utopies.

Nous devons mentionner également un fait des plus concluants : le moulage des mains ou des pieds, obtenu avec de la paraffine chaude, et qui ne sont point es mains ou les pieds des médiums.

Ces expériences, réussies avec toute la rigueur scientifique, ne peuvent laisser le moindre doute aux esprits non prévenus.

En voici une où toutes les précautions imaginables avaient été prises.

Afin d'éviter une fraude quelconque, le docteur Gardner fit confectionner une caisse, dont la description

parut dans le *Banner of Light* du 26 mai 1876, description que nous donnons ci-dessous.

« Cette caisse, de forme rectangulaire, mesure 30
pouces de longueur et de profondeur sur 24 de largeur. Le fond, les quatre supports des coins et
le couvercle à deux battants sont en bois, ainsi que
la partie supérieure des parois comprise entre le
couvercle et le treillis en fil de fer ; ce cadre, en
bois, haut de 8 pouces 1/2, est perforé de trous espa-
cés de 1 pouce et ayant 3/4 de pouce de diamètre.
Ces orifices se trouvent réduits de 1/4 de pouce par
un placage collé à l'intérieur. Le treillis de fer qui
forme le corps de la caisse est composé d'un morceau
unique de fil, dont les deux bouts se joignent sur l'un
des supports et sont masqués par une planchette en
bois clouée au support. Le couvercle est composé de
deux parties s'ouvrant au dehors; l'un des battants
se ferme des deux côtés au moyen de verrous; l'autre
se fermait primitivement par un simple fermoir à
levier. Le treillis, très solide et très épais, forme des
mailles de 3/8 de pouce. Après plusieurs séances
réussies, mais auxquelles nous n'avions pas assisté,
on remarqua quelques défauts dans la boîte et on fit
exécuter quelques modifications, afin qu'elle répondît
à toutes les exigences : les deux côtés du couvercle
furent munis de serrures, assurant la fermeture absolue de la boîte. Si nous avons si longuement insisté
sur les détails de cet appareil, c'est qu'il doit servir
à établir d'une manière péremptoire la bonne foi du
médium. »

Ce dispositif servit aux expériences faites à Boston
du 1er au 4 mai 1876, par MM. le Colonel Frédé-
rick A. Pope, John Wetherbec, J. S. Draper, Epes
Sargent, le littérateur bien connu, M. Hardy ; mesda-

mes Dora Brigham et Hardy : cette dernière était le médium.

Les expérimentateurs, après avoir scrupuleusement vérifié la caisse, l'agencèrent pour l'obtention du phénomène ; puis les verrous furent soigneusement cachetés. On la recouvrit ensuite d'une toile, et le jour fut diminué dans la pièce, mais il en restait suffisamment pour pouvoir distinguer tous les objets.

Après une quarantaine de minutes d'attente, des coups animés et précipités annoncèrent la réussite de l'expérience. Constatation faite, rien n'avait été changé à ce dispositif, tout était exactement comme avant l'expérience. On ouvrit alors la caisse, et du vase d'eau froide qu'elle contenait on retira le moule d'une main plus volumineuse que celles du médium. Ces expériences furent renouvelées avec le même succès.

Des phénomènes de cette catégorie ont été obtenus un peu partout. Des cas nombreux se sont produits en présence du médium Eglinton, tant en Angleterre qu'en Russie comme ailleurs.

Dans cet ordre d'idées, on connaît les expériences récentes de quelques savants français, faites avec le médium Eusapia.

Ces faits ne sont pas plus extraordinaires que celui de l'écriture directe, sur des ardoises, réalisé par le médium Slades.

Le docteur Paul Gibier a rapporté dans ses ouvrages : *Fakirisme occidental* et *Choses de l'autre monde*, ses nombreuses expériences avec Slades. Le savant allemand Zollner avait précédé Gibier dans ces recherches avec le même sujet et, comme ce dernier, il concluait à la réalité des phénomènes.

Nous-même, en 1887, chez le comte Balbiani, sur des ardoises apportées par nous et que le médium ne toucha pas, nous avons pu obtenir les faits affirmés par Zollner et Gibier.

Des effets, peut-être plus concluants, ont été aussi constatés : nous voulons parler de la photographie des fantômes.

Vers 1855, on apprit, en Europe, qu'en Amérique on photographiait des spectres et que ces apparitions étaient réelles, objectives. L'impulsion donnée, plusieurs photographes essayèrent, mais si tous ne réussirent pas, quelques-uns obtinrent ce que les Américains avaient avancé.

Les amateurs furent plus nombreux en Angleterre, où les faits se multiplièrent. En France, il y eut aussi des photographes médiums, et si Buguet fut condamné pour escroquerie, cela n'infirme en rien la vérité.

Nous avons vu des photographies spirites de Buguet qui, bien certainement, n'avaient pas été truquées. Mais le désir de satisfaire ses nombreux clients et surtout l'appât du gain suggérèrent à ce pauvre diable *d'aider* le phénomène, lorsqu'il ne pouvait se produire.

C'est curieux de voir combien de médiums ont la tendance à marcher sur les traces du photographe parisien... Quoi qu'il en soit, cela n'empêche point le fait d'exister.

Donc, si une plaque photographique enregistre quelque chose, c'est que ce quelque chose n'est pas fictif, et si, vérification faite par plusieurs personnes honorables, l'image est reconnue pour celle d'une personne décédée, nous ne voyons pas les raisons qu'on pourrait donner pour essayer de prouver le contraire.

Voici sur ces faits importants un certificat intéressant :

« Nous, soussignés, ayant pris part à la séance

publique de photographie spirite, organisée par M. J. Hartman, certifions par la présente que nous avons minutieusement suivi toutes les manipulations auxquelles ont été soumises nos propres plaques sensibles, qui étaient marquées ; que nous avons contrôlé les opérations dans le cabinet noir aussi bien qu'au dehors, et que nous n'avons pas découvert le moindre indice de supercherie ou d'un *truc* quelconque employé par M. Hartman. Nous certifions aussi que, durant la dernière expérience, au cours de laquelle le résultat fut obtenu, M. Hartman n'a pas touché à la plaque, et n'est même pas entré dans le cabinet noir. »

« J. SLATTER, C.-H. MURHMAN, V. CUTTER, J.-P. WECKMAN, F.-T. MORELAND, T. TEEPLE, photographes de profession.

« E. SAUNDERS, WM. WARRINGTON, JOSEPH KINSAY, BENJAMIN E. HOPKINS, E. HOPKINS, G.-A. CARNAHAN, WM. SULLIVAN, JAMES P. GEPPERT, D.-V. MORROW, M.-D., et ROBERT LESLIE !

« Cincinnati, Ohio, 25 décembre 1875. » (Réimprimé dans *le Spiritualist*, n° 179, vol. VIII, n° 4. Londres, 28 janvier 1876, pp. 37 et 38.)

M. Taylor, directeur du *Journal Britannique de photographie*, après avoir longtemps combattu la possibilité des photographies spirites, fit des expériences avec un médium Ecossais et, dans un article paru dans son journal le 17 mars 1893, intitulé : *Photographie spiritique*, confirme l'authenticité de ces photographies transcendantales.

Eu égard à sa compétence, le témoignage de M. Taylor est capital.

Nous sommes loin, ici, des hallucinations, et les dernières expériences que nous allons citer, si elles

ne donnent pas le coup de grâce au scepticisme, l'é-
branleront puissamment.

Dans les cas qui précèdent, l'apparition photogra-
phiée n'est vue de personne ou seulement du médium;
dans ceux qui suivent, elle est tangible, matérielle
pour ainsi dire et vue par tous les assistants.

Crookes dit, au sujet de la dernière apparition de
Katie King et de sa photographie obtenue à l'aide de
la lumière électrique :

« Ayant pris une part très active aux dernières
séances de Mlle Cook, et ayant très bien réussi à prendre de nombreuses photographies de Katie King à
l'aide de la lumière électrique, j'ai pensé que la publication de quelques détails serait intéressante pour les
spiritualistes.

« Durant la semaine qui a précédé le départ de Katie,
elle a donné des séances chez moi, presque tous les
soirs, afin de me permettre de la photographier à la
lumière artificielle. Cinq appareils complets de photographie furent donc préparés à cet effet. Ils consis-
taient en cinq chambres noires, une de la grandeur
de la plaque entière, une de demi-plaque, une de quart,
et de deux chambres stéréoscopiques binoculaires,
qui devaient toutes être dirigées sur Katie en même
temps, chaque fois qu'elle poserait pour obtenir son
portrait. Cinq bains sensibilisateurs et fixateurs furent
employés, et nombre de glaces furent nettoyées à l'a-
vance, prêtes à servir, afin qu'il n'y eût ni hésitation
ni retard pendant les opérations photographiques,
que j'exécutai moi-même assisté d'un aide.

« Ma bibliothèque servit de cabinet noir : elle avait
une porte à deux battants qui s'ouvrait sur le laboratoire. Un de ces battants fut enlevé de ses gonds, et
un rideau fut suspendu à sa place pour permettre à

Katie d'entrer et de sortir facilement. Ceux de nos amis qui étaient présents étaient assis dans le laboratoire en face du rideau, et les chambres noires étaient placées un peu derrière eux, prêtes à photographier Katie quand elle sortirait, et à prendre également l'intérieur du cabinet, chaque fois que le rideau serait soulevé dans ce but. Chaque soir, il y avait trois ou quatre expositions de glaces dans les cinq chambres noires, ce qui donnait au moins quinze épreuves par séance, quelques-unes se gâtèrent au développement, d'autres en réglant la lumière. Malgré tout, j'ai quarante-quatre négatifs, quelques-uns médiocres, quelques-uns ni bons ni mauvais, et d'autres excellents.

« Katie donna pour instruction à tous les assistants de rester assis et d'observer cette condition ; seul je ne fus pas compris dans cette mesure, car depuis quelque temps elle m'avait donné la permission de faire ce que je voudrais, de la toucher, d'entrer dans le cabinet et d'en sortir, presque chaque fois qu'il me plairait. Je l'ai souvent suivie dans le cabinet et l'ai vue quelquefois, elle et son médium en léthargie, et reposant sur le parquet. Katie et son costume blanc avaient instantanément disparu.

« Durant ces dix derniers mois, Mlle Cook a fait chez moi de nombreuses visites, et y est demeurée quelquefois une semaine entière. Elle n'apportait avec elle qu'un petit sac de nuit, ne fermant pas à clef, pendant le jour elle était constamment en compagnie de Mme Crookes, de moi-même, ou de quelque autre membre de ma famille, et ne dormant pas seule, il y a eu manque absolu d'occasions de rien préparer, même d'un caractère moins achevé, qui fût apte à jouer le rôle de Katie King. J'ai préparé et disposé moi-même ma bibliothèque ainsi que le cabinet noir,

et d'habitude, après que Mlle Cook avait dîné et
causé avec nous, elle se dirigeait droit au cabinet,
et, à sa demande, je fermais à clef la seconde porte,
gardant la clef sur moi pendant toute la séance : alors
on baissait le gaz, et on laissait Mlle Cook dans l'obscurité.

« En entrant dans le cabinet, Mlle Cook s'étendait sur
le plancher, sa tête sur un coussin, et bientôt elle
était en léthargie. Pendant les séances photographiques, Katie enveloppait la tête de son médium avec
un châle, pour empêcher que la lumière ne tombât sur
son visage. Fréquemment j'ai soulevé un côté du
rideau lorsque Katie était debout tout auprès, et alors
il n'était pas rare que les sept ou huit personnes qui
étaient dans le laboratoire pussent voir en même
temps Mlle Cook et Katie, sous le plein éclat de la
lumière électrique. Nous ne pouvions pas, alors, voir
le visage du médium à cause du châle, mais nous
apercevions ses mains et ses pieds ; nous la voyions se
remuer péniblement sous l'influence de cette lumière
intense, et par moments nous entendions ses plain-
tes. J'ai une épreuve de Katie et de son médium photographiés ensemble ; mais Katie est placée devant la
tête de Mlle Cook.

« Pendant que je prenais une part active à ces
séances, la confiance qu'avait en moi Katie s'accrois-
sait graduellement, au point qu'elle ne voulait plus
donner de séance à moins que je ne me chargeasse
des dispositions à prendre, disant qu'elle voulait toujours m'avoir près d'elle et près du cabinet. Dès que cette
confiance fut établie, et quand elle eut la satisfaction
d'être sûre que je tiendrais les promesses que je pouvais lui faire, les phénomènes augmentèrent beaucoup
en puissance, et des preuves me furent données qu'il

m'eût été impossible d'obtenir si je m'étais approché du sujet d'une manière différente.

« Elle m'interrogeait souvent au sujet des personnes présentes aux séances, et sur la manière dont elles seraient placées, car dans les derniers temps elle était devenue très nerveuse à la suite de certaines suggestions malavisées qui conseillaient d'employer la force pour aider à des modes de recherches plus scientifiques.

« Une des photographies les plus intéressantes est celle où je suis debout à côté de Katie ; elle a son pied nu sur un point particulier du plancher. J'habillai ensuite Mlle Cook comme Katie ; elle et moi nous nous plaçâmes exactement dans la même position, et nous fûmes photographiés par les mêmes objectifs placés absolument comme dans l'autre expérience, et éclairés par la même lumière. Lorsque ces deux dessins sont placés l'un sur l'autre, les deux photographies de moi coïncident parfaitement quant à la taille, etc., mais Katie est plus grande d'une demi-tête que Mlle Cook, et auprès d'elle elle semble une grosse femme. Dans beaucoup d'épreuves la largeur de son visage et la grosseur de son corps diffèrent essentiellement de son médium, et les photographies font voir plusieurs autres points de dissemblance.

« Mais la photographie est aussi impuissante à dépeindre la beauté parfaite du visage de Katie que les mots le sont eux-mêmes à décrire le charme de ses manières. La photographie peut, il est vrai, donner un dessin de sa pose ; mais comment pourrait-elle reproduire la pureté brillante de son teint, ou l'expression sans cesse changeante de ses traits si mobiles, tantôt voilés de tristesse lorsqu'elle racontait quelque amer événement de sa vie passée, tantôt souriant avec toute l'innocence d'une jeune fille, lorsqu'elle avait réuni mes enfants autour d'elle, et qu'elle les amusait en leur racontant des épisodes de ses aventures dans l'Inde.

« J'ai si bien vu Katie récemment, lorsqu'elle était éclairée par la lumière électrique, qu'il m'est impossible d'ajouter quelques traits aux différences que dans un précédent article j'ai établies entre elle et son médium. J'ai la certitude la plus absolue que Mlle Cook et Katie sont deux individualités distinctes, du moins en ce qui concerne leurs corps. Plusieurs petites marques qui se trouvent sur le visage de Mlle Cook font défaut sur celui de Katie. La chevelure de Mlle Cook est d'un brun si foncé qu'elle paraît presque noire ; une boucle de celle de Katie, qui est là sous mes yeux, et qu'elle m'avait permis de couper au milieu de ses tresses luxuriantes, après l'avoir suivie de mes propres doigts sur le haut de sa tête et m'être assuré qu'elle y avait bien poussé, est d'un riche châtain doré.

« Un soir je comptai les pulsations de Katie : son pouls battait régulièrement 75, tandis que celui de Mlle Cook, peu d'instants après, atteignait 90, son chiffre habituel. En appuyant mon oreille sur la poitrine de Katie, je pouvais entendre un cœur battre à l'intérieur, et ses pulsations étaient encore plus régulières que celles du cœur de Mlle Cook, lorsque, après la séance, elle me permettait la même expérience. Eprouvés de la même manière, les poumons de Katie se montrèrent plus sains que ceux de son médium, car au moment où je fis mon expérience Mlle Cook suivait un traitement pour un gros rhume.

« Vos lecteurs trouveront sans doute intéressant qu'à vos récits et à ceux de M. Ross Church, au sujet de la dernière apparition de Katie, viennent s'ajouter les miens, du moins ceux que je puis publier. Lorsque le moment de nous dire adieu fut arrivé pour Katie, je lui demandai la faveur d'être le dernier à la voir. En conséquence, quand elle eut appelé à elle chaque personne de la société et qu'elle leur eut dit quelques mots en particulier, elle donna des instructions générales pour notre direction future et la protection à donner à Mlle Cook. De ces instructions, qui furent sténographiées, je cite la suivante : « M. Crookes a très bien agi constamment, et c'est avec la plus grande confiance que je laisse Florence entre ses mains, parfaitement sûre que je suis qu'il ne trompera pas la foi que j'ai en lui. Dans toutes les circonstances imprévues il pourra faire mieux que moi-même, car il a plus de force. »

« Ayant terminé ses instructions, Katie m'engagea à entrer dans le cabinet avec elle, et me permit d'y demeurer jusqu'à la fin.

« Après avoir fermé le rideau, elle causa avec moi pendant quelque temps, puis elle traversa la chambre pour aller à Mlle Cook qui gisait inanimée sur le plancher. Se penchant sur elle, Katie la toucha et lui dit : « Eveillez-vous, Florence, éveillez-vous ! Il faut que je vous quitte maintenant ! »

« Mlle Cook s'éveilla, et toute en larmes elle supplie Katie de rester quelque temps encore. « Ma chère, je ne le puis pas; ma mission est accomplie. Que Dieu vous bénisse ! » répondit Katie, et elle continua à parler à Mlle Cook. Pendant quelques minutes elles causèrent ensemble, jusqu'à ce qu'enfin les larmes de Mlle Cook l'empêchèrent de parler. Suivant les instructions de Katie, je m'élançai pour soutenir Mlle Cook, qui allait tomber sur le plancher et qui sanglotait convulsivement. Je regardai autour de moi, mais Katie et sa robe blanche avaient disparu. Dès que Mlle Cook fut assez calmée, on apporta une lumière et je la conduisis hors du cabinet.

« Les séances presque journalières dont Mlle Cook m'a favorisé dernièrement ont beaucoup éprouvé ses forces, et je désire faire connaître le plus possible les obligations que je lui dois pour son empressement à m'assister dans mes expériences. Quelque épreuve que j'aie proposée, elle a accepté de s'y soumettre avec la plus grande bonne volonté; sa parole est franche et va droit au but, et je n'ai jamais rien vu qui pût en rien ressembler à la plus légère apparence du désir de tromper. Vraiment, je ne crois pas qu'elle pût mener une fraude à bonne fin, si elle venait à l'essayer; et si elle le tentait, elle serait très promptement découverte, car une telle manière de faire est tout à fait étrangère à sa nature. Et quant à imaginer qu'une innocente écolière de quinze ans ait été capable de concevoir et de mener pendant trois ans avec un plein succès une aussi gigantesque imposture que celle-ci, et que pendant ce temps elle se soit soumise à toutes les conditions qu'on a exigées d'elle, qu'elle ait supporté les recherches les plus minutieuses, qu'elle ait voulu être inspectée à n'importe quel moment, soit avant, soit après les séances; qu'elle ait obtenu encore plus de succès dans ma propre maison que chez ses parents, sachant qu'elle y venait expressément pour se soumettre à de rigoureux essais scientifiques; quant à imaginer, dis-je, que la Katie King des trois dernières années est le résultat d'une imposture, cela fait plus de violence à la raison et au bon sens que de croire qu'elle est ce qu'elle affirme elle-même. »

A ce sujet, sir Alfred Russel Wallace, le célèbre

naturaliste, membre du bureau de la Société royale de Londres, collaborateur de Darwin, dit dans *les Miracles et le moderne spiritualisme* :

« Depuis que ces *manifestations* ont cessé, en ce qui concerne Miss Cook, elles se sont produites avec d'autres médiums à Manchester, à Newcastle, à Melbourne et en particulier en Amérique, dans des conditions, s'il est possible, encore plus rigoureuses. M. Robert Dale Owen affirme avoir vu la *forme esprit* sortir d'un cabinet vide, *tandis que les médiums étaient visibles et étaient assis parmi les spectateurs.* En diverses occasions, lui et d'autres ont vu cet « esprit » en apparence vivant, solide, se mouvant et parlant, s'évanouir ensuite, positivement, sous leurs yeux, et réapparaître au bout d'un certain temps. Le spectre *s'évanouissait en commençant par la tête, et en allant vers le bas.* Dans une autre circonstance, sur un autre parquet nu, en planches polies, le spectre apparut sortant du parquet; d'abord la tête, les épaules, ensuite le corps tout entier qui, après cela, se mit à marcher parmi les spectateurs. Une autre fois, trois *formes* distinctes apparurent sortant d'un cabinet, parlèrent aux témoins et furent touchées par eux. Ceux qui ne savent rien du sujet qui nous occupe ne peuvent naturellement croire cela ; mais pour tous ceux qui savent que bon nombre de phénomènes spirites sont des faits, la preuve en question doit être concluante. »

Les plus récentes matérialisations sont celles de la villa Carmen (Alger), propriété du général Noël. Les médiums étaient Mlle Marthe, l'ex-fiancée du fils du général Noël, et Mme Ninon. G. Delanne, qui avait déjà publié dans la *Revue scientifique et morale du spiritisme*, les procès-verbaux qui lui avaient été adressés sur les phénomènes de la villa Carmen, fut invité par M. le général Noël à s'asurer par lui-même de la réalité des manifestations et matérialisations de l'Esprit Bien Boa. Pendant près de deux mois, il put étudier ces matérialisations et, plus tard, il assista à des séances en compagnie de M. Ch. Richet, l'illustre physiologiste bien connu. Dans la Revue qu'il dirige, G. Delanne énumère avec soin « les précautions qui on été prises pour éviter les causes d'erreur et les moyens employés pour s'assurer de l'existence positive du fantôme », signalons notamment l'exclusion du cocher du général Noël, nommé Areski, qui fut pris deux fois en flagrant délit de tentative de fraude. Nous ne parlerons ici que des séances auxquelles a assisté le professeur Ch. Richet, et qui ont éveillé quelque peu l'ironie de la presse profane. La première séance eut lieu le 13 août 1905 à 9 h. 1/2 du soir. M. Richet était présent, Mme Ninon était le médium. On se sépara sans résultats. Les 18, 20 et 21 août, l'apparition se montra vêtue de longues draperies blanches, coiffée d'un turban, la figure pâle avec des moustaches et de la barbe. L'assistance se composait de M. Richet, M. G. Delanne, le général et Mme Noël, Mlle B... Mme B... Mme X..., les médiums étaient Mlle A... et Mme Ninon. Dans les séances qui suivirent, des photographies simultanées de l'esprit Bien-Boa et des médiums furent obtenues à l'aide du magnésium chloraté. Certaines expériences prouvèrent que la matérialisation avait toutes les apparences de la vie; elle marchait, respirait, parlait. D'autre part, M. Richet, dans le n° de mars des *Annales psychiques*, « met en évidence ce que la campagne contre les matérialisations de la villa Carmen a eu de superficiel et d'inexact ».

Le colonel A. de Rochas a publié dans un numéro

de *Je sais tout* (15 avril 1906), certaines expériences faites avec un commerçant de San Francisco (Californie), nommé Miller, et qui est un médium très puissant. L'installation réalisait toutes les conditions de sécurité, ainsi que l'atteste la lettre d'un témoin, M. Van der Naillen, fondateur et directeur de l'Ecole des ingénieurs de San Francisco. Après les préparatifs et le chant des hymnes ordinaires dans ces occasions, une forme blanche, de haute taille, apparut et demanda à voir sa mère, Mme Engel, présente. L'esprit et la mère se reconnurent, s'embrassèrent et causèrent ensemble pendant quelques minutes, qui furent suivies de la dématérialisation. Peu après, une autre forme, qui déclara se nommer Lilly Roberts, rentra dans le cabinet, puis se dématérialisa. Ensuite, « Betzey, le contrôle en chef du médium, » fit son apparition et s'informa de la santé d'un vieux monsieur, un de ses anciens amis, assis près du cabinet et nommé Durban. Betzey, appelé par le médium, retourna dans le cabinet ; ils tinrent tous deux une courte conversation et avertirent l'assistance qu'un esprit allait se matérialiser ; une jeune fille apparut, en effet disant que son nom était « Jérémia Clarke ». M. de Rochas termine sa communication en espérant « que d'ici à quelques mois, cette preuve de matérialisation pourra se faire à Paris même », car le professeur Reichel et M. Van der Naillen lui ont promis d'amener Miller en France.

Afin de permettre aux personnes désireuses d'essayer l'obtention des phénomènes transcendants que nous venons de décrire, nous indiquons le *modus operandi* habituel, certain de faire œuvre utile.

Dans un cercle d'études, si un sensitif rentre dans cet état particulier qu'on nomme *trance*, on a de grandes chances d'arriver à de bons résultats : il ne s'agit plus que de développer patiemment les facultés du médium.

Pour cela, les mêmes expérimentateurs doivent se réunir de préférence dans le même local, et toujours régulièrement.

La pièce choisie pour les expériences doit être sobrement meublée : des chaises pour les assistants et une table sont suffisantes.

On placera, dans l'angle le plus obscur de la salle, d'épais rideaux, pour former le cabinet où devra se tenir le médium, allongé sur un canapé, sur une chaise longue ou assis simplement sur une chaise ordinaire.

Le sujet, commodément installé dans le cabinet, les rideaux tirés pour le dérober à la vue des observateurs, ces derniers se placeront en demi-cercle à un mètre ou à un mètre cinquante de distance des rideaux et formeront *la chaine* en se tenant par les mains; puis on fera l'obscurité la plus complète.

Dans la suite, si des effets se produisent, pour les observer plus complètement, on pourra se servir de la lumière rouge ou de la lumière phosphorée de Crookes (huile d'olives et phosphore contenus dans un flacon que l'on agite et que l'on débouche au moment opportun).

Plus ou moins longtemps, les assistants pourront causer de choses et d'autres, mais sitôt qu'un effet quelconque se manifestera, le silence devra être observé et une seule personne prendra la direction des expériences.

Il faut de l'ordre, de la méthode, une certaine discipline pour arriver à des résultats satisfaisants, pour faciliter le phénomène.

Pour atteindre un but, il faut de la persévérance ; ici il en faut peut-être plus que partout ailleurs.

Donc, s'arrêter aux affirmations de certains sceptiques qui soutiennent qu'en leur présence aucun fait ne s'est jamais produit, quand ces sceptiques n'ont assisté qu'à une seule séance, et, partant, que rien n'est vrai, que tout n'est qu'illusion ou tromperie, ce n'est ni scientifique ni philosophique.

CONCLUSION

Les questions que nous venons de traiter demanderaient certes un plus grand développement, ce ne sont pas les pages qui précèdent qui peuvent même les résumer.

De la fin du xviiie siècle à nos jours, des milliers de livres ont été écrits sur ces matières. Les uns, le petit nombre, ne sont pas sans valeur ; ils sont scientifiquement et philosophiquement conçus ; les autres, sans être nuls, laissent bien à désirer et contiennent des erreurs considérables. Mais, dans tous, il y a néanmoins quelque chose à puiser.

Assurément, nous n'avons point lu ces innombrables écrits, mais certains auteurs que nous avons étudiés avaient fait ce travail de Bénédictin et, dans leurs ouvrages, nous avons pu nous renseigner sur tout ce qui a été publié depuis plus d'un siècle.

Une pratique déjà longue et persévérante nous autorise à émettre une opinion sur le sujet, opinion acquise laborieusement, ce qui nous permet d'indiquer des procédés simples, faciles, à la portée de tous.

Nous ne nous sommes point confiné à l'étude des faits seuls, nous nous sommes également occupé des théories qui, si toutes ne se rapprochent pas de la vérité, quelques-unes cependant peuvent mettre sur

30

la voie de la causalité des faits consignés dans notre travail.

Donc, abstraction faite de toutes les théories plus ou moins hypothétiques, ce que le lecteur doit surtout retenir, conserver, c'est la pratique, ce sont les procédés opératoires qui, eux, ne sont pas ambigus.

Nous nous sommes appliqué à indiquer le plus succinctement possible toutes les méthodes employées pour l'obtention des phénomènes du magnétisme humain, de l'hypnotisme et du spiritisme. Aussi, espérons-nous que notre labeur servira aux observateurs qui voudront bien nous suivre, comme nous avons suivi nos devanciers.

En ne s'écartant point de nos indications, en procédant toujours du simple au composé, nous sommes certain que l'étudiant novice arrivera promptement à des résultats encourageants. Ensuite, il ne s'arrêtera pas à mi-chemin, et, avec de la patience et de la persévérance, il provoquera ces phénomènes connus du petit nombre ; il en obtiendra peut-être d'autres plus transcendants, et il contribuera à élargir cette voie encore bien étroite.

Le magnétisme humain, quoi qu'en pensent sans doute de bonne foi les hypnotiseurs officiels, n'est pas ce qu'ils croient. Il y a, nous l'avons dit, dans ce qu'enseignaient Mesmer et ses élèves, autre chose, et cette autre chose forme le pont, en passant sur l'hypnotisme, qui relie le magnétisme au spiritisme.

Que le lecteur se pénètre bien que nous n'avançons rien d'illusoire, rien d'anti-scientifique ; d'ailleurs, il aura tous les documents en main, il pourra juger et, d'avance, nous acceptons sans appel son jugement, s'il suit à la lettre nos conseils et nos recommandations.

Pour réussir, il faut de la ténacité, de la méthode et un peu de bonne volonté : on arrive ainsi aisément à produire des effets qui incitent à poursuivre ces importantes recherches. Mais que l'on ne se dévoie pas au début : pas d'enthousiasme ; que l'expérimentation soit faite froidement et sans parti pris pour ou contre, si l'on veut saisir et comprendre sainement ce qui est extraordinaire, il est vrai, mais non surnaturel, comme on le dit, les phénomènes de la nature quels qu'ils soient, étant bien naturels, notre ignorance seule établissant la confusion,

Les esprits curieux, qui veulent toujours savoir le pourquoi des choses, auront ici de quoi satisfaire leur activité ; ils pourront s'en donner à cœur joie. Mais combien de miracles de la nature auxquels nous sommes habitués, que nous ne comprenons pas, sont dans le cas de ceux qui nous occupent, aussi inexplicables, et notre esprit les voit sans souci de leur cause, de leur nature, de leur origine.

Le magnétisme humain et l'hypnotisme sont aujourd'hui généralement admis ; il n'en est pas de même du spiritisme et des effets transcendants du Mesmérisme : ce sont les faits les plus captivants qui sont délaissés, ceux, en en mot, qui nous apprennent à connaître notre être intérieur, ceux qui peuvent nous faire comprendre nos destinées futures.

En effet, si nous acquérons la certitude de leur existence, si nous apprenons ce que ces faits enseignent, si, mathématiquement, nous savons que notre être pensant, notre moi intelligent, se conserve intégralement après qu'il aura quitté ce vêtement de chair, devenu hors d'usage, après ce dédoublement, cette transformation que nous appelons la mort, n'éprouverons-nous pas la plus grande des satisfactions ?

Comme tant d'autres, nous pensons que tout évolue sans cesse, que rien ne périt, et que notre moi conscient parcourt un cycle sans fin, en conservant son individualité ; qu'il ne se perd pas dans le grand tout et qu'il ne se confond pas intimement avec lui.

Rien dans l'immense univers ne peut périr ; rien ne peut se détruire, car si un atome périssait, tout l'édifice croûlerait, ce qui ne peut pas être.

Comme nous, les mondes qui nous portent et nous entraînent dans l'espace se transforment, changent d'état ; mais, pas plus que nous, ne s'anéantissent : ils évoluent sous d'autres formes, engendrent d'autres énergies.

La vie est partout, dans le minéral comme dans le végétal et dans l'animal ; de la mort naît la vie, de la décomposition sort une recomposition vivante, des êtres inférieurs qui évolueront à leur tour : vers, insectes, microbes sortent de la matière la plus grossière. Le microscope nous apprend cela, et si de l'infiniment petit nous regardons l'infiniment grand, si nous examinons avec le télescope ces immenses cellules qui sont les astres, ces particules de l'*homme univers*, comme disait Michel de Figalière, nous acquérons la preuve que tout vit, que tout est mouvement.

Contemplons le firmament sans nuages, admirons ces lustres splendides qui scintillent de mille feux au-dessus de nous, faisons cette observation au bord de la mer, par une nuit sereine et, pendant que nos oreilles seront bercées par le bruit monotone des flots, nos yeux charmés par les phares d'en haut, demandons-nous où se trouve l'être qui a allumé ces feux et, ne pouvant trouver la solution du problème, nous comprendrons notre petitesse, tout en ayant conscience qu'une parcelle de ce grand tout est en nous, puisque nous pensons et que nous avons appris que ce qui pense en nous est indestructible.

Des lois naturelles, que les hommes n'ont point encore pénétrées, existent. Quelques-unes sont sensément connues... et des faits bizarres les infirment. Le génie humain arrivera-t-il un jour à percer ces mystères ? Nous l'espérons, entraîné qu'il sera par la force des choses, la vérité devant tôt ou tard apparaître et prendre la place qui lui est due.

A mesure que notre planète arrivera à son décours, son microbe, l'homme, découvrira des lois encore cachées, connaîtra des choses qu'il ne soupçonne point et apprendra enfin sa destinée. Il pourra alors, jetant un coup d'œil rétrospectif, rendre hommage aux novateurs méconnus, si longtemps bafoués.

Tout est intimement lié, tout est dans tout. Les choses les plus insignifiantes, comme les calamités les plus épouvantables, ont leur raison d'être, pour le progrès lent mais incessant de l'humanité. Les petites causes produisent parfois les plus grands effets : rien n'est inutile ici-bas.

Le plan d'études que nous avons tracé devrait toujours être suivi.

L'homme, par le magnétisme, peut guérir ou soulager son semblable des maux dont il souffre et, lorsqu'il provoquera le somnambulisme lucide, il trouvera, en l'être psychique du patient, un instituteur nouveau qui lui apprendra des choses ignorées et le dédommagera largement de ses peines.

Nous pouvons tous nous instruire par l'expérimentation, et tous nous avons des instants disponibles que nous devrions plutôt consacrer aux recherches sérieuses qu'aux frivolités.

Il n'est point indispensable d'avoir préalablement fait de longues études pour chercher la vérité et tirer le bon grain de l'ivraie; le bon sens nous suffit. Or, quelquefois l'ignorant a le jugement plus sain que le savant imbu de principes erronés dont il ne veut point se départir. L'exemple suivant confirme bien cela :

Un célèbre paysagiste montrait un jour, à un villageois illettré, une toile qu'il venait d'achever, représentant un champ de blé sur lequel un vol d'oiseaux s'abattait, et lui demandait ironiquement son opinion sur son œuvre. Le paysan répondit à l'artiste : « Monsieur, quand des oiseaux viennent se poser sur mes champs de blé, ils font plier les épis. »

L'observation était des plus justes, ceux du tableau ayant conservé la verticale, malgré le poids supporté.

Mais, pas de confusion, nous sommes loin de vouloir amoindrir l'autorité incontestable des savants, car, malgré leur parti pris habituel, ils sont aptes, à cause de leurs connaissances étendues, mieux que les autres, à voir clairement les choses, et, dans les questions qui font l'objet de ce livre comme dans bien d'autres, ce sont des savants qui, dissipant les ténèbres de l'erreur, ont donné l'impulsion définitive à ces nouvelles branches de la science.

Évitons l'écueil qui se présente dans les recherches spirites, ne nous embrouillons point encore dans les théories, ne nous arrêtons point aux doctrines plus ou moins mystiques, suivons strictement le mode d'expérimentation des Crookes, des Wallace, des Lodge, des Myers, des Zollner, des Aksakof, des Richer, des Gibier, etc., et nous acquerrons la connaissance exacte de ces faits supra-naturels, qui déroutent l'intellect humain et qui, rationnellement compris, élèvent l'âme bien au-dessus du niveau ordinaire.

Plus tard, lorsque la science officielle aura inscrit le Psychisme dans ses programmes d'enseignement, lorsque les faits se seront considérablement multipliés et qu'ils auront été méthodiquement classés, les philosophes pourront alors, mais alors seulement, édifier des théories, des doctrines logiques, réelles, lesquelles remplaceront celles sans harmonie qu'on s'est hâté de bâtir avec des matériaux disparates.

FIN

TABLE DES MATIÈRES

—

PREMIÈRE PARTIE
MAGNÉTISME HUMAIN

CHAPITRE PREMIER
Procédés des magnétiseurs.

CHAPITRE II
Nos procédés.

CHAPITRE III

Théories des magnétiseurs.

CHAPITRE IV

Théorie du procédé neuroscopique.

DEUXIÈME PARTIE

HYPNOTISME ET SUGGESTION

CHAPITRE V

L'hypnotisme et la suggestion.

CHAPITRE VI

L'Ecole de Nancy et la Suggestion.

CHAPITRE VII

Preuves de l'existence d'un agent transmissible.

CHAPITRE VIII

Thérapeutique magnétique, hypnotique et suggestive.

TROISIÈME PARTIE
PSYCHISME
CHAPITRE IX
Suggestion mentale ou Transmission de la pensée.

CHAPITRE X
Vue sans le secours des yeux.

CHAPITRE XI
Télépathie

CHAPITRE XII

Animisme et spiritisme

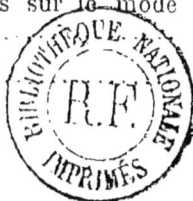

POITIERS

IMPRIMERIE BLAIS ET ROY

7, rue Victor-Hugo, 7

www.ingramcontent.com/pod-product-compliance
Lightning Source LLC
Chambersburg PA
CBHW031619210326
41599CB00021B/3219